普通高等教育"十一五"国家级规划教材

全国高等医药院校规划教材

全科医学基础

主　编　王家骥

主　审　梁万年

副主编　崔树起　张开金

编　委　(以姓氏笔画为序)

王家骥(广州医学院)　　　　　王培席(广州医学院)

牛玉杰(河北医科大学)　　　　田庆丰(郑州大学)

刘　伟(江苏大学)　　　　　　李芳健(广州医学院)

杨艳平(山东大学)　　　　　　何　坪(重庆医科大学)

张开金(东南大学)　　　　　　陆召军(徐州医学院)

赵拥军(滨州医学院)　　　　　胡传来(安徽医科大学)

顾　勤(南京中医药大学)　　　郭　栋(山东中医药大学)

袁兆康(南昌大学)　　　　　　夏晓萍(安徽省全科医学培训中心)

黄至生(香港中文大学)　　　　崔树起(首都医科大学)

路孝琴(首都医科大学)　　　　臧益秀(山东大学)

科　学　出　版　社

北　京

内 容 简 介

本书是普通高等教育"十一五"国家级规划教材,由国内 16 所最早开展全科医学教育的高等医药院校教师与知名社区卫生服务专家结合多年的全科医学教学与培训工作经验编写而成。全书共 14 章,以案例为引导系统地阐述了全科医学与全科医疗的基本概念和研究方法、以问题为导向的健康照顾、以人为中心的健康照顾、以家庭为单元的健康照顾、以社区为基础的健康照顾、全科医疗健康档案、全科医学中的健康管理、全科医学中的交流与沟通、全科/家庭医学教育培训、循证医学、全科医疗中的伦理与政策法规、社区卫生服务管理等,并增加了全科医学基本技能实训等内容,培养医学生分析及解决社区卫生实际问题的能力。医学生通过本门课程的学习,熟悉或了解我国社区卫生服务以及基层医疗卫生机构专业技术人员所需的全科医学知识与技能,为将来成为全科医师或与全科医师的有效沟通及双向转诊打下基础。

本书主要作为高等医药院校本(专)科生、研究生教材,并可作为全科医学培训教材以及社区卫生服务机构或基层医疗卫生保健机构专业技术人员的参考书。

图书在版编目 CIP 数据

全科医学基础 / 王家骥主编 . —北京:科学出版社,2010.7
(普通高等教育"十一五"国家级规划教材·全国高等医药院校规划教材)
ISBN 978-7-03-028234-7

Ⅰ. 全… Ⅱ. 王 Ⅲ. 全科医学-高等学校-教材 Ⅳ. R4

中国版本图书馆 CIP 数据核字(2010)第 128429 号

策划编辑:李国红　周万灏 / 责任编辑:周万灏　李国红 / 责任校对:朱光光
责任印制:赵　博 / 封面设计:黄　超

科学出版社出版
北京东黄城根北街 16 号
邮政编码:100717
http://www.sciencep.com

天津文林印务有限公司 印刷

科学出版社发行　各地新华书店经销

*

2010 年 7 月第 一 版　　开本:850×1168 1/16
2021 年 1 月第十一次印刷　　印张:14 1/4　插页:2
字数:410 000

定价:45.00元

(如有印装质量问题,我社负责调换)

前　　言

　　全科医学是一门处于迅速发展中的新兴学科,是面向个人、家庭与社区,整合临床医学、预防医学、康复医学以及人文社会科学相关内容于一体的综合性医学专业学科。2006年6月,人事部等5部委《关于加强城市社区卫生人才队伍建设的指导意见》提出"加强医学生的全科医学和社区护理学科教育,将医学生的全科医学知识教育与技能培养作为一项基本任务,在向医学类专业开设全科医学概论必修课程的基础上,积极将全科医学基本理论教育和技能培养融入教学全过程之中"。2009年2月,教育部、卫生部《关于加强医学教育工作　提高医学教育质量的若干意见》指出"加强教材建设,组织编制一批高质量的适合不同层次人才培养需要的全科医学、社区护理学等培训教材"。2009年3月,《中共中央、国务院关于深化医药卫生体制改革的意见》提出"调整高等医学教育结构和规模。加强全科医学教育,完善标准化、规范化的临床医学教育,提高医学教育质量"。根据以上文件精神,以及教育部"普通高等教育'十一五'国家级规划教材"的要求,我们组织了国内16所最早开展全科医学教育的高等医药院校教师与知名社区卫生服务专家编写了此书。

　　本书紧密围绕当前国内外医疗卫生体制改革以及社区卫生服务内涵建设对高素质防治结合型医学人才的需求,突出了全科医学的实用性与应用性,让医学生通过本门课程的学习熟悉或了解我国社区卫生服务以及基层医疗卫生机构专业技术人员所需的全科医学知识与技能,为将来成为全科医师或与全科医师的有效沟通及双向转诊打下基础。

　　本书注重理论与实践的紧密结合,以案例为引导(列举了35条案例),将健康管理的理念渗透到各有关章节,突出健康管理、循证医学以及社区卫生服务特色;并增加了全科医学基本技能实训等内容,培养医学生分析及解决社区卫生实际问题的能力。

　　本书主要作为高等医药院校本(专)科生、研究生教材,并可作为全科医学培训教材以及社区卫生服务机构或基层医疗卫生保健机构专业技术人员的参考书。

　　在本书编写过程中,得到了科学出版社及全国兄弟院校同道们的热情关心与大力支持,提出了许多宝贵的意见和建议。广州市人才工作协调小组办公室给予了本书部分出版资助。在此,一并表示诚挚的感谢!

　　由于我国的全科医学教育起步较晚,尚处于"初级阶段",加之作者的水平和经验有限,书中难免存在疏漏和不足之处,真诚希望专家、学者、师生及时向我们反馈各种建设性的意见和建议,以便修订时完善。

王家骥

2010年1月

目　　录

第1章 绪 论

第1节 全科医学基本概念

一、全科医学

1. 全科医学的定义及特点　全科医学（general practice）又称家庭医学（family medicine），是一门面向个人、家庭与社区，整合临床医学、预防医学、康复医学以及人文社会科学相关内容于一体的综合性医学专业学科。全科医学以"家庭"和"社区"为核心要素，强调人性化、综合性、持续性的基本医疗卫生保健照顾。全科医学具有独特的医学观和方法论以及系统的学科理论，填补了高度专科化的生物医学的不足，充分发掘和利用社区各种可利用资源，突出社区特点，满足社区卫生服务（community-based health care/service，CHC/CHS）的需要，真正实现了医学模式的转变。全科医学是通科医疗的回归和发展，已成为一门全新的防治结合型医学学科，在知识结构、学科内涵、服务类型和服务方式上已创立了自己的学科体系。

全科医学提倡以社区为基础（community-based），提供全面性（comprehensive）及连续性的医疗照顾（continuity of care），促进各医学专科的协作（coordinative），使患者生理、心理和社会等方面达到良好状态，即以人为中心（human-centered）的全人整体健康照顾。以上五个"C"为全科医学的基本特点，其对患者、医疗政策制定者及整个社区的健康水平具有重大影响。

2. 全科医学的主要研究内容　全科医疗是一种综合性的基层医疗保健服务，支持这种服务的全科医学体系是在整合了其他医学及相关专科基础上发展起来的，并吸纳了生物医学、行为医学和社会科学的最新成果，故研究范围和内容十分广泛，其研究内容主要有以下几个方面：

（1）研究健康需求评价及社区卫生诊断的基本方法，掌握社区人群的总体健康状况、规律及其特征，在此基础上制订有针对性的解决主要卫生问题的计划，以满足个人、家庭和社区人群的身心健康需求。

（2）研究分析生物、心理、社会、环境等各种因素对社区居民健康、疾病和死亡的影响，发掘并利用各种可利用的社区卫生资源以预防或减少疾病的发生。

（3）研究如何动员社区人群积极参与公共卫生与预防保健，提高患者以及社区人群的自我保健意识与自我保健能力，有效提高健康教育和行为干预的效果，以提高社区居民的健康水平，达到维护和促进健康的目的。

（4）研究社区妇女、儿童、老年人、残疾人等特殊人群的卫生保健特点、方法与技能及卫生防病需求，并提出合理的、有针对性的卫生服务策略。

（5）研究全科医生的临床工作特点、内容和方法，提高全科医生对重要疾病的识别能力，对社区常见病、多发病和慢性病的诊疗水平，提高全科医生健康促进、社区预防、临床预防服务和社区康复的理论和实践水平。

（6）研究全科医疗服务模式、内容、形式、效果、服务绩效、质量保证、社区卫生计划实施效益及其他服务管理工作的评估原则、内容、方法、指标和标准。

（7）研究和解决不同类型的常见健康问题所需的理论、知识、技能和态度。

（8）研究全科医学人才的培养、使用、评价、考核、人力资源管理与供给等。

3. 全科医学与其他医学学科的关系　全科医学需要对社区和家庭中各类服务对象的基本卫生服务需求有全面而透彻的研究与把握，注意其个性、家庭、生活方式和社会环境对健康的影响，从宽广的背景上考察健康和疾病进程，做出适当的评价和干预。全科医学是在通科医生长期实践经验的基础上，综合了现代生物医学、行为科学和社会科学的最新研究成果，用以指导全科医生为个人、家庭及社区人群提供连续、综合、整体性、全程的人性化医疗保健服务的知识技能体系。全科医学的范围广阔、内容丰富，与其他各专科相互交叉、相互补充，但不是各专科的简单叠加，它不仅有自己独特的哲学基础，而且有自己独特的研究领域、知识技能和态度。

从整体医学照顾出发，全科医学跨越了各个临床学科并与预防医学、康复医学紧密结合，又涉及与患者健康有关的心理和社会问题，在建立医患关系，实施以患者为中心的服务和重点人群保健中，还涉及社会医学、社区医学、流行病学、医学人类学（medical anthropology）、替代医学（alternative medicine）等学科领域。在我国为满足居民的社区卫生服务需求还要充分利用中医、中药等传统医学资源。通过与上级综合性医院或专科医院以及预防保健等机构的双向转诊等途径实现各司其职、优势互补、接力棒式的、长期负责任式的健康管理及健康照顾。

二、全科医疗

1.全科医疗的定义 全科医疗（general practice），在许多国家又称家庭医疗（family practice），是将全科医学理论应用于患者、家庭和社区照顾，为个人、家庭、社区提供持续性、综合性、协调性、可及性的一种基层医疗卫生保健服务。全科医疗是在通科医疗的基础上发展起来的，是一种整合了其他许多学科领域内容的一体化的临床服务模式，并强调运用家庭动力学、人际关系、咨询以及心理治疗等方面的知识和技能提供综合服务。

美国家庭医师学会（the American Academy of Family Physicians，AAFP）1999年对家庭医疗的定义是："家庭医疗是一个对个人和家庭提供持续性与综合性卫生保健的医学专业。它是一个整合了生物医学、临床医学与行为科学的宽广专业。家庭医疗的范围涵盖了所有年龄、性别，每一种器官系统以及各类疾病实体。"

2.全科医疗的服务内容 全科医疗涉及生物医学和人体结构功能学、临床医学、预防医学、康复医学、社会医学、行为医学、医学伦理学、健康教育学、营养卫生学、医学心理学等方面，以现代医学模

式为指导，为患者提供综合性的医疗保健服务。全科医疗服务贯穿人的生命周期：从妇女围产期保健、新生儿保健、青少年保健、中年期保健、老年保健，乃至濒死期与死亡照顾；生命周期的每个阶段都有其特定的生理、心理与社会方面的健康危险因素与疾患。

在不同的国家与地区，因卫生保健系统、体制和人员分工不同，其全科医疗所涉及的内容也有所区别，但是全科医疗服务内容离不开向个人、家庭、社区提供可及性、持续性、综合性、协调性的基层医疗保健服务范畴。

全科医疗的具体服务内容一般包括：向社区居民提供基本的健康促进、健康教育（强调自我保健能力的培养）、疾病预防服务；急性损伤与疾患和慢性疾病的诊疗服务，一定的康复治疗服务；帮助患者合理地协调利用各种卫生资源；健康评估，妇女、儿童、老年人等重点人群的保健服务；患者的支持性照顾及临终关怀服务；基本的精神卫生保健服务；咨询、会诊、转诊服务；服务质量改进和基于临床实践的研究工作等。

三、全科医生

1. 全科医生的定义 全科医生（general practitioner，GP）又称家庭医师/医生（family physician/doctor），是接受过全科医学专门训练，为个人、家庭和社区提供优质、方便、经济有效的、一体化的基层医疗保健服务，对生命、健康与疾病的全过程、全方位负责式管理的医生。全科医生是全科医疗服务的提供者，是每个服务对象的健康代理人，其服务涵盖不同的性别、年龄的对象及其所涉及的生理、心理、社会各层面的健康问题。

美国家庭医师协会（AAFP）对家庭医师的定义是："家庭医师是经过家庭医疗这种范围宽广的医学专业教育训练的医师。家庭医师具有独特的态度、技能和知识，使其具有资格向家庭的每个成员提供持续性与综合性的医疗照顾、健康维持和预防服务，无论其性别、年龄或健康问题类型是生物医学的、行为的或社会的。这种专科医师由于其背景与家庭的相互作用，最具资格服务于每一个患者，并作为所有健康相关事务的组织者，包括适当地利用顾问医师、卫生服务以及社区资源。"

英国皇家全科医师学院（the Royal College of General Practitioners，RCGP）对全科医生的定义

是:"在患者家里、诊所或医院里向个人和家庭提供人性化、连续性基层医疗服务的医生。他承担对自己的患者所陈述的任何问题做出初步决定的责任,在适当的时候请专科医生会诊。为了共同的目的,他通常与其他全科医生以团队形式一起工作,并得到医疗辅助人员、适宜的行政人员和必要设备的支持。其诊断由生物、心理、社会几个方面组成,并为了促进患者健康而对其进行教育性、预防性和治疗性的干预。"

尽管世界各国因经济发展、文化背景和医疗体制等的不同使全科/家庭医生的概念也存在一定差异,然而以下几点则是较为公认的全科医生的作用:①全科医生是首诊医生;②全科医生以家庭和社区为主要工作场所,提供以门诊为主体的医疗保健服务;③全科医生的服务不受时间、地点、性别、年龄和疾病种类的限制;④全科医生是患者及其家庭所有医疗保健服务的协调者;⑤全科医生是高质量的基层卫生保健的最佳提供者与组织者。

2. 全科医生的角色　全科医生扮演着多重的角色,并承担着不同的职责,总体上可以归纳为以下两方面:

（1）医疗卫生方面

诊疗者:负责常见健康问题的诊治和全方位、全过程管理,包括疾病的早期发现、干预、康复与终末期服务;提供门诊、家庭及老年病康复为主要内容的住院诊疗服务。

守门人:作为首诊医生和医疗保健体系的"门户",为患者提供所需的基本医疗保健,将大多数患者的问题解决在社区,对少数需要专科服务者联系有选择的会诊与转诊;作为医疗保险体系的"门户",向保险系统登记注册,取得"守门人"的资格,并严格依据有关规章制度和公正原则、成本-效果原则从事医疗保健活动,与保险系统共同管理社区居民的基本医疗保健。

协调者:当患者需要时,负责为其提供协调性服务,包括动用家庭、社区、社会资源和各级各类医疗保健资源;与专科医生形成有效的双向转诊关系。

管理者:负责全科医疗的业务运行管理,作为社区卫生服务团队的核心人物,在日常医疗保健工作中管理人、财、物,协调好医护、医患关系,以及与社区、社会各方面的关系;保证卫生服务质量和团队成员学术水平的提高。

教育者:利用各种机会和形式,对服务对象(包括健康人、高危人群和患者)随时进行深入细致的健康教育,促进健康行为与生活方式的形成,保证教育的全面性、科学性和针对性,并进行教育效果的评估。

咨询者:提供健康与疾病的咨询服务,聆听与体会患者的感受,通过有技巧的沟通与患者建立信任关系,对各种健康相关问题提供详细的解释和资料,指导服务对象实施有成效的自我保健。

社区健康组织与监测者:建立个人、家庭、社区健康指导,定期进行适宜的健康检查,早期发现并干预危险因素;动员、组织社区内外各方面的积极因素,协助建立与管理社区健康网络,利用各种场合做好健康促进、疾病预防和全面的健康管理工作;建立与管理社区健康信息网络,运用各种形式的健康档案资料做好疾病监测和统计工作。

（2）自身事业发展方面

学习者:保持积极进取的治学态度和广泛的兴趣与热情,踊跃参与各种教学、科研、学术交流活动以及继续医学教育,进行终身学习,不断提高服务水平,迎接全科医疗服务中所需要的新知识与新技术的挑战。

研究者:对社区卫生服务中常见的健康问题展开科学研究。

贡献者:具有高尚的职业道德,有耐心、同情心与责任心,立志献身于基层医疗与卫生保健事业,热爱本职工作,将全科医疗服务作为其终身的职业和事业。

3. 全科医生的素质　全科医生为个人、家庭和社区提供优质、方便、经济有效的、一体化的基层医疗保健服务,提供全方位、全过程负责式健康管理,必须具备以下素质:

（1）强烈的人文情感:全科医生必须具有对人类和社会生活的热爱与持久兴趣,具有服务于社区人群、与人交流和相互理解的强烈愿望和自身需求;其对患者的高度同情心和责任感不轻易改变,就像母亲对孩子的爱心一样,是无条件的、全方位的、不求索取的。与纯科学或纯技术行业的要求不同,这种人格是当好一名全科医生的基本前提。

（2）出色的管理能力:全科医生必须具有自信心、自控力和决断力,敢于并善于独立承担责任、控制局面,也包括能平衡个人生活与工作的关系,以保障其身心健康与服务的质量;在集体环境中有自觉的协调意识、合作精神和足够的灵活性,从而能成为团队工作的实际核心人物,并与各有关方面保持良好的关系。

（3）执著的科学精神：全科医生是现代科学的产物，在社区相对独立的环境中更需要持有严谨的科学态度，一丝不苟地按照全科医生的诊疗程序和科学思维工作，并保持高度的敏感性，对任何疑点都不轻易放过；在对患者、家庭和社区进行健康教育与健康促进工作时亦不忘科学性。为此应特别注意保持与医院及专科医生的联系。

4. 全科医生应具备的能力

（1）以人为中心的服务能力：以健康为中心，能熟练运用全科医学的基本原则，了解人类的健康需求和就医背景，维护患者的权益，为取得最佳的健康结局、满足患者多样化的需求并能提供连续的、全面的、可及的、综合性整体卫生保健服务。

（2）系统思维与循证执业能力：从以人为中心的服务观念出发，全科医生必须树立整体医学观，掌握整体性的系统思维方法，在实践中能应用循证医学证实的各医学相关专科知识和技术以及行为科学、社会科学等方面的最新科学研究成果指导自己的工作实践。

（3）首诊医生应具有的工作能力：合格的全科医生应能承担首诊医生的职能，一方面要能处理维护与促进社区居民健康以及各科门诊 80%～90% 的常见病症；另一方面，对于各科少见而威胁患者生命的问题具有及时识别的能力并将患者恰当转诊，保证患者的安全。

（4）疾病预防和人群健康管理能力：具有基本的公共卫生服务与人群健康管理观念和能力，能够有针对性地开展临床预防服务与社区常见疾病的预防工作，能够有效地开展健康促进、健康教育和健康管理工作。

（5）信息管理能力：能够科学、有效、及时、客观地收集有关的医学信息和证据并指导社区卫生服务实践，开展健康相关信息的收集、记录、分析预测、储存、报告、交流工作。学会学习，参与数据、信息、知识全程管理和更新。能够熟练使用电子计算机和网络技术管理患者健康档案。

（6）良好的沟通能力：作为全科医疗的提供者，全科医生应该熟悉社区居民，了解其生活状况、家庭和社区，背景并要与其他成员进行协调配合，如上级医疗机构的专科医生、社区卫生服务机构的其他工作人员。全科医生沟通能力的培养关系到全科医疗服务能否顺利开展。

（7）良好的应变能力：全科医生身在社区，需要很强的独立工作能力。全科医疗服务对象常难以预测与多变，每位就诊者都可能带来意想不到的问题，尽管大多属于常见健康问题，但同一问题也会因人而异，甚至有可能碰到较罕见的、复杂的或难以处理的问题，所以全科医生应有良好的人格与心理素质，并能迅速、合理、有效地处理各种健康问题。

（8）必要的管理才能：全科医生是患者的临床决策者和团队的管理者，应承担起服务计划的制定、组织、协调、控制等管理职能，能持久有效地进行服务质量改进。

5. 全科医生与其他专科医生的区别 全科医生相对其他专科医生而言，是医学领域的通才医生。全科医生与专科医生的不同之处不仅表现在他们的服务理念、对象、内容和范围等方面，还源于他们各自的医学教育背景所形成的知识结构上的差别。就某一专科知识掌握的纵深度而言，全科医生不如该学科的专科医生，然而全科医生拥有多学科横向整合的知识，其具有的知识与技能的宽度与广度是其他专科医生难以涵盖的。毕竟全科医生不是全才医生，不是"万金油"，全科医生的个人力量是有限的，随着社会的发展，疾病谱的改变和社区居民医疗保健需求的增长，全科医生必须与其他专科医生以共同的目标、良好的协调、互补的合作，才能提供优质高效集防、治、保、康、计、教为一体的服务，共同推进我国卫生事业健康持续发展。

（王家骥　王　敏　崔树起）

第2节　全科医学产生的基础及其发展

一、全科医学的发展历程

从世界医学发展的历史来看，全科医学是在近代通科医疗的基础上经过升华而产生的，其发展历程大致包括三个阶段。

（一）通科医生时代

18 世纪初期，欧洲开始出现少数经过正规训练且以行医为终身职业的医生，这些医生仅为少数贵族阶层服务，被称为"贵族医生"。其余大多数为公众提供疾病治疗的服务者被称为"治疗者"（healers/therapists），他们将行医作为副业，大多凭自己的经验和手艺为公众提供治疗服务。18 世纪中期，一些"贵族医生"随着移民潮进入北美，并以个人开业的方式面向公众提供医疗服务。由于开业医生数量有限,无法满足不断增长的医疗服务需求,使得他们不得不向患者提供诸如验尿、配药、放血、灌肠、缝合等多项服务,这就是全科医生最早的雏形。19世纪初,英国 Lancet 杂志首次将这种具有多种技能的医生命名为通科医生(general practitioners,GPs),从此通科医疗快速发展。到19世纪末,通科医生一直占据着西方医学的主导地位,当时80%以上的开业医生都是通科医生,这些医生在社区开展诊疗活动,为患者提供从生到死的照顾,他们熟悉社区居民的基本情况,经常到患者家里出诊或提供咨询,是社区居民的亲密朋友和照顾者,在社会上备受尊敬。

(二)专科化的兴起与通科医疗的衰落

19世纪,生物学、解剖学、生理学和微生物学等基础医学学科的迅速发展,为现代医学奠定了科学基础。1910年,美国著名教育学家 Abraham Flexner 发表了一篇具有历史意义的考察报告,高度肯定和热情推荐 Johns Hopkins 医学院把临床、教学和科研结合的新型教育模式。该报告改变了医学教育的方向,从此各医学院校根据不同专科要求重新组织教学,医学从此走上了专科化发展道路。从1910年到1940年间,医学经历了第一次专科化发展的高潮。1917年眼科学会首先成立,此后各种专科医学会相继成立,同时建立了相应的住院医师训练项目。第二次世界大战以后,科技的快速发展促进了生物医学研究的进一步深入,医学向着技术化、专科化的方向突飞猛进,综合性医院如雨后春笋般出现,专科医疗成为医学的主导。

专科医疗服务模式的成功,使以医院疾病为中心、以专科医生为主导、以消灭生物学疾病为目标的生物医学模式取得了统治性地位。由于医院里装备了各种先进的仪器设备,集中了一大批掌握现代医学知识和专科技能的专家,吸引了越来越多的患者,社区中的通科医生受到社会冷落,数量逐渐减少,其与专科医生的比例从1930年的4∶1降到1970年的1∶4,通科医疗逐渐衰落。

(三)全科医学的产生和发展

20世纪50年代后期,随着人口老龄化进程的加快、慢性病和退行性疾病患病率的上升所导致的疾病谱和死因谱的变化及医学模式的转变,专科化服务模式的内在缺陷以及医疗费用的过快增长逐渐显现出来,世界范围内的医疗卫生事业又面临着一次巨大的转折。由于医院的专科越分越细,医生很少主动走出医院去家庭访视和照护患者,使得医疗服务的方便性、可及性、连续性和综合性受到了极大的挑战。现代化的高新技术和仪器设备虽然可以提供高水平的医疗服务,但是各种高科技服务越来越显得机械化、单一化和失人性化,高技术的专科服务逐渐显现出局限性和片面性;面对需要长期健康照顾的老年人,面对控制当前"头号杀手"的慢性疾病必须实施防治一体化、长期负责任式的健康照顾的严峻要求,面对卫生经费过快增长超出人类支付能力的巨大压力,越来越暴露出大医院专科服务的无奈与不足;同时,专科医生越来越细化的专业分工难以综合应对人类天人合一的环境、心理、社会、预防保健、康复、家庭等综合性的健康照护问题。能在基层提供全面的、综合性医疗保健照护的通科医生又重新为社会所重视,人们开始呼唤通科医疗的回归。全科医学作为一门新兴的综合性医学学科,立足于社区,面向个人和家庭提供集健康教育、预防、保健、医疗、康复、计划生育技术服务等于一体的、连续的、方便而经济的、以人为中心的基本卫生服务,与各种专科医疗服务互相配合、功能互补,逐步发展成为一种世界公认的、理想的基层健康服务模式。

全科医学诞生于20世纪60年代后期,英国、美国、加拿大、澳大利亚等国相继建立了全科医师学会(学院)。20世纪60~70年代,美、加两国又将该学会改名为家庭医师学会,并且将通科医师改称为"家庭医师"(family physician),将他们提供的服务称为"家庭医疗"(family practice),将其指导实践的基础理论知识学科称为"家庭医学"(family medicine)。1969年,美国家庭医疗专科委员会(American Board of Family Practice,ABFP)创立,家庭医学正式成为美国第20个临床医学专科委员会,标志着家庭/全科医疗专业学科的诞生,这是全科医学学科建设的一个里程碑,从此全科医学有了自己的学科/专科,迈入了专业化的行列。2005年,更名为美国家庭医学专科委员会(the American Board of Family Medicine,ABFM)。随后,美国、英国和加拿大等国又建立了相应的全科医学住院医师培训制度,新型的全科医生必须经过3~4年住院医师规范化培训,全科医学在世界范围内蓬勃发展起来。为与历史上曾有的通科医生(general practitioner,GP)加以区别,北美(美国、加拿大等)、日本等多数国家和我国的香港特别行政区及台湾地区将通科医生改称为"家庭医生",将通科医疗改称为"家庭医疗",同时强调家庭和个人与健康之间的关系以及全科医疗以家庭为单位的特点。而英国和英联邦等国家未改变"通科医生"的称谓,仍沿用老词。

我国大陆的全科医学概念最早从香港特别行政区引进,为了改变人们对"通科医生"只通不专、缺乏专业训练的印象;加之"家庭医疗"、"家庭医生"容易与国内常用的"家庭保健医学"、"家庭病床医生"等词混淆,现将"general practitioner"翻译为"全科医生",以示其服务全方位、全过程的特点,故一直称谓全科医学、全科医生。1993年11月,中华医学会全科医学分会成立,标志着我国全科医学学科的诞生。尽管我国引进这一学科时间不长,但是各地的全科医学工作者做了大量开创性工作,为建立适合中国国情的全科医学学科、全科医疗服务模式与全科医学教育体系进行了艰辛的理论与实践诸方面的探索,取得了许多有益的经验与成果,使越来越多的人认识到全科医学的发展将有助于解决我国医疗卫生服务提供欠公平、费用增长过快、资源浪费与不足并存、基层医疗水平低与人才流失、预防保健工作薄弱以及预防与医疗严重分离、人口老龄化与疾病谱改变导致的服务需求变化乃至医疗体制改革面临的一系列深层次问题。加快发展全科医学以及社区卫生服务已成为我国医疗卫生体制改革和发展的必然需求和突破口。

1972年,世界家庭医生组织(World Organization of Family Doctors,WONCA)在澳大利亚墨尔本正式成立,WONCA已成为世界各国全科医生提供学术和信息交流的组织及WHO的重要合作伙伴,促进了世界范围内全科医学的发展。WONCA成立之初仅有18个成员组织,1994年中华医学会全科医学分会成为其正式团体会员,到2008年年底,WONCA已经拥有99个国家119个会员组织,代表着25余万名全科/家庭医师会员。WHO和WONCA指出,在21世纪,全科医生与专科医生的比例至少应达到1:1,即平均每2000人口应有一名全科医生,以满足社区居民对基层卫生保健的需求。因此,加快发展全科医学,大力培养全科医生已成为很多国家发展基层医疗保健的重要任务之一。

二、全科医学产生和发展的基础

全科医学的产生与发展不是偶然的,而是特定历史条件下的必然产物,是医学科学发展的必然,也是经济社会发展的必然。

(一)人口的迅速增长和老龄化进程的加快

第二次世界大战以后,世界各国经济条件普遍改善,人民生活水平不断提高,加之卫生事业的迅速发展,人民健康水平不断提高,人口死亡率显著下降使世界人口迅速膨胀,世界人口从1950年的25亿激增到1987年的50亿,2009年已达到68亿。由于增长的人口相对集中于现代化大都市,人口过剩使生活空间过度拥挤、公共设施明显不足、生活节奏加快、人际关系紧张、竞争激烈、卫生服务供需之间出现尖锐矛盾,这种状况已成为危害公众健康的重要问题。

在世界人口迅速增长的同时,老龄化问题日趋严重,许多发达国家和部分发展中国家已经进入老龄化社会(65岁及以上人口占总人口比例超过7%或60岁及以上人口占总人口比例超过10%)。我国老龄人口是人口中增长最快的群体。2008年,全国60岁以上老年人为1.67亿。到2020年,这一群体将达到2.48亿,到2050年更将超过4亿,届时每4个人中就有1个老年人。目前,我国80岁以上的高龄老人已经超过2000万。到本世纪下半叶,将保持在8000万~9000万,高龄化水平达到25%~30%。根据联合国预测,21世纪上半叶,中国将一直是世界上老年人口最多的国家,占世界老年人口总量的1/5。2006年,中国已有21个省(区、市)成为人口老龄型地区,老龄化比率上升迅猛,每年以3.2%的速度增长。在一些大城市,老龄化趋势更加明显,上海、广州等地老龄人口已达到或超过18%,老龄化压力已经开始显现。

人口老龄化是当今世界重大社会问题。一方面,带来了老年人自身健康方面的问题,诸如营养与保健、福利与保障等。由于老年人患病率高、行动不便、经济来源有限等客观原因,要求改变卫生服务模式,就近能够得到预防、保健、医疗和康复等一体化的卫生服务。另一方面老龄化也带来一些社会经济问题,如劳动年龄人口比重下降,赡养系数增大;独生子女家庭的后代要照顾多位老人已无法应对。因此,人口过多和老龄化必然影响到卫生服务的供需变化,加剧了卫生服务供需之间的矛盾,迫切要求提高国家的社会化发展进程,大力加强社区服务和社区卫生服务。

(二)疾病谱和死因谱变化

20世纪初期,世界各国传染病、寄生虫病、感染性疾病以及营养不良等疾病的发病率和死亡率都很高。到了20世纪中叶，随着第一次卫生革命的成功和人们营养状态的普遍改善，影响人类健康的主要问题不再是各种传染病和营养不良症，取而代之的是由不良生活方式、行为习惯和退行性病变引起的各种慢性非传染性疾病。20世纪80年代，心脑血管疾病、恶性肿瘤以及意外死亡已经成为世界各国居民共同的前几位死因。慢性非传染性疾病造成的疾病负担不断增加，据估计，2005年全球慢性非传染性疾病导致的死亡人数已达3500万，占全球总死亡人数的60%。与此同时，一些老的传染病如结核、疟疾等死灰复燃；艾滋病、SARS、H1N1等新传染病不断涌现，人类仍然面临着各种传染病的威胁。

疾病谱和死因谱的变化对医疗服务模式提出了更高的要求。各种慢性非传染性疾病的病因和发病机制复杂、病程漫长，常涉及身体的多个系统、器官，且缺乏特异性的治疗手段。对付这类疾病必须基于社区，防治结合，需从改变不良行为生活方式、调整心理压力、消除心理、环境和社会致病因素等方面着手，需要人性化、综合性、持续性的长期基层医疗卫生保健服务，这导致了社会对全科医生价值的再思考，重新呼唤发展全科医学。

（三）医学模式的转变和健康概念的扩展

医学模式（medical model）又称医学观，是人们在长期的医学实践中形成的观察与处理医学问题的方法，是对疾病和健康总的特点和本质的概括，它形成于医学实践，反过来又对医学实践起着重要的指导作用。人类历史上经历了神灵主义医学模式、自然哲学医学模式、机械论医学模式、生物医学模式和生物-心理-社会医学模式。

从医学历史看，生物医学模式对现代医学的发展影响很大，使人们从生物学的观点来认识疾病和健康的关系，使人类在传染病防治上取得了重大进展。但是随着医学的发展和疾病谱的变化，生物医学模式渐渐显现出其片面性和局限性。人们的卫生保健需求在不断提高，要求增进健康、延年益寿，要求保持良好的行为生活方式和健康的心理状态。这些变化最终促使生物-心理-社会医学模式产生。1977年，美国精神病学专家G. L. Engle正式提出了生物-心理-社会医学模式。其观点迅速为人们所接受，成为医学教育、医学研究、临床服务的指导思想。生物-心理-社会医学模式是系统论的思维方式，它认为人的生命是一个开放的系统，通过与周围环境的相互作用以及系统内部调控能力决定

健康状况。生物医学模式时期，医生只注意到身体和疾病，而忽略了患者是一个具有心理活动的社会人，医生的思维仅局限于"治病不治人"的阶段，只是用药物或手术来消除疾病，而不考虑患者生活在特定的环境里，具有一定的社会关系，一定的心理状态制约着人体的生理功能。生物-心理-社会医学模式充分地将人体与环境、心理、社会等因素之间的相互联系与相互作用考虑在内，必然在治疗疾病时会考虑到生物、心理、社会的等多方面因素，使人们更全面地认识健康与疾病的问题。

随着社会的进步以及医学模式的转变，人们对健康的认识逐渐深化，健康的内涵不再局限于"无病"或"无虚弱的状态"，而是被赋予了更多的人文和社会内涵。1948年，WHO明确指出："健康不仅是没有疾病和虚弱，而是身体的、精神的健康和社会适应的完好状态"。新的健康概念受到了人们的广泛认同，传统的医学理念、单纯的生物医学模式的治疗已经不能达到"身体上、精神上和社会适应上的完好状态"的目标，因此，"医学以促进人类健康为目标"理念的实现形式——全科医学应运而生，并得到飞速发展。

（四）卫生经济学压力和卫生改革的需要

20世纪60年代以来，由于医疗服务的高度专科化和高新技术的普遍应用，世界各国普遍面临医疗费用高涨的问题。以美国为例，1970年的医疗费用占GDP的7.3%，1991年上升到13%，现在已达14%～16%。与此同时，卫生资源的分布严重不均衡，这些资源有85%以上被用于危重病患者，仅有少部分用于成本效果好的基层卫生和公共卫生服务。医疗费用的过快增长给政府、社会、家庭和个人带来了难以承受的巨大压力，然而对改善人们健康状况却收效甚微。在我国，70%左右的人口在农村，但农村拥有的卫生资源仅占总数的20%；在城市，卫生资源过分向大医院集中，基层医院和社区卫生服务机构人、财、物等卫生资源相当匮乏。这些卫生经济学方面的压力，都迫切需要深化卫生改革，从卫生服务体系、服务模式等根本问题上寻求出路。

三、我国全科医学事业的发展

（一）全科医学的引入

20世纪80年代后期，中国大陆引入了全科医学概念。1986～1988年，当时的世界家庭医生组

织（WONCA）主席 Rajakumar 博士和李仲贤医生（Peter Lee）多次访问北京，建议中国发展全科医学。1989 年，首都医科大学成立了国内第一个全科医学培训机构——全科医生培训中心，同年 11 月，在众多国际友人的帮助下，在北京召开了第一届国际全科医学学术会议，促进了全科医学概念在国内的传播，对我国全科医学的发展起到了重要的推动作用。此后，我国继续得到了 WONCA 以及加拿大、以色列等地区的全科医学专家的支持和热情帮助，在国内外热心人士的共同努力下，全科医学开始在中国生根发芽。1993 年 11 月，中华医学会全科医学分会在北京正式成立，标志着我国全科医学学科的诞生。

（二）全科医学的发展

全科医学引入我国后，国内专家和学者对全科医疗模式进行了大胆试点，努力探索适合中国国情的全科医学理论和实践体系。随着我国医疗卫生体制改革的不断深入和医学科学的发展，国家越来越重视全科医学的发展。自从 1997 年《中共中央、国务院关于卫生改革与发展的决定》做出"加快发展全科医学，培养全科医生"的重要决策以来，相关部门出台了一系列政策法规，为我国全科医学的发展提供了良好的政策环境，全科医学的发展步入了一个新的历史时期。2000 年，卫生部颁发了《关于发展全科医学教育的意见》《全科医师规范化培训试行办法》和《全科医师规范化培训大纲（试行）》等，提出了我国全科医学教育的发展目标。2006 年，《国务院关于发展城市社区卫生服务的指导意见》明确提出"加强高等医学院校的全科医学、社区护理学科教育"。同年，人事部、卫生部、教育部等五部委联合颁发的《关于加强城市社区卫生人才队伍建设的指导意见》还指出："有条件的医学院校要成立全科医学/家庭医学系、社区护理学系，将该类学科纳入学校重点建设学科整体规划之中"，"高等医学院校要创造条件积极探索全科医学研究生教育，有条件的高等学校要举办全科医学研究生学位教育"。2010 年 3 月国家发改委等 6 部委又联合下发了《以全科医生为重点的基层医疗卫生队伍建设规划》。这些文件为我国新时期全科医学的发展指明了方向。

近年来，随着城市社区卫生服务的深入开展，全科医疗在我国蓬勃开展起来，各地根据当地社会经济发展水平和群众的需求，充分利用现有资源，改革原有基层医院的功能，建立了不同体制、多种形式的社区卫生服务机构。据卫生部发布的统计公报，全国 2009 年底已设立社区卫生服务中心（站）27308 个，其中社区卫生服务中心 5216 个，社区卫生服务站 22092 个。与上年相比，社区卫生服务中心增加了 1180 个，社区卫生服务站增加了 1868 个。社区卫生服务中心人员 20.6 万人，平均每个中心 39 人；社区卫生服务站人员 8.9 万人，平均每站 4 人。社区卫生服务中心（站）人员比上年增加 7.6 万人，增长 34.8%。2009 年，全国社区卫生服务中心诊疗人次为 2.6 亿人次，比上一年增加 0.9 亿人次；住院人数 164.2 万人；医师人均每日担负诊疗人次为 14.0。社区卫生服务站提供诊疗人次 1.2 亿，医师人均每日担负诊疗人次 13.7 人次，基本形成了覆盖全国城市的社区卫生服务网络。在社区卫生服务机构覆盖面明显扩大的同时，各地逐渐加大人才培养的力度，积极开展社区全科医生、护士岗位培训，社区卫生人才队伍建设得到明显加强，目前全国城市地区从事全科医疗和社区卫生服务的卫生技术人员已达到 29.5 万人。

在各级政府的领导和关怀下，全科医学在我国的发展势头良好。目前，全国 10 余个省、市、区建立了地方全科医学分会。《中国全科医学》《中华全科医师杂志》和《全科医学临床与教育》杂志分别于 1998、2002 和 2003 年创刊。2003 年，WONCA 在北京召开了第 13 届亚太地区会议。中国医师协会全科医学分会的成立，使全科医生有了自己的服务、协调、自律、维权、监督、管理的行业组织。2000、2002、2006、2008 和 2010 年分别在澳门、昆明、北京、台北和北京召开了海峡两岸（大陆、台湾、香港、澳门）全科/家庭医学学术会议，加强了彼此全科医学与家庭医学界的学术交流。

（三）全科医学教育

我国的全科医学教育培训从 20 世纪 80 年代末开始试点，1999 年首届全国全科医学教育工作会议的召开，标志着我国全科医学教育工作的全面启动，进入规范化发展阶段。经过十几年的发展，目前已初步建立了适合我国国情的全科医学教育体系，包括医药院校医学生全科医学教育、规范化培训、岗位培训、继续医学教育等。在制度建设方面，卫生部已组织并下发了一系列全科医学教育的文件和标准；在组织建设方面，一些省（市）相继成立了以卫生厅（局）或分管厅（局）长为组长的全科医学教育工作领导小组；在网络建设方面，形成了以国家培训中心为龙头，省培训中心为骨干的全科医学培训网络。此外,各省(市)积极开展师资队伍以及临床/社区实践教学基地的建设工作,卫生部和教育部组织专家编写出版了供本(专)科生使用的全科医学相关教材和全科医学培训规划教材,目前,一些医药院校相继建立了全科医学学院(系)或研究所,同时正在积极探索适合我国国情的全科医学本科及研究生学历教育,并已有了毕业生。

虽然近年来我国全科医学的发展取得了一定的成绩,但由于我国与发达国家在观念、教育体制以及卫生服务模式等方面存在着很大差别,全科医学的发展仍面临许多困惑和挑战。随着居民健康保健需求的增加以及我国医药卫生体制改革的全面推进,迫切需要具备社区综合防治能力的全科医学人才充实到社区卫生服务队伍中去,为全科医学提供了良好的发展机遇和广阔的应用空间。

(王家骥　王　敏　陆召军　张立威)

第3节　全科医学的方法论

全科医学的特色不仅在于知识和技能的宽广程度,且还突出于它在观察和解决问题时所秉持的哲学及一系列独特的医学观、方法论和基本原则。哲学与医学的结合是全科医学的灵魂,只有深刻的把握其哲学内涵,才能理解全科医学产生与发展的历史必然性及其现实意义,才能整合和综合性地应用来自许多学科领域的知识和技术,为成为一名合格的全科医生打下坚实的基础。正因为全科医学具有独特的世界观、方法论和理论基础,才使之成为真正意义上的独立专业学科,否则只能是来自其他学科的一些片段知识和技术的简单堆积。所以,认真学习掌握全科医学的哲学基础和方法论,是转变医学观念和临床思维方式的重要基础。

一、系　统　论

系统论是关于研究一切综合系统及子系统的一般模式、原则和规律的理论体系,是20世纪科学方法论研究的一项重大成果,它彻底改变了世界的科学格局和当代科学家的世界观和思维方法,对医学模式的转变产生了深远的影响。全科医学在一般系统论的指导下,克服了19世纪末以来的生物医学模式机械的世界观和归纳方法的局限性,并建立了系统、全面、综合的科学方法论。

在生物医学模式指引下,现存的医疗系统已被肢解成越来越多的专科,分科过细常使患者被推来推去,还造成医生的知识面也越来越窄,以致漏诊率、误诊率居高不下。为了克服这种弊端,在实践以患者为中心的服务模式中,根据患者的需要,全科医学充分体现了整体医学(integrative medicine 或 holistic medicine)的要求,力求为患者提供整体服务。整体医学是从患者的健康出发,围绕患者的需要,整合利用一切可用的卫生资源为患者提供整体服务,以达到最佳服务效果,由此就需要依据系统论来改造现行卫生服务系统,尽快推动整体医学和全科医学的发展。

(一) 系统的概念与基本特征

系统是指由部分或元素按一定的规则相互作用、相互依赖而构成的一个整体,它包括一种和谐的排列或类型,还包括一种相互结合的动力程序,其基本特征主要有:

1. 系统的层次性　世界是一个多层次、具有严格等级程序的世界,从宇宙→总星系→星系→恒星→地球→地面物体→生态系统→社会→社区→家庭→人→器官→组织→细胞→分子→原子……客观世界的层次性是由于其发展的阶段性而产生的,而且是不可穷尽的,因为事物在某个阶段的发展又具有多样性和突变性的特点。人是有机体等级的最高层次,却是社会等级的最低层次。不同层次之间的系统是相互联系的、相互作用的,任何事件都不是单一因果关系链的结果,而是所有较高级的系统和所有较低级的系统工作作用于一个事物整体所产生的复合物。疾患就是外环境中的物理、化学、生物、家庭、社区、社会、文化、生态等较高级的系统与人体内部的神经、内分泌等较低级的系统共同作用于人这一整体而产生的复杂结果。

2. 系统的整体性　系统是由若干要素或子系统组成的具有一定新功能的有机整体,系统整体的性质和功能已明显不同于各个子系统或要素的性质和功能,也不等于各要素性质和功能的简单相加,每一个系统都有自己的质的规定性。任何一个系统只有把它作为一个整体来加以研究时,才能把握到它的本质。医学实践中,分别研究家庭中的每一个人无法完整地理解一个家庭,只有研究了家庭成员之间的相互作用类型和相互作用的结果,才能完整地理解这个家庭。

3. 系统的开放性　现实的系统都是开放的系统,封闭的系统是不存在的。开放的系统与周围环境形成了一个交界面,通过这一交界面与周围环境交换物质、能量和信息,以维持自身的活力、完整性和稳定性。因此,在对疾病进行研究时,不能简单的将其看做是人的病,而应该充分考察病的人所处的特殊背景和环境,显然家庭和社区具有重要位置。

4. 系统的目的性 系统的目的性是系统变化的阶段性和系统发展变化的规律性的统一。人体是一个复杂的有机系统,在疾病的过程中有着其自愈性,康复很大程度上依赖于患者的自然痊愈能力。因此,患者本身才是康复的决定性因素,在全科医疗过程中要充分尊重患者的决定权。

5. 系统的稳定性 系统总是在发展中求稳定,在稳定中求发展。人不是一个简单生物体,这个模板一方面是遗传密码和有关的规则;另一方面,却是一定文化和社会背景中的行为规范和道德准则。

6. 系统的相似性 系统相似性的最根本原因在于世界的物质统一性,没有物质统一性的相似是不现实的相似。相似也体现着一般性,系统的一般性不可能代替系统的特殊性,它们是构成系统性的既对立又统一的两个方面。

7. 系统的突变性 宇宙通过突变产生新的星系,社会通过突变而改变政治形态,基因突变产生新的物种,思维突变产生灵感。突变是一种不可逆的质变,但仍然是一种在一定性质范围内的质变,突变物与原系统具有质的相似性。

（二）一般系统论的方法论特征

一般系统论的方法论特征包括:
（1）应该分别从以下三个方面去认识事物:
1）事物完整的背景、所有的联系和影响。
2）事物的整体特性和目的。
3）构成事物所有部分的特性、部分之间的相互联系、相互作用及其结果。
（2）把任何一个事件都看成是所有有关因素共同作用的复合物。
（3）用连续、发展、动态、开放、全面、非线性的观点来看问题。
（4）凡是影响作为一个整体的系统的事物将影响系统的每一个部分。
（5）系统内任何一个部分的变化将影响系统的所有部分,也将影响系统整体,系统整体还将制约着部分之间的相互作用。
（6）整体不等于部分之和,整体往往大于部分之和。

（7）应该从整个系统等级来了解事件的原因、联系和影响,从宇宙到分子,从生态、社会到家庭。

（8）任何一个事件的发生都有内容和过程两个方面。疾病的症状、体征和其他表现是内容,而疾病的发生、发展和变化及其规律就是过程。专科医生注重于了解内容,而全科医生注重了解过程。

二、一般方法论

亚里士多德是科学方法论的创始者,他首创了科学认识"归纳—演绎"的方法论程序模式。科学的方法就是归纳与演绎之间的有机结合。培根极力提倡以实验为基础的归纳法。他认为,人对事物的认识是从个别的、特殊的现象开始的,经过抽象和概括上升到一般和普遍的原理。科学就在于用理性方法去整理感性材料。归纳分析、比较、观察和实验是理性方法的重要基础。笛卡尔则重视理论的作用,提倡数学演绎法,创立了以数学为基础、演绎法为核心的科学方法论。伽利略把培根的实验法与笛卡尔的数学法结合在一起,创立了实验-数学方法,彻底改变了自古以来从直观感觉或臆想出发,凭借纯粹的逻辑推演出结论的思辨方法,为自然科学的发展做出了重大贡献。伽利略强调,对直观感觉材料要从数学方面做出理性分析,由演绎得出的结论要通过实验验证,只有这样才能使自然科学有坚实的基础,定量和定性相结合的结论才能成为科学的理论。伽利略的科学方法论为近代自然科学的研究开辟了一条正确的道路。

（一）归纳与演绎

归纳是一种从个别到一般、从特殊到普遍的逻辑推理方法,而演绎却是一种从一般到个别、从普遍到特殊的逻辑推理方法。归纳必须以一般原理为指导,依赖演绎确定其研究目的和方法;演绎必须以归纳为基础,依赖归纳为其提供推理的前提,人们对事物正是从个别到一般,又从一般到个别循环往复不断深化的过程。

1. 归纳法 归纳法可以分为完全归纳法和不完全归纳法。由于医学现象和规律纷繁复杂,无法穷尽,因此,完全归纳法很难采用。不完全归纳法有简单枚举法、统计归纳法和判明因果联系归纳法。在医学研究中应用较多的穆勒五法是建立在因果关系逻辑推理的单一决定论思想上的,忽视了客观事物和现象的运动、联系、变异和多样性。归纳法推理出来的一般性结论并不一定可靠,它还需要依靠演绎法和实验法的相互补充和相互配合，才能使结论更全面、更正确。

2. 演绎法 演绎推理的主要形式是三段论：大前提—小前提—结论。演绎推理的结论是否正确，取决于前提是否正确，推理的形式是否符合逻辑规则。演绎推理分模态演绎推理与非模态演绎推理，后者又包括简单判断推理和复合判断推理，简单判断推理有直言判断推理和关系判断推理；复合判断推理包括联言推理、选言推理、假言推理、二难推理等。临床中常用的是间接直言判断推理、假言推理和选言推理。

(二)类比推理

类比推理是由个别到个别、特殊到特殊的推理过程，是从两个或两类事物某些属性的相似或相异出发，根据其中某个或某类事物有或没有某些属性，进而推出另一个或另一类事物也有或没有某一属性的思维过程。类比推理使人们富于联想，从而产生灵感，是进行创造性思维的重要形式。类比推理为扩大认识成果，由此达彼提供联系的桥梁。类比推理是诊断某些疑难杂病常用的思维方式。

(三)假说与理论

科学假说是人们在已获得的经验材料和已知事实的基础上，以已有的科学理论作为推理的出发点，对于未知的事物现象、自然规律等所做的一种不完备、推测性的解释。医学理论也是在假说的基础上形成的，医生所依据的理论实际上就是一种"疾病模型"。

1. 科学假说建立的基本步骤 假说的提出→假说的推演→假说的验证→得出结论。

2. 假说的局限性 虽然建立假说是为了解释客观事实或现象，但是，没有一种假说能包括所有的客观事实，也没有一种理论完全与事物的本质相吻合。因此，任何科学假说都有其时代性和内在的局限性。

(郭　栋　王培席)

第4节　全科医学常用的研究方法

全科医学是一门新兴的临床学科，全科医生的工作场所主要在社区，其服务领域涉及临床医学、预防医学以及社会医学等诸多学科。社区卫生的任务之一就是疾病的预防和控制，预防疾病是防止疾病在社区人群中发生，而疾病控制是减少疾病在社区人群中的蔓延。这都需要在了解疾病以及健康危险因素在人群中的分布及影响因素的基础上进行，只有掌握了必要的流行病学知识才能做到这一点。

流行病学通过观察和询问等感知手段来调查社区人群中的疾病和健康状况，描述频率和分布，通过归纳、总结和分析提出假说，进而采用分析性研究方法对假说进行检验，最终通过实验研究来证实。

> **案例1-1**
>
> 为了解老年人慢性病的患病情况，某市于2004年对该市五区一郊县十一个地段随机抽取60岁及以上老年人5690人(其中市区4247人，郊区1443人)进行了调查。对老年人群中高血压、冠心病、糖尿病、支气管炎、恶性肿瘤等患病情况进行分析，探讨其发病原因、影响因素，并制定有针对性的健康干预策略，提高了老年人的健康水平。

全科医生面对所服务的人群，为了有针对性地提供社区卫生服务，需要对疾病在人群中的分布情况、影响因素进行研究，这就需要流行病学的知识。流行病学是研究人群中疾病和健康状况的分布及其影响因素，并研究防治疾病及促进健康策略和措施的科学，常用的研究方法包括描述性研究、分析性研究和实验性研究。

一、描述性研究

> **案例1-2**
>
> 某市分别于1980年和2000年对全市30岁以上的社区人群进行了高血压患病及变化情况的抽样调查。发现高血压患病率呈明显的上升趋势，1980年为7.3%，2000年为13.4%，且患病率随年龄增加而上升，男性高于女性；以35～65岁年龄段血压上升幅度最大。

此为描述性研究中的一种，也称现况研究。描述性研究(descriptive study)是利用已有的资料或对专门调查所获得的资料，按不同地区、不同时间及不同人群特征分组，描述一个或多个社区人群的疾病和健康状况的分布情况。地区描述常以行政区划或自然地理条件等特征进行，时间分布可以考虑短期波动、季节性、周期性和长期趋势,人群则可以根据性别、年龄、职业、种族等特征进行分类描述。

描述性研究可以用来研究疾病的自然史,描述疾病及其影响因素的分布规律,为病因研究提供线索,早期发现患者,同时还可以提供疾病或健康问题有关的流行病学基础数据。常用的描述性研究方法包括现况研究、个案调查和病例报告、生态学研究等。

(一)现况研究

现况研究又称横断面研究(cross-sectional study),是在特定的时间内研究特定范围内的人群中疾病或健康状态的分布,并描述有关变量与疾病或健康关系的一种流行病学研究方法。

通过现况研究,可以掌握疾病和健康状况及其影响因素在一定时间、地区和人群总的分布,分析某些因素与疾病或健康状态之间的关系,并进一步提出病因的初步假设,确定疾病的高危人群,从而达到早发现、早诊断、早治疗的目的;评价疾病监测、预防控制措施的效果及其他资料的质量,提供公共卫生规划所需的基线数据,为医疗卫生决策服务。

通常根据是否将所定义的目标人群进行全部调查或者部分调查,将现况研究分为普查或抽样调查。在实际工作中要根据研究目的、课题的研究特点,充分考虑经费、人力、物力以及实施的难易程度,选择普查还是抽样调查。

1. 普查(census) 普查是指为了了解某疾病的患病率或健康状况,在特定时间对特定范围人群中的每一位成员所进行的调查。特定时间应当较短,甚至指某时点,时间太长,人群中的疾病或健康状况会发生变动,影响普查的结果。

普查的目的除了早期发现和治疗患者之外(如各地开展的宫颈癌普查),有时还是为了了解疾病和健康状况的分布,前者如了解糖尿病、高血压病、冠心病等的分布,后者如对儿童生长发育、营养状况的调查等。普查能够发现人群中的全部患者,并能够给予及时治疗。普查的资料虽然比较粗糙,但因为没有抽样误差,从而能较全面地描述疾病的分布与特点,为病因分析研究提供有价值的线索。

普查也有其明显的缺点:不适用于患病率很低或无简易诊断手段的疾病;由于工作量大、时间短暂,诊断可能不够准确,可能存在漏查;由于仪器设备及人力不足等原因,可能影响检查的精确性和速度;普查的费用往往较大。

2. 抽样调查(sampling survey) 指通过随机抽样的方法,只调查特定时间、特定范围人群中一部分有代表性的个体,根据调查结果估计出该人群某病的患病率或某特征的情况。在实际调查工作中,如果不是为了早期发现和早期治疗患者,而是要揭示疾病的分布规律,不需要进行普查,采用抽样调查方法就可以解决问题。

抽样调查的基本要求是能够将从样本获得的结论推论到整个人群(总体),因此,必须遵循随机化和样本含量适量的原则,且调查材料的分布要均匀。随机化原则是指整个研究人群中的每一个单位(可以是人,也可以是个人的集合体,如家庭、学校、班级、居委会等)被选入样本的概率相等。样本含量适量的原则是指样本应达到一定数量,过小可能导致样本的代表性不够,过大不但浪费人力物力,而且容易因工作量大、调查不够细致而造成偏倚;样本的含量可根据预期现患率、调查结果对精确性的要求等,依据有关公式计算得到。

常用的随机抽样方法包括单纯随机抽样、系统抽样、分层抽样和整群抽样等。具体方法可参阅有关专业书籍。

抽样调查比普查费用少、速度快、覆盖面大、正确性高,其缺点是不适用于患病率低的疾病,不适用于个体间变异过大的人群,并且设计、实施和资料的分析均较复杂。

全科医生在社区卫生服务中,可以通过面谈、家访或信访、电话访问、自填式问卷调查、体格检查和实验室检查、敏感问题调查等方法手段来进行现况研究。在进行现况研究时,要做好质量控制,保证调查资料的真实可信。应着重注意以下几个方面:①严格遵照抽样方法的要求,确保抽样过程的随机化原则。②提高研究对象的依从性和受检率。③正确选择测量工具和监测方法等。④培训调查员,统一标准和认识。⑤做好资料的复查、复核工作。⑥选择正确的统计分析方法,注意辨析混杂因素及其影响。

(二)生态学研究

生态学研究(ecological study)是在群体水平上研究某种因素与疾病之间的关系,以群体为观察和分析单位,通过描述不同人群中某因素的暴露状况与疾病的频率,分析该暴露因素与疾病之间的关系。

在收集疾病和健康状态的资料时,以群体(如国家、城市、学校等)而不是以个体为观察分析的单位,这是生态学研究的最基本特征。例如,某市机动车数量的增长与该市居民肺癌发病率之间的相关性分析,即是生态学研究。生态学研究可以通过分析人群中疾病与暴露因素之间的关系,提供与疾病有关的线索,从而产生病因假设,因此常被广泛应用于慢性病的病因学研究,也应用于探讨某些环境变量与疾病或健康状态的关系。另外,通过描述某种干预措施的实施与某种疾病的发病率或死亡率之间的关系,可以对干预措施的效果进行评价。

常用的生态学研究方法有生态比较研究和生态趋势研究等。

1. 生态比较研究(ecological comparison study)最简单的方法就是观察不同人群或地区某种疾病的分布,然后根据疾病分布的差异,提出病因假设。例如,描述胃癌在全国各地区的分布,得到沿海地区胃癌的死亡率高于其他地区,从而提出沿海地区环境中如饮食结构等可能是胃癌的危险因素之一。

该方法更常用来比较不同人群中某因素的平均暴露水平与某疾病频率之间的关系,从而为病因分析提供线索。例如,根据世界粮农组织提供的129个国家的食品消耗种类及数量与这些国家胃癌和乳腺癌死亡率的资料,以食物种类的消耗量为暴露变量分别与胃癌和乳腺癌的死亡率进行比较分析发现,以淀粉类食物为主的国家的胃癌高发,而平均脂肪消耗量最高的国家则乳腺癌高发,从而提出了这两种癌症与饮食因素之间的病因假设。

2. 生态趋势研究(ecological trend study)连续观察不同人群中某因素平均暴露水平的改变和某疾病发病率、死亡率变化的关系,了解其变动趋势;通过比较暴露水平变化前后疾病频率的变化情况,来判断某因素与某疾病的联系。例如,某地实施了大肠癌序贯筛检等综合防治措施后,大肠癌的死亡率曲线有一个明显的下降趋势,提示这一综合措施在降低大肠癌死亡率方面是有效的。

生态学研究对于调查某些因素与疾病或健康状态之间的关系时,能够快速、经济地完成,并且常可利用现有的资料,如人口学和各种产品的数据资料、疾病发生和死亡的资料、卫生资源利用情况的资料以及监测规划和疾病登记的资料等。特别是当个体水平的累积暴露剂量不易测量或群体中个体之间暴露剂量变异不大时,生态学研究就十分有助于发现这种暴露因素与疾病之间的关系。但是,

生态学研究只是粗线条的描述性研究,暴露水平仅是一个平均值,且不能在特定的个体中将暴露与疾病联系起来,特别是当暴露与疾病之间不是线性关系时,很难得出正确结论。当生态学上的联系与事实并不相符时,称为"生态学谬误"(ecological fallacy)或"生态偏倚"(ecological bias)。

二、分析性研究

案例 1-3

1. 为探讨子宫内膜癌与复方雌激素之间的关系,某市从年龄在 50 岁以上的绝经妇女中选择子宫内膜癌患者 183 例,对照 274 例,对她们以前是否服用复方雌激素及服用量进行了调查。通过比较两组人群复方雌激素的暴露量与子宫内膜癌的发病率,来确定子宫内膜癌的发生是否与复方雌激素有关。

2. 为了解血清胆固醇含量和冠心病发病的关系,某研究中心选取 1154 名 33～49 岁男子,首先检测他们的血清胆固醇含量,然后按其水平高低分为 5 组随访观察,10 年后计算其各组冠心病的累积发病率,从而确定血清胆固醇与冠心病发病之间的关系。

以上两例均属于分析性研究。案例 1-3 第 1 个案例属于病例对照研究,又称回顾性调查研究,是一种由果及因的研究。案例 1-3 第 2 个案例属于队列研究中的前瞻性队列研究,是一种由因及果的研究。

分析性研究又称分析流行病学,是流行病学病因学研究的主要方法。在描述性研究基础之上建立的病因假设,需要通过分析性研究加以验证,其基本研究方法包括病例对照研究和队列研究两类。

(一)病例对照研究

病例对照研究(case-control study)是以确诊的患有某特定疾病的患者作为病例,以不患有该病但具有可比性的个体作为对照,通过询问、实验室检查或复查病史,搜集既往各种可能的危险因素的暴露史,测量并比较病例组与对照组中各因素的暴露比例,经统计学检验,若两组差别有意义,则可认为因素与疾病之间存在着统计学上的关联,这是一种回顾性的、由"果"及"因"的研究方法。

根据病例与对照之间的关系,病例对照研究可

分为非匹配病例对照研究和匹配病例对照研究。随着流行病学的发展,特别是分子生物学技术的引入,衍生出了许多改进的、非传统意义上的病例对照研究方法,例如,巢式病例对照研究、病例-队列研究、病例交叉研究、单纯病例研究等。

病例对照研究特别适用于罕见病的研究,有时往往是罕见病病因研究的唯一选择,因为病例对照研究不需要太多的研究对象;能够同时研究多个因素与某种疾病之间的关系,从众多的因素中筛选出与疾病相关的主要因素,且相对更省力、省钱、省时,并较易于组织实施;该方法不仅应用于病因的探讨,而且广泛应用于许多方面,例如,疫苗免疫学效果的考核、爆发调查、某些医学事件和公共卫生事件影响因素的研究等。

病例对照研究也有其局限性,如不适于研究人群中暴露比例很低的因素,因为需要很大的样本量;由于是回顾性研究,暴露因素与疾病的时间先后常难以判断,故病因推断的论证强度不高;难以避免选择偏倚、信息偏倚等因素的影响。

(二)队列研究

队列研究(cohort study),又称定群研究,是在一个特定人群中选择所需的研究对象,根据目前或过去某个时期是否暴露于某个待研究的危险因素,或其不同的暴露水平而将研究对象分成不同的组,如暴露组和非暴露组,高剂量暴露组和低剂量暴露组等,随访观察一段时间,检查并登记各组人群待研究的预期结局的发生情况(如疾病发生、死亡或其他健康状况),比较各组结局的发生率,从而评价和检验危险因素与结局的关系。如果暴露组(或高剂量暴露组)某结局的发生率明显高于非暴露组(或低剂量暴露组),则可推测暴露与结局之间可能存在因果关系。在队列研究中,研究对象必须是在开始时没有出现研究结局,但有可能出现该结局(如疾病)的人群。暴露组与非暴露组必须有可比性,非暴露组应该是除了未暴露于某研究因素之外,其余各方面都尽可能与暴露组相同的一组人群。队列研究是一种前瞻性的,由"因"及"果"的研究方法。

队列研究可以直接观察对危险因素的不同暴露状况人群的结局,从而探讨危险因素与所观察结局的关系。与病例对照研究相比,其检验病因假设的效能优于病例对照研究。按照研究对象进入队列的时间及终止观察的时间不同,队列研究又分为历史性队列研究、前瞻性队列研究和双向性队列研究。

队列研究对于确定因素和疾病之间的因果联系具有优势。由于研究对象暴露资料的收集在结局发生之前,暴露与结局发生的时间顺序清楚,并且都是由研究者亲自观察得到的,资料可靠,一般不存在回忆偏倚,因此对检验假设或验证假设的推断结论更有说服力,一般可证实病因联系;能够直接获得暴露组和对照组人群的发病或死亡率,可直接计算出相对危险度和归因危险度等反映疾病危险关联的指标,充分而直接地分析暴露因素的病因作用;有助于了解人群疾病的自然史,有时还可能获得多种预期以外疾病的结局资料,分析一因与多种疾病的关系(一因多果);样本量大,结果比较稳定。

队列研究存在着如下主要的局限性:不适于发病率很低的疾病的病因研究,因为在这种情况下需要的研究对象数量太大,一般难以达到;随访时间较长,容易产生各种各样的失访偏倚;耗费人力、物力、财力较大;对研究设计的要求更严密,资料的收集和分析难度增加,实施难度大;在随访过程中,未知变量引入人群,或人群中已知变量的变化等,都可使结局受到影响,使分析复杂化。

三、实验性研究

> **案例 1-4**
>
> 通过描述性研究,发现某地乙型肝炎病毒感染呈地方性流行,在实施乙肝疫苗免疫计划前曾对该地某农村儿童和孕妇的乙肝病毒感染的流行率和发病率进行调查,发现儿童感染乙肝病毒的危险性最高。为了评价乙肝疫苗接种对预防儿童早期 HBsAg 携带状态的效果,当年9月份对列入接种对象的儿童进行接种,连续3次,对照组接种百日咳疫苗,接种程序同上,追踪12个月。通过比较两组乙肝病毒感染事件,可以对乙肝疫苗的预防效果进行评价。

此例属于实验流行病学的现场试验,其最大特点在于研究者一定程度上掌握着实验条件,可以人为给予干预措施并对其干预效果进行评价。

实验性研究又称实验流行病学(experimental epidemiology),是将来自同一总体的研究人群随机分为实验组和对照组,研究者对实验组人群施加某种干预措施后,随访并比较两组人群的发病/死亡情况或健康状况有无差别及差别大小,从而判断干预措施效果的一种前瞻性研究方法。主要用于生物制品控制效果及药物治疗效果评价,广泛用于传染病、非传染病和一些原因未明疾病的防治措施效果评价,还可以用于评价保健措施和保健工作的成效等。此类研究可分为现场试验、社区试验和临床试验。

(一)现场试验(field trial)

现场试验主要是用于评价人群试验的预防或干预效果,"现场"可以是特定的社区、工厂、学校、社团等,基本方法是在控制条件下将人群分为试验组和对照组,经一定时期之后对比组间的差异并进行分析,从而判定该预防或干预措施是否确实有效。

现场试验中接收处理或某种预防措施的单位是个体,而不是群体或亚人群。现场试验的主要研究对象是未患所研究疾病的个体,但为了提高实验的效率,通常在高危人群中进行研究,如利用乙型肝炎疫苗在母亲 HBsAg 阳性者的婴儿中进行预防乙型肝炎感染的实验效率较高,因为这种婴儿比母亲 HBsAg 阴性的婴儿感染乙型肝炎的机会大。

现场试验通常比临床试验需要更多的研究对象,耗资也比较高。由于研究对象多不是患者,因此必须到现场进行调查或建立研究中心,并督促研究对象去报告,这就增加了研究的费用。传统的现场试验主要指预防接种效果的评价,其评价的指标主要是血清学指标和流行病学指标,目前预防的手段已扩展到药物、营养、行为、心理等各方面,评价的指标也增加了许多分子生物学、行为科学、心理学、社会学等内容。

(二)社区试验(community trial)

社区试验是以尚未患所研究疾病的人群作为整体进行试验观察,常用于对某种预防措施或方法进行考核或评价。接受干预的基本单位可以是整个社区,也可以是社区内某一特定亚人群,如某学校的班级、某工厂的车间或某城市的街道等。如评价食盐加碘预防地方性甲状腺肿的效果,将碘统一加入到食盐中,使整个研究地区的人群食用,而不是分别授予每一个体。这类研究即可采用社区试验方法观察干预措施的效果。

如果某种疾病的危险因子分布广泛,不易确定高危人群时,也需要采用社区试验。例如,美国人群中血清胆固醇升高和吸烟(均为心脑血管疾病的危险因素)均很普遍,确定高危人群就必须对人群进行详细的筛查。这样做不但费用高,而且需要人群的大力配合。此时,可以采取针对整个人群的干预措施,通过降低人群对危险因子的暴露,可以降低人群中相应疾病的发病率。

社区试验时所选择的两个社区,在各个方面应尽量相似。一方面,要取得社区行政和有关领导的同意和大力支持;另一方面,在试验前对每个社区要进行摸底调查,了解所研究疾病的发病率和患病率及其可疑危险因子的暴露率,以取得基线资料,才能针对可疑危险因子设计干预措施。按随机原则选择一个社区作为实验组进行干预,另一个社区为对照组不进行干预。干预结束后,对两个社区进行随访调查,监测疾病的发病率和可疑危险因子的暴露情况。最终两个社区疾病和可疑危险因子暴露水平的差异就是干预的结果。

(三)临床试验(clinical trial)

临床试验是在医院或其他医疗照顾环境下进行的实验。接受处理或某种预防措施的基本单位是患者,包括住院和未住院的患者,常用于对某种药物或治疗方法的效果进行检验和评价。临床随机对照试验是其中应用最广泛的一种,选定某种疾病的患者(住院或非住院患者均可),将他们随机分为实验组和对照组,对实验组患者施加某种预防或治疗措施后,随访并观察一段时间,比较两组患者的发病结局,从而判断干预措施的预防或治疗效果。该方法可用于诊断、治疗、预后、病因等方面的研究。

临床试验以患者为研究对象,进行时应确定干预措施对人体无害,并征得患者同意,不能强迫;研究开始时要保证实验组和对照组基本特征的一致性;尽可能采用盲法随机分配干预措施,对照组应用安慰剂并保证患者的依从性。两组研究对象应尽可能一致。

(牛玉杰 李曼)

第5节 医学生学习全科医学的意义和方法

全科医学与传统医学学科相比还很不完善,甚至还十分稚嫩,面临较多困难和问题,但已引起世界各国政府和医学界的高度关注和重视。1997年

1月,《中共中央、国务院关于卫生改革与发展的决定》中明确提出"加快发展全科医学,培养全科医生"。由于现有基层医疗卫生保健机构和社区卫生服务机构医生的学历与职称起点较低,虽经全科医学岗位培训,但短时间内仍难以达到全科医疗服务的要求。具有本科以上学历的高素质防治结合型全科医学人才缺乏已成为严重制约我国社区卫生服务可持续发展的"瓶颈"。发展全科医学教育,培养全科医学人才对于落实"小病到社区,大病进医院,康复回社区"服务模式以及推动社区卫生服务发展进程具有重要意义。培养适应21世纪城乡社区卫生服务发展急需的、具备全科医学基本理论、基本知识和基本技能的防治结合型医学人才将是未来我国医学教育改革的重要内容之一。

一、学习全科医学的意义

为了实现医学模式转变加快我国城乡社区卫生服务网络的建设,所有医学专业的学生都应了解全科医学的理论与方法。通过学习,不同专业的医学生或医务人员可以用全科医学的观念、方法及原则来指导自己的医学实践和研究。这样不仅有利于开阔视野,提高自身人文素质;而且有利于提高我国医疗卫生服务的整体水平和服务质量,改善目前的医患关系和医德医风;也有利于推进我国医疗卫生体制改革,构建和谐社会。其意义主要包括以下几个方面:

1. 实现医学模式转变 随着疾病谱和健康观念的变化,生物医学模式的片面性和局限性日益明显,越来越不能适应现代医学发展的需要和人群的卫生保健服务需求,取而代之的是生物-心理-社会医学模式。该模式是一种多因多果、立体网络式的系统论思维方式,无论是医学的科学研究领域、医生的诊疗模式或医疗保障事业的组织形式,都应根据这种模式进行调整。

目前,我国医学生和专科医生在实践中大部分仍沿用以生物医学为基础的、以疾病为中心的诊疗思维模式,未能在实践中真正实现医学模式的转变。医学模式转变的实质就是医学观念、临床思维方式和服务模式的转变,即从一维的、以疾病为中心的诊疗模式向三维的或多维的、以维护和促进人类健康为中心的服务模式转变。全科医学以现代医学模式为基础,以预防医学为导向,以人的健康为中心,它的理论和方法能适应现代医学发展的需

要和人群卫生保健需求的变化,是医学顺应社会发展的必然结果。由于生物医学模式已在人们的头脑中根深蒂固,只有通过系统学习全科医学的理论和方法,才能从根本上转变医学生或医务人员的医学观念,更新思维方式,才能掌握以患者为中心的临床服务模式,才能真正实现医学模式的转变。

2. 激发对医学事业的兴趣与热情 目前,我国大力推进城乡社区卫生服务的发展,医药院校开展全科医学教育在办学目标上也应适应这一发展趋势,以满足社会需要。通过全科医学的系统学习,可以激发医学生和医务人员对全科医疗服务、教学与研究的兴趣和热情,从而吸引更多的医学生和医务人员从事全科医学相关领域的工作,加快提高我国全科医生的数量和质量,这是加快我国社区卫生服务机构人才队伍建设的重要途径,更是社区卫生服务能否持久、深入、健康发展的重要保证;通过全科医学的系统学习,可以促使医学生和医务人员熟悉社区卫生服务内容,适应全科医疗的要求,自觉、主动地投身于全科医学事业;通过全科医学的系统学习,可以加深医学生和医务人员对全科医生的认识和理解,使他们能认同全科医生的工作,以后能更多地选择全科医生作为终生职业,即使选择专科职业亦能主动积极与全科医生进行沟通与合作。

3. 增强人文素质,完善知识结构与能力 加入世界贸易组织(WTO)对我国的高等医药院校教育和医疗卫生事业带来了前所未有的冲击和挑战,现代医学的发展和医学模式的转换也对医学生和医务人员的知识结构和能力水平都提出了更高的要求。不仅要求医学生和医务人员应掌握广博精深的专业知识和技能,而且必须具备良好的人文素质和较强的社会适应能力。由于我国的医学科学水平与发达国家相比尚有一定差距,而且长期以来,我国高等医药院校教育受前苏联教育思想和教育模式的影响较深,只注重医学专业知识和技术的教育,轻视人文社会科学课程(英国、法国医学院校的人文社会科学占总课时的10%～15%,美国、德国高达20%～25%,我国则仅占8%左右),在医学教育理论与实践中不同程度的存在着人文精神的缺失。只顾医学知识和技术的提升,缺少对生命的热爱、对人类病痛的同情和照护,不了解医学职业的社会意义。

学习全科医学能够帮助医学生和医务人员理解医学的人文精神和人文价值,树立为人民健康

服务的信念,让为患者服务的理念深入灵魂,学会同情患者、善待患者,热爱医学;使医学生和医务人员了解全科医生必备的知识结构和能力结构,主动发展和完善自己,更好地适应医学发展和医疗实践的需要,推动我国的全科医学以及社区卫生服务事业迅速向前发展。

4. 培养良好的医德医风 城乡基层医疗机构是卫生系统的主战场,也是党和政府联系群众的重要窗口。医德医风的建设是精神文明建设的重要组成部分,是关系到党和政府威信的大事,已经成为社会道德建设的重点之一。全科医学被认为是最具人性化的医学学科,强调医疗服务对象的特殊性,要求尊重老、幼、病残、贫困患者,以社区全体居民的基本医疗与卫生保健服务需求为导向;强调充分发挥患者及其家庭的主观能动性;强调患者的利益高于个人的得失。通过学习全科医学,可以使医务人员建立尊重并服务于患者的观念,掌握医患交流的技巧,从而有利于理解患者、同情患者,与患者建立朋友式的医患关系,最终改善医患关系和医德医风。

二、学习全科医学的方法和技巧

1. 明确学习目的 要从全科医学发展的历史背景及其使命,了解全科医学在中国发展的必然性,领会和把握全科医学精神实质,逐步学会用全科医学的理论分析来解决基层医疗或社区卫生服务实践中的实际问题。

2. 加强人文学科的学习 全科医学是整合临床医学、预防医学、康复医学以及人文社会学科相关内容于一体的综合性医学专业学科。全科医学作为一个学科群,它是一个开放的体系,它要随时从人文社会科学和医学的发展中汲取新的思想营养来不断地充实、发展和完善自己。世界上的事物和现象纷繁复杂,变化万千,人的生理、心理和病理过程尤其复杂。因此,在学习全科医学的过程中要多学一些人文社会科学以及法律法规知识,从不同角度认识、理解全科医学的基本原则及其特征。

3. 注重理论与实践相结合 全科医学是一门实践性很强的学科,它的服务对象不仅是治疗患病的人,而且包括家庭、社区。其任务除医学诊治与心理诊治外,还应给患者提供持久的支持和帮助,同患者及家属交流诊断、治疗、预防和预后的有关信息。通过筛检、健康教育、劝导等各种手段预防疾病及残疾;开展社区卫生诊断并解决社区健康问题。只有通过实践才能真正理解全科医学基本原则和临床策略的意义及其实际运用价值,才能认同和理解全科医疗及其社区卫生服务工作,才能体现全科医学的先进性和有效性。

因此,在学习中应注重理论与社区实践相结合,主动参与全科医疗活动以及以家庭为单位、以社区为范围的服务活动,在社区实践中领会全科医学推崇的临床思维与服务策略,在社区实践中学习人际沟通、团队合作技能、全科医疗的应诊技巧、健康档案建立、家庭服务模式、社区卫生诊断技巧、慢性病健康管理方法、健康教育与健康促进相关技能等,在社区实践中培养对患者及其家庭的强烈兴趣和热爱,树立以人为本、以健康为中心的观念,为将来从事社区卫生服务工作并成为全科医生队伍中的骨干力量打下坚实的基础。

(王家骥 王 敏)

第 2 章 全科医疗

📖 学习目标

1. 掌握全科医疗的服务模式与基本原则
2. 熟悉全科医疗的特点
3. 掌握全科医疗与专科医疗的区别与联系

在全科医疗服务实践中，遵循以患者为中心、家庭为单位、社区为基础、预防为导向、团队合作为支撑的服务模式，全面体现了全科医学所具有的基层性、人性化、综合性、持续性、协调性、可及性等基本服务原则与优势。全科医疗服务模式要求从保证人人享有基本保健的目标出发营造患者之家（personal medical home）的环境；强化信息系统管理；拥有能够有效满足患者一般就医需要的诊室、设备以及温馨、舒适、有序、安全感的就医条件；强调服务质量和安全；坚持全人照顾（whole-person care）的理念，根据患者需要，不断扩大范围，整合各种卫生资源为患者提供直接及（或）间接的全面的整体性服务；重视患者和其所在社区文化背景，能够提供以社区为导向的健康服务；讲求成本-效果，有效地管理卫生经费的合理使用等。

第 1 节　全科医疗的基本原则与特点

全科医疗服务所体现的基本原则与特点如下：

一、基层保健

从定位或定性的角度讲，全科医疗服务属于基层医疗保健（primary care）范畴，是一线服务。人们在生活中会遇到各种各样的健康问题，如发热、头痛、失眠、情绪不好、食欲不佳、消瘦等，此时，首先想到的，就是尽快寻求医生的帮助。然而，现实问题往往是，他们不清楚发生了什么问题，面对分科过细的大医院门诊服务，更不能确定究竟应该找哪科医生求助。因此，最好的

选择是就近找一个熟悉的、信得过的医生——全科医生，亦即首先求助的应该是全科医生。这里提出了全科医学的第一个重要特点——承担起基层医疗照顾的"守门人"责任，即公众为其健康问题寻求卫生服务时最先接触、最经常利用的医疗保健服务。它是整个医疗保健体系的基础，也可称为首诊服务（first contact）。全科医生由于长期服务于相对固定的人群，对其服务对象的基本情况较为熟悉，因此，能够迅速地对服务对象的健康问题做出初步判断；对一些常见病症进行合理的处理，或根据人们的需求开展预防、保健工作，使社区居民约 80％左右的健康问题得到满意的解决；另外，有部分患者可能需要更加专业的医疗服务，全科医生又能够根据其初步判断，恰当地联系、安排转诊服务。由于其可以方便地解决多数一般性健康问题，基层医疗服务在提高健康服务水平的同时，合理地降低了医疗成本。我们若将基层医疗视为整个医疗保健体系的门户，则全科医生就是这个门户的"守门人"，他们要对社区居民的健康负责，能为居民提供方便而有效的医疗保健服务；要避免人们茫然地无论什么问题都涌向各类大型综合性医院或专科医院就诊的误区。

建立基层医疗保健首诊制以提高正规的首诊服务，对提高保健质量和改善患者健康结局具有重要意义：①患者对卫生服务满意度提高；②患者依从性提高，住院率降低；③减少了对专科医师和急诊服务的使用；④减少了专科医师咨询的次数；⑤提高了资源的利用率；⑥更好地理解患者的心理状态；⑦成人接受预防保健的比率提高；⑧防止过度治疗等。

二、个体化照顾

医学发展至今，其认知模式已经发生了很大的变化，人们越来越认识到不应当把人仅仅看做是疾病的载体，还应考虑到患者是有血有肉、有思想、有情感的个体。从某种意义上讲，全科医

学正是顺应这种医学认知模式变化而产生的。因此,全科医学十分强调重视人的感受,尊重人的个性与情感,其照顾目标不仅是寻找有病的器官,更重要的是维护服务对象的整体健康。为达到这一目标,在全科医疗服务过程中,医生必须将服务对象看做一个"整体人",应对其提供全人照顾(whole-person care),在充分了解服务对象的基础上,针对其生理、心理、社会生活等各个方面情况,从维护健康、提高生活质量的角度,全面考虑其生理、心理、社会需求,选择最适宜的医学照顾。全科医生通过个体化的服务(personalized care),有针对性地调动服务对象的主动性,使之积极参与健康维护和疾病控制的全过程,从而获得最佳的服务效果。

三、综合性照顾

综合性照顾(comprehensive care)是全科医学的又一重要特点,体现为"全方位"、"立体性"、"周全性"的照顾,即:服务对象不分年龄、性别和疾患类型;服务内容包含医疗、预防、保健、康复、健康教育与促进、计划生育等诸多方面;服务层面涉及生理、心理和社会文化;服务范围涵盖个人、家庭与社区(图 2-1)。全科医疗面向服务辖区中所有的个人、家庭提供卫生服务,无论其种族、社会文化背景、经济情况和居住环境有何不同;应充分利用一切有利于服务对象的方法与手段,开展多种形式的医学照顾,包括现代医学、传统医学的服务;强调根据患者的需要提供一体化跨学科、跨领域的整体服务。

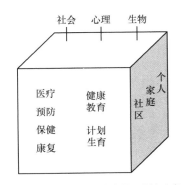

图 2-1 全科医疗的综合性照顾示意图

全科医疗的服务项目主要包括临床诊疗、预防保健、周期性健康检查、心理咨询、医学咨询、健康教育、家庭医疗护理等。综合性照顾有利于改善保健质量和患者健康结局:①改善患者的健康结局;②增加针对某疾病的预防保健;③使可预防的因慢性病并发症入院治疗的患者数减少。

四、持续性照顾

在人生的各个阶段,从孕育、出生到生长、发育、健壮、衰老直至死亡,有许多健康问题离不开医学照顾。全科医学倡导生命全过程的持续性照顾(continuity of care),全科医生与服务对象建立长期的服务关系,了解其健康状况、生活习性、家庭背景、经济实力、文化、宗教、社会资源等各方面信息,能够根据服务对象各个阶段的不同健康问题,有针对性地开展医疗及预防保健服务,从健康咨询、健康促进、危险因素的监控,到疾病的早、中、晚各期的长期随访管理(如常见慢性病管理),以及无论何时何处长期持续性照顾责任,都是全科医疗有别于专科医疗的一个重要而独有的特征。研究表明,持续性保健服务在改善保健质量和患者健康结局方面的作用包括:①减少所有致死病因;②更好地获得保健服务;③减少患者再次入院率;④减少专科诊疗服务;⑤减少急救服务的使用;⑥可更好地监测医疗干预的不良反应等。

澳大利亚皇家全科医学会(Royal Australian College of General Practitioners)于 1981 年出版的指导文件《全科/家庭医疗的范围》(the Scope of General/Family Practice),提供了全科医生应当具备的有关社区常见健康问题的发病率、自然史、病因及预防、早期保护和全面管理的知识,并强调了哪些是社区中经常发生的问题,哪些是严重、危险的问题,哪些是容易治疗的问题,以及导致慢性残疾的问题,可供参考。

表 2-1 列举了按照生命周期来考虑,全科医生应处理的健康问题。当然,由于各国国情不同,指导性文件中包含的不同生命周期中常见的生理、心理、家庭、社会问题与我国未必完全一致。随着全科医学事业的发展,我们期待着我国相关的全科医生工作规范及指南等指导性文件也将陆续发布。

表 2-1　按照生命周期全科医生应处理的健康问题表

生命周期	生理问题	心理、家庭、社会问题
结婚、妊娠前期	婚前咨询、婚前检查、性咨询、遗传疾病的家族史、遗传咨询	婚姻指导、计划生育
妊娠、分娩期	意外妊娠、流产、高危妊娠、产前疾病及其照顾、妊娠高血压综合征、Rh 血型不合、妊娠糖尿病、产前出血、胎位不正、引产术、产后出血、产后护理、乳房疾病	分娩和未来双亲的准备、母乳喂养、人工喂养
新生儿期(0~28 天)	新生儿复苏、新生儿评估、产伤、新生儿疾病、新生儿黄疸、溶血性疾病、幽门狭窄、泪管闭塞、结膜炎、包皮环切术、早产儿、唐氏综合征	母婴关系、药物对新生儿的影响、胎儿酒精综合征、新生儿护理、母亲疾病对新生儿的影响
婴儿期(29 天~1 周岁前)	呼吸道感染、先天性心脏病、脱水病、婴儿猝死综合征及其后遗症、生长低下、肠套叠、婴儿湿疹、耳聋	身体心理和社会方面的正常发育、计划免疫、普查、为家长咨询营养、喂养问题、高危儿童、虐待问题
学龄前期(1~4 岁)	不明原因发热、病毒感染、疹病、过敏；胃肠炎；鼻腔异物、扁桃体肥大、腺样体肥大、扁桃体炎、呼吸道感染、哮喘；贫血、白血病；睾丸未降、疝气、阴囊水肿、睾丸扭转、肾肿瘤；皮肤疾病；耳部感染、听力障碍、耳道异物；斜视、弱视、盲；语言障碍、惊厥、脑膜炎、脑性瘫痪；行走障碍、膝内翻及外翻事故；创伤、烧烫伤、中毒	发育评估、定期健康检查、健康教育促进、预防保健；发声低下、行为障碍、暴怒脾气、感觉统合失调、多动症、残疾儿童家长咨询、残疾儿童康复、帮助残疾儿童的社区服务；临终儿童、孤儿、独生子女、患孤独症儿童；家庭事故预防
学龄期(5~13 岁)	传染病、口腔疾病、肠道寄生虫病、阑尾炎、咽炎、扁桃体炎、呼吸道疾病、呼吸道异物；风湿热、心肌炎；白血病、出血性疾病；遗尿、泌尿系感染、输尿管倒流、肾炎、肾病；皮肤病、癫痫、偏头痛、抽搐和痉挛；肋软骨炎、扭伤、拉伤、骨折、软组织损伤	生理、心理、社会上的正常发育、健康教育和促进、预防保健、定期检查；营养和营养咨询；行为障碍、校内问题；恐学症、学习落后生、各种学习困难；少年犯罪、家庭内行为障碍、校内行为障碍、社区内帮助行为障碍/学习困难儿童的设施
青春期(14~18 岁)	肥胖症、青春期早熟、生理发育迟滞、体重不足、少年糖尿病；甲肝、乙肝、囊虫病；鼻出血；闭经；痤疮和皮肤病；脊柱侧弯；姿势问题	正常发育、健康教育、预防保健、定期检查；青春期卫生问题、行为障碍、人格障碍、吸毒、抑郁症、自杀企图、神经性厌食症；教育问题、考试压力；性问题、性教育；个人危机及干预；家庭和青少年；患绝症的青少年；交通、体育事故预防；社区青少年问题、酗酒吸烟吸毒的教育
青年期(19~34 岁)	过敏、药物反应；流感和病毒感染；寄生虫病；急性出血热；吸烟损伤；自身免疫性疾病；严重创伤、休克、复苏术；口腔疾病、溃疡病、胃炎、胃肠炎；食物中毒；功能性胃病、溃疡性结肠炎；结肠炎及大肠功能性疾病；疝；感冒、鼻炎、鼻窦炎、鼻中隔偏曲；耳咽管堵塞、咽炎、扁桃体炎、传染性单核细胞增多症、喉炎、支气管炎、肺炎、胸膜炎、哮喘、气道堵塞；高血压、风湿性心脏病、心肌缺血、雷诺病；贫血、霍奇金病、网状细胞增多症；泌尿系感染、肾盂肾炎、结石；肾绞痛、肾炎、肾病、肾损伤、男性生殖疾病、性传播疾病、妇科疾病、皮肤病、严重烧伤、整容与美容术、嵌甲、五官科疾病、颅外伤、脑震荡、脑膜炎、运动损伤、拉伤、交通事故后多发性损伤、理疗、推拿	健康教育、定期检查、体育锻炼；愤怒、侵犯性、诱惑性、恐惧的病人；焦虑、紧张、压力及处理技巧；抑郁、疑病症、癔症、恐惧症、强迫症、心身疾病；急性酒精中毒、药物依赖及过量；人格障碍、心理治疗、精神病药物、不遵医患者、性障碍、性治疗、药物依赖与酗酒对家庭社区影响、家庭危机及其干预、失业影响；交通事故、劳动卫生、职业健康、事故预防、残疾康复、作业疗法、职业适应不良、家居健康问题、环境问题、法律问题、性问题和性失调、婚姻、家庭、亲子问题、单亲家庭、高危家庭、家庭疗法

生命周期	生理问题	心理、家庭、社会问题
中年期(35~64岁)	中年期的衰老过程、营养疾病、维生素缺乏症、肥胖、糖尿病、甲状腺及甲状旁腺疾病、肾上腺疾病、其他内分泌病、电解质紊乱、脂代谢疾病、各种消化系统疾病、呼吸系统疾病、心肌缺血/心梗、监护、高血压、心力衰竭、心律失常、心肌病、静脉疾患、血液系统病、泌尿生殖系统疾病、更年期综合征、男性不育、女性不育、乳腺疾患、各系统肿瘤、慢性皮肤病、视力下降、视网膜脱落、其他眼疾、听力下降、耳聋、迷路及第8对脑神经疾病、脑血管意外、颅内占位病变、癫痫、偏头痛、周围神经病、重症肌无力、肌营养不良、运动神经元病、骨关节病、颈椎病、椎间盘病变、慢性腰痛、坐骨神经痛、痛风、腱鞘炎及囊肿、滑膜炎、运动损伤、扭伤、骨伤、畸形	健康教育和促进、预防保健、定期健康检查、营养、旅行建议和免疫、焦虑、抑郁、自杀情感、其他精神病、疑病症、药物依赖(包括镇痛与抗精神病药)、酗酒、无应付能力的家长、精神病、性问题、个人危机及危机的干预、战争问题、家庭关系问题、"空巢"综合征、绝经期对家庭的影响、退休的准备、丧偶、社区内医源性疾病问题、对治疗不合作的问题
老年期(≥65岁)	衰老过程、老年化、营养学咨询、内分泌疾病、老年人手术、低体温、临终和死亡、终末期照顾、顽固性疼痛、胃癌、萎缩性胃炎、溃疡、吸收不良、胰腺癌、肠梗阻、慢性便秘、脱肛、肠癌、腹膜恶病质、慢性呼吸功能不全、支气管扩张、肺栓塞、肺结核、麻醉和术后问题、动脉硬化症、高血压、肾衰竭、慢性新功能不全、肺心病、心律失常、心瓣膜病、体位性低血压、周围血管病、冻疮、贫血、前列腺肥大、尿潴留、尿失禁、睾丸阴茎癌、乳腺癌、皮肤病、皮肤癌、睑内外翻、青光眼、白内障、泪管堵塞、目盲、耳聋、梅尼埃病、颅内占位病变、脑血管病、一过性脑缺血、记忆力减退、帕金森病、三叉神经痛、面瘫、带状疱疹、骨关节病、骨质疏松、运动疾病、骨折	健康教育和促进、预防保健、定期健康检查、营养问题、急性脑综合征、精神紊乱、脑病、老年性痴呆、慢性脑综合征、老年性精神病、老年性情感障碍、睡眠障碍、老年人的护理、由独生子女照顾的老年人、老年人与儿媳及女婿和关系问题、家庭及养老院护理的问题、独立感的保留、无聊感和无用感的预防;帮助老人的社区服务、老年人谨慎用药的问题

全科医疗服务过程中的连续性包括:①医患关系的连续性;②服务时间的连续性;③服务地点的连续性;④卫生服务信息的连续性;⑤管理的连续性(各学科之间协调服务);⑥责任的连续性。其中,医患关系的连续性是连续性照顾的前提,责任的连续性是关键,信息的连续性是保证。应当指出的是,由于全科医学在我国尚处于发展初期,医生与民众对持续性服务的要求均较为陌生,需要通过探索研究,如建立完整的健康档案、签订家庭健康保健合同、建立预约就诊、加强随访、设立全科医生24小时电话值班制、双向转诊制等,并逐步实现这一目标。

五、协调性照顾

客观地讲,全科医生不是"万能医生",要承担好持续性、综合性、基本医疗保健责任,实现为服务对象提供全方位、全过程的服务,全科医生除了具备合格的医学知识和临床经验外,还必须具有良好的协调性照顾(coordinated care)能力,成为动员各级各类卫生资源服务于患者及其家庭的枢纽。做服务对象的"健康代理人",一旦需要能协调多种医疗保健资源和社会力量,提供所需要的医疗、护理、精神等多方面的照顾,成为医疗保健体系的守门人。

全科医生的协调作用主要通过会诊、转诊和会谈等协调措施,与相关科室的专科医生、患者家庭合作,也包括调用社区、社会及其他资源,共同解决患者的问题,从而确保其获得正确、有效和高质量的医疗服务。

有效协调的前提是:①对问题或疾病有较准确、及时的判断,才能尽量避免可能的漏诊、误诊,甚至延误或错误的治疗与处理;②充分掌握有关的资源信息,如各相关医疗机构、医学专家的情况,家庭和社区各种资源等;③有调动所需资源的能力与渠道,有健全的双向转诊机制,平时与有关医疗机构、专科医生有良好的合作关系。

善于合理利用转、会诊制度符合医患双方的利益,对患者而言,得到了必要的诊治;对全科医生来说,也是一种学习提高的机会。应当认识到,转诊只是将服务对象的特定问题的照顾责任暂时转移给其他医生,全科医生仍负有持续性保健的责任,因此,必须保管好转、会诊资料,以保持健康档案的完整性。

六、可及性照顾

如前所述,全科医疗是基层医疗保健,其服务形式通常以门诊服务为主体,因此,它首先必须是可及的,这种可及性照顾(accessible care)应体现为一系列使人易于利用的特点——地理上的接近、时间上的及时、使用上的方便、关系上的固定、经济上的实惠、结果上的有效等。全科医疗机构必须立足于社区,贴近居民,想方设法为他们提供便捷、周到的服务,除门诊服务外,对老年人、伤残人或其他特殊需求者提供上门访视、开设家庭病床等。此外,合格的社区全科医疗机构的服务,还应得到医疗保险制度的支持,这也是可及性服务的重要体现。近几年来,我国正在积极推进社区卫生服务和基本医疗保险,将逐步建立起良好的城乡居民医疗保障体制,这也为全科医学的发展提供了很好的基础和契机。

七、以家庭为照顾单位

以家庭为单位的照顾(family as a vital unit of care)是全科医疗服务不同于其他医疗服务的显著特征之一。众所周知,传统意义上的临床医疗,都是以个体为服务对象,全科医学吸收了社会学关于家庭的理论与方法,重视家庭与健康的关系。因此,全科医学不仅重视个体医疗保健服务,更强调以家庭为照顾单位这一新的理念,逐步形成了较为完整的家庭医学理论体系。家庭既是全科医生的服务对象,又是其诊疗工作的重要场所和可利用的有效资源。

概括来说,这一特征主要涉及两方面的内容:其一,个人和其家庭成员之间存在着相互作用,家庭的结构与功能会直接或间接影响家庭成员的健康,亦可受到家庭成员健康或疾病状况的影响。其二,家庭生活周期理论是家庭医学观念最基本的构架,家庭生活周期的不同阶段会遇到各种重要事件和压力,若处理不当则产生危机,有可能在家庭成员中产生相应的特定健康问题,对家庭成员健康造成损害。因此,家庭医生要善于了解并评价家庭结构、功能和周期,发现其中潜在的对家庭成员健康的威胁,并通过适当的咨询干预,改善其家庭功能,使之及时化解;也要善于动员家庭资源协助对疾病的诊断与管理。发展适合我国国情的家庭评估和干预工具,是今后若干年内的、急需解决的重要课题。

全科医生若能很好地遵循以家庭为单位的照顾原则,能大大提高其健康保健服务的水平,提高民众对全科医生的信任度。通过家庭调查,可能发现一些疏漏的病史、真正的病因,甚至发现就诊者以外真正的"患者",从而找到有针对性的干预方法。

八、以社区为基础的照顾

提供以社区为基础的照顾(community-based care)是构建国家卫生服务体系的需要,是全科医学定位于基层医疗保健领域的必然行动。社区的经济、社会、自然生态环境和文化氛围对人的健康影响很大,尤其是密切关系到传染病和慢性非传染性疾病的防治工作,人们健康行为的养成更有赖于社区人群的联动。社区参与、居民参与、居民自我保健和患者自我管理能力的建设是慢性病管理成败的关键所在。借助以社区为基础的照顾,推动高血压俱乐部、糖尿病沙龙、哮喘病之家等患者自我教育、自我管理组织的发展,能有效控制疾病的发生、发展。

全科医生不仅要面向个人和家庭,还要立足于社区,开展社区卫生服务,这包含两个方面的意义:第一,当以一定区域的人群为基础、以该人群的卫生需求为导向,全科医疗服务内容与形式都应适合当地人群的需求,并充分利用社区资源,为社区民众提供服务;第二,把社区作为全科医疗服务的一个特定对象,其目的是将社区居民的个体健康和群体健康照顾紧密结合、互相促进。全科医生的诊疗服务中,既要利用其对社区背景的熟悉去把握个别患者的相关问题,又要对从个体患者身上反映出来的群体问题有足够的认识与分析,从而通过群体性干预提高健康保障、健康促进的水平,进而促进公共卫生事业的发展。

全科医疗服务植根于社区并在很大程度上受许多社区因素的影响。作为社区的一员,全科医生能够对不断变化的居民卫生需求做出回应,迅速地适应社区环境的不断变化,动用适宜的卫生资源而尽力满足患者的需求。全科医生能够熟练处理模糊的和尚未确定的健康问题。他们接诊患有慢性病、情感健康问题、急症以及复杂的生物-心理-社会问题等各种患者,所遇到的既有小的疾患、自限性病症,也有能够威胁患者生命的严重问题,对于临终患者还可提供缓和(姑息)医疗服务。全科医生可在诊室、医院(包括急诊部)、其他卫生保健机构或患者家中照顾患者。全科医生将自己看做社区卫生服务提供者网络中的一员,善于与其他团队成员协作或充任团队负责人。他们还经常将患者转诊给专科医师并明智地使用社区资源。

九、以预防为导向的照顾

全科医学倡导对个人、家庭和社区健康的整体负责式的照顾与全过程服务,必然将预防工作放在首位,预防为主、防治结合。全科医疗注重并实施"生命周期保健",根据服务对象生命周期的不同阶段中可能存在的危险因素和健康问题,提供以预防为导向的照顾(prevention-oriented care)。全科医生从事的预防多属于"临床预防",即在其日常临床诊疗活动中对服务对象及其家庭提供随时随地的个体化的预防照顾。同时,各国还根据其需要与可能,由全科医生及其团队向公众提供规范的周期性健康检查(参见第8章第4节健康管理中的临床预防服务)。

健康与疾病是一个动态变化的过程,全科医生主要承担着健康期、无症状期、未分化期和临床早期及部分临床后期的预防工作,包括:①开展一级预防,如健康教育、健康促进、计划免疫等;②开展二级预防,如疾病筛检、个案发现、早期诊断等;③开展三级预防,如与专科医疗配合,积极防治并发症,进行康复训练,帮助患者带病维持日常生活、早日回归社会等。全科医生应将"预防性照顾"作为常规工作来做,主动在全科诊疗过程中评价服务对象的各种危险因素并提出有针对性的预防干预措施。

十、遵循生物-心理-社会医学模式

19世纪以来,随着预防医学、流行病学、心理学、医学哲学、医学社会学等研究的进展,医学模式已从"生物医学模式"向"生物-心理-社会医学模式"转变,当今医学界已经越来越清楚地认识到,单纯以解剖学、生物化学、微生物学、生理学等生物科学知识来解释疾病、防治疾病是远远不够的,应当把人看做包括自然环境、社会环境在内的大生态系统的一个组成部分,从生物的、心理的、社会的诸多方面来综合考察人类的健康和疾病,并采用综合的措施开展疾病防治、健康促进工作。全科医学倡导的整体思维突破了传统的专科医学对待疾病的狭窄的还原论方法,强调并遵循从躯体、心理、社会等多方面观察、认识和处理健康问题。

应该看到,伴随着社会经济的变化,基层医疗服务中面临的精神问题和身心疾患日益增多,全科医生经常使用各种心理测量量表、生活压力量表检查和评价患者的心理社会问题,并全面了解其家庭和社会方面可能的支持力量,从整体上给予协调照顾。因而,全科医学学科和全科医疗服务已完全体现了生物-心理-社会医学模式的要求。

十一、团队合作的工作方式

综上所述,全科医疗是综合性的医学照顾,仅依靠个人的力量是难以完成的,需要良好的合作团队(team work)、各种力量的相互配合,才能卓有成效地开展全科医疗服务。全科医疗团队以全科医生为核心,与社区公共卫生医师、社区护士、社区康复医师、心理咨询师、口腔医师、中医师、理疗师、接诊员、社会工作者、护工人员等协调配合,共同完成改善个体与群体健康状况和生命质量、促进健康的工作。其中社区护士是全科医生完成社区家庭医疗工作的主要助手,其重点服务对象是需要在社区内长期接受服务的慢性病患者、老年病患者、出院患者及伤残人士等,服务内容包括家庭访视、家庭护理、患者教育、患者小组活动指导等。社区护士与全科医生的比例一般为(1.5~2):1,甚至更高,即社区护士的人数应数倍于全科医生的人数。

合作关系是多方面的,在基层医疗与各级各类医疗保健网络之间,存在着双向转诊和继续医学教育的合作关系。基层医疗团队可划分为门诊团队、社区团队、医疗-社会团队及康复团队等。全科医疗团队还可分为下述三种类型:

1. 核心型团队(core team) 为日常工作中的基本团队形式,如社区卫生服务站即是这样的工作团队,多由数人组成,主要成员有全科医生、社区护士、防保人员等。

2. 扩展型团队（greater team） 在核心型团队的基础上补充扩大而成，增加的人员包括中医师、临床心理医生、康复治疗师、营养师、药师、医学社会工作者以及自愿者等。其中有人是兼职工作的，在规定的时间或有患者需要时前来服务。向外开展的团队按照日常转诊患者的需要，应与专科医生进行密切联系，形成稳固的合作照顾团队。

3. 特别团队（ad hoc team） 根据病情与需要，在一个时间段内只为某个患者组成的单一的特殊服务小组，需要时常请医院的专科医生参加。

（顾 勤 陆召军）

第2节 全科医疗与专科医疗的区别与联系

一、全科医疗与专科医疗的区别

（一）服务宗旨与责任

专科医疗和全科医疗负责健康与疾病发展的不同阶段。专科医疗负责疾病产生后的诊治，其宗旨是依据科学性对人体生命与疾病本质进行深入研究以便认识与对抗疾病；其责任局限于医学科学认识与实践的范围。强调根除或治愈疾病，可将其称之为治愈医学（cure medicine）。其最高价值是科学性，即充分体现了医学的科学性。

全科医疗负责健康维护与照顾、疾病早期发现、多数疾病的早期与中期照顾乃至经专科诊疗后无法治愈的各种病患的长期照顾，其关注的中心是人而不仅是疾病，无论其服务对象有无疾病（disease，生物医学上定位的病种）或病患（illness，有心理症状或不适）或患者（sickness，需要社会关注照顾的疾病状态），全科医疗都要为其提供满意的照顾。因此，全科医生类似于"医学服务照顾者"与"管理者"；其责任既涉及医学科学，又包括与这些服务相关的各个专业领域（包括医学以外的行为科学、社会学、人类学、伦理学、文学、艺

术等），其价值既有科学性，又顾及服务对象的满意度，充分体现了医学的艺术性与科学性及公益性的结合。此外，随着社会进步和民众健康需求的增加，基层医疗的公平性、经济性与可及性日益显现，于是关于经济学的考虑也成为全科医疗中重要的价值之一，这更体现了医学的公益性方面，见表2-2。由于全科医疗服务对照顾的注重，可将其称为照顾医学（care medicine）。

表2-2 专科医疗与全科医疗在哲学上的区别

类别	专科医疗	全科医疗
模式	"科学"模式	"照顾"模式
价值	科学性	科学性＋艺术性＋公益性
证据	科研结果	科研结果＋顾客体验
方法	还原分析	整体综合（还原基础上）

（二）服务内容与方式

专科医疗处于卫生服务金字塔的顶部，所处理的多为生物医学上的疑难重病，往往需要昂贵的医疗资源来解决少数人的诊疗问题，常依赖各个不同专科的高新技术。专科医生是运用越来越复杂的精密仪器装置救治患者的技术权威，而患者是"听凭医生处置"的高技术手段的被动受体。

全科医疗处于卫生服务的金字塔底层，处理的多为常见健康问题，其利用最多的是社区和家庭的卫生资源，以低廉的成本维护大多数民众的健康或亚健康，并长期连续地管理各种无法被专科医疗治愈的慢性疾患及其导致的功能性问题。由于这些问题往往涉及服务对象的不良行为与生活方式、社会角色和健康信念，全科医生手中没有包医百病的"万灵药"，其服务方式是通过团队合作进行"六位一体化"的全方位管理，这种管理的依据既包括现代医学各学科的新成果，又有多年积累的实践经验，还包括各种行之有效的传统医学手段。近年来，通过流行病学研究有逐渐将这些经验或手段规范化的趋势。在全科医疗服务团队中，患者（个体或群体）应是医护人员得力的合作伙伴，是社区/家庭健康管理目标制定与实施的主体之一，见表2-3。

表2-3 全科医疗与专科医疗的比较

特性	全科医疗	专科医疗
面对人口	较稳定（1∶1500～2500）	流动性大（1∶5万～50万）
照顾范畴	宽（生物-心理-社会功能）	窄（某系统/器官/细胞）
疾患类型	常见健康问题	疑难重症

续表

特性	全科医疗	专科医疗
技术/药物	多采用适宜技术、基本技术与基本药物	依靠高新技术、新药与贵药
服务费用	相对低,可承担守门人功能	高
服务类别	综合性服务	分科提供专科服务
服务形式	以社区门诊服务为主,兼顾社区长期照顾、居家照顾	多数国家以急诊服务、接诊服务、住院服务为主
服务可及性	程度高	程度低
照顾责任	持续性	间断性
服务内容	防治保康整体性服务	医疗为主
慢性病管理	有目标、有组织地连续管理	随意性大,管理率、控制率低
组织形式	依靠(多学科)团队协调服务	仅是医生个人
服务模式/宗旨	以健康为中心,全面主动管理;以人为中心,患者主动参与	以疾病为中心,救死扶伤,被动服务;以医生为中心,患者被动服从
医患关系	密切,联系广泛,持久的平等的伙伴式关系	松散,很少联系,常呈居高临下式的垄断关系

二、全科医疗与专科医疗的联系

在布局合理的金字塔形卫生服务网络结构中,全科医疗与专科医疗是一种互补与互助的关系,具体表现为:

1. 各司其职 大医院不再需要处理一般常见病和多发病的门诊服务,而可将精力集中于疑难问题的诊治和医学高科技研究以及教育与培训方面,基层机构则应全力投入到社区人群的基本医疗与预防保健服务之中。

2. 互补互利的网络服务 全科医疗和专科医疗间建立双向转诊以及信息共享关系,这些关系及其接力棒式的服务网络可保证服务对象获得最有效、方便、及时与适当的服务。同时,可以加强全科医生和专科医师在信息收集、病情监测、疾病系统管理和行为指导、新技术合理利用、医学研究等各方面的积极合作,从而全面改善医疗保健服务质量并提高医疗服务效率。

(王家骥)

第3节 我国全科医疗发展的现状与趋势

全科医生的工作常被称为"全科医疗",全科医生与患者生活工作在同一社区,利用社区资源和自身的工作来满足患者和社区的需要。因此,全科医疗是将全科医学理论应用于社区、家庭、患者的基层医疗保健的专业服务。这种服务是对服务对象的长期负责式照顾,具有持续性、综合性、个体化等特点。服务内容有处理疾患、预防疾病、维持健康、妇幼保健、死亡照顾等。由于经济发达程度不同,管理体制的差异以及卫生健康系统的分工各异,在不同的国家和地区全科医疗所涉及的内容也有所区别。有的国家(如美国),全科医疗的重点是疾病管理,保健预防工作由专职公共卫生人员提供。而农村地区因医疗卫生人员相对不足,全科医生负担的全科医疗服务范围较城市地区广泛。在我国卫生部制定的"城市社区卫生服务机构管理办法(试行)"中明确规定,社区卫生服务机构以全科医生为骨干,其服务对象为管辖区内的常住居民、暂住居民及其他有关人员,服务功能则是提供公共卫生服务和基本医疗服务。因此在我国,以社区为范围的基层卫生保健服务就是全科医疗的具体体现,是全科医生的主要工作任务,尤其是当前我国基层卫生保健还处于相对滞后的状况下,全科医疗的发展和健全必然成为全民关注的焦点之一。

一、我国全科医疗的地位、意义、现状和发展方向

(一)我国全科医疗的地位和意义

1. 全科医生的地位 全科医疗的工作任务是社区内的基层医疗保健,服务对象是社区居民,以妇女、儿童、老年人、慢性病患者、残疾人、贫困居民等为服务重点,为他们主动服务、上门服务,这种医疗服务是各级政府主导,鼓励社会参与的公益性服务,不以盈利为目的,并与上级医院合理分工、密切

协作，从而方便群众就医，减轻费用负担，优化卫生服务机构及其资源，满足群众的基本卫生服务要求。因此，全科医疗是社区卫生工作的重要组成部分，是实现人人享有初级卫生保健目标的最基本环节，在发展我国全民健康事业中具有重要地位。

2. 全科医疗的意义　全民卫生健康服务体系和全民教育体系的完善程度是衡量国家或地区经济发达水平的重要依据。随着时代的发展、科技的进步，人们对于健康有了更深入的理解。健康的定义不仅是生理上没有疾病或虚弱，而且是躯体上、精神上及社会适应上的完善状态。健康定义的引申使得社会对健康促进有了更高的需求，全科医学应运而生。我国的全科医疗服务内容涵盖疾病预防、治疗、康复、保健、健康教育、计划生育等领域的专业理论与技能，这正是群众健康的最基本需求，大力发展和健全全科医疗，对于深化医疗卫生体制改革，推进体制、机制创新，提高整体国民健康水平具有重要意义。

（二）我国全科医疗的现状

1. 形式与从业人员　社区卫生服务中心（站）、乡、镇卫生院（所），是我国目前实行全科医疗的形式单位，全科医生是全科医疗的骨干。现阶段我国的社区卫生服务机构的基本医疗和公共卫生功能未能充分发挥出来。其原因首先是缺乏专业性的统一的社区卫生管理机构，社区医疗卫生资源缺乏整合和充分利用，人员缺乏统一调配，不能人尽其才、物尽其用。其次，多数城市社区卫生服务机构是自收自支的运营模式，"以药养医"、"以医养防"，很难完成公共卫生任务，公益性也得不到体现，不能解决看病难、看病贵的问题。再次，全科医生资源的极端匮乏也是重要原因。目前，我国社区卫生服务机构中的绝大部分从业人员是临床医学专业或公共卫生专业的人员经岗位培训或规范化培训转行从事全科医疗工作，其对全科医疗的理解、业务知识的全面性，以及工作经验和能力等参差不齐，社区居民对当前全科医生的信任度和满意度较低。第四，优质卫生资源过分集中于大医院，造成社区服务资源缺乏，服务能力不强，医疗设备、技术力量均处于劣势，工作难以开展。第五，相关的政策法规不明，未能开展社区首诊。所谓首诊医院，即对于公费医疗患者和参加城镇医疗保险的患者视病种不同，而选择不同的首诊医院。对于常见病、慢性病，只能首先选择一级医院或社区卫生服务中心，如果基层医院无法诊治，再根据转诊条例

进行转诊。但目前的相关规定不完善，没有形成大病到医院、小病在社区、康复回社区的分级医疗的有序服务格局，与综合性大医院、专科医院的双向转诊不畅等现象还很普遍，尽管存在这些问题，我国的全科医疗在城市以社区为单元已具雏形，如何正确引导、健康发展、积极完善是当务之急。

2. 农村与城市的差距　相对于城市而言，农村的全科医疗相当落后。在经济发达地区，全科医疗在城市以社区卫生服务中心、社区卫生服务站形式存在。截至 2009 年底，全国所有地级以上城市和 93％的县级市开展了城市社区卫生服务，已有城市社区卫生服务中心 5216 个，社区卫生服务站22092 个。在农村卫生服务功能落实到乡镇卫生院，每村有乡村卫生室。但是其技术力量较城市社区又存在明显差异，因农村人口分散，医疗卫生服务的覆盖区域大，医疗照顾的质量难以与城市相比。而在经济欠发达地区的农村和老、少、边、穷的农村，全科医疗几乎是空白。农村地区全科医疗技术人员资源的短缺现象更加突出，这给全科医学人才的培养提出了挑战，同时也指明了人才培养的任务和方向。

3. 现有全科医疗的工作任务　我国卫生部发布的《城市卫生服务机构管理办法》(试行)中规定，我国全科医疗推行的工作任务应该是两大方向：基本医疗服务和公共卫生服务。

（1）基本医疗服务任务有：一般常见病以及多发病的诊疗、护理和诊断明确的慢性病治疗；社区现场应急救护；家庭出诊、家庭护理、家庭病床等家庭医疗服务；转诊服务；康复医疗服务；政府卫生行政部门批准的其他适宜医疗服务；相关的中医药服务等。

（2）公共卫生服务内容有：卫生信息管理；健康教育；计划免疫；传染病、地方病、寄生虫病的预防控制；慢性病预防控制；精神卫生服务；妇女保健；儿童保健、老年保健、残疾康复指导和康复训练；计划生育技术咨询指导，发放避孕药具；协助处理辖区内的突发公共卫生事件；政府卫生行政部门规定的其他公共卫生服务。

卫生部颁布的《国家基本公共卫生服务规范》(2009 年版)对 10 个类别基本公共卫生服务项目的服务对象、内容、流程、要求、考核指标及服务记录表单等均作出了具体规定。目前，我国现有的全科医疗工作状态离上述任务要求相去甚远。在我国经济相对发达地区的城市社区中，一般常见病、多发病、慢性病的诊疗、护理以及家庭病床工作开

展较好。免疫接种、计划生育工作也有一定程度的普及,其他工作则涉及甚少。而在经济欠发达地区或农村地区,多数所谓全科医疗工作仅局限于小规模、低水平的常见病、多发病的门诊治疗或单科、单病种的门诊治疗。如前所述这种状态的形成因素是多方面的,但是,人民群众对于全科医疗的理解和认识程度不足也是重要原因。因此,大力宣传全科医疗知识,培养全科医疗人才,发展全科医学专业,使之结构健全、功能完备,真正成为全民健康的基本保障,任重而道远。

(三)我国全科医疗发展的方向

1. 满足基本医疗需求,实现"让老百姓看得起病"的承诺,达到"人人享有卫生保健"的目标 "让老百姓看得起病"不单纯是一个专业的、学术的、行业的问题,而是一个政府的、地方行政的、法律法规的、全民重视并参与的问题。要有政府重视、地方支持、法律保障、人才培养跟得上,才能从根本上解决问题,党和政府充分重视这一问题。中共中央国务院《关于深化医药卫生体制改革的意见》明确了我国医药卫生体制改革的指导思想是从我国国情出发,着眼于实现人人享有基本医疗卫生服务的目标,改革的总体目标是完善医药卫生四大体系,建立健全覆盖城乡居民的基本医疗卫生制度。国务院、卫生部、劳动社会保障部等出台了一系列的文件、指导意见,提出"低水平,广覆盖"的原则,以政府为主导,大力发展城镇社区卫生服务,旨在保障基本医疗需求。在国务院关于发展城市社区卫生服务的指导意见(国发[2006]10号)中提出了全科医疗的工作目标:到2010年,全国地级以上城市和有条件的县级市要建立比较完善的城市社区卫生服务体系。具体要求是,社区卫生服务机构设置合理,服务功能健全,人员素质较高,运行机制科学,监督管理规范,居民可以在社区享受到疾病预防等公共卫生服务和一般常见病、多发病的基本医疗服务。为了配合医学服务模式变革的内在要求,在全科医学人才培养上,国家也出台了一系列文件,在"教育部关于加强高等医学院校全科医学、社区护理学教育和学科建设的意见(教高[2006]13号)"中明确指出,高等医学院校应将对医学生开展全科医学知识与技能教育作为一项基本任务,把全科医学教育、社区护理学教育、全科医师培训纳入医学教育改革与发展和社区卫生服务发展规划中统筹规划,为建设一支高素质的社区卫生服务队伍提供合格的医学人才。在十届全国人大五次会议上,温家宝总理提出的卫生改革和发展四件事。首先是推行农村新型合作医疗。第二就是加快以社区为基础的新型城市卫生服务体系,优化城市医疗卫生资源配置,重点发展社区卫生服务,落实经费保障措施,方便群众防病治病。三是推动以大病统筹为主的城镇居民基本医疗保险试点,政府为困难群众给予必要的资助。第四是做好重大传染病的防治工作。政府的充分重视让我们看到了全科医疗发展的良好前景。

2. 慢性病的系统管理 加强慢性病的系统管理是慢性病治疗观念的战略转变。全科医疗的出现和发展对此观念的转变起了重要的作用。观念转变之一是治疗战略重点前移,由疾病终末期干预向上游预防转变,而上游预防的艰巨任务将由全科医生完成。随着科学技术的进步,对一些慢性病的终末期患者可以通过替代的方法对其进行有效的治疗,如肾脏疾病的透析治疗,肝、肺、心、肾的器官移植,血管介入,搭桥手术等,这些先进的技术手段使大批患者的生命得以延长。但是疾病终末期的救治与干预,是一种高成本的治疗干预,在干预成功的背后是沉重的社会、经济负担。如果我们能在疾病的早期进行干预,尽量减少终末期疾病的发生,延迟疾病终末期的出现,就能减轻患者痛苦,减少医疗负担。我国人口众多,许多造成脏器衰竭的慢性病在我国常见,如心脑血管病、支气管哮喘、COPD(慢性阻塞性肺疾病)、慢性肝炎、慢性肾脏病、糖尿病等,面对如此庞大的疾病群体,如果将战略重点前移,实行有效的上游预防,就可以大大减少患者的痛苦,大大减少国家的经济负担,对于我国这样一个有相当多终末期患者因经济条件所限不能进行替代性治疗的发展中国家显得尤为重要。以高血压防治为例,根据《中国心血管病报告2005》,高血压是我国脑卒中最危险的因素,是冠心病、心力衰竭、肾病的重要危险因素,对于高血压的控制是心脑血管疾病重要的上游预防。浙江省心脑血管疾病防治研究中心在这一方面做了大胆尝试。他们选取了杭州朝晖社区、嘉兴洪合镇、绍兴马山社区分别作为城市、农村、城镇试点开展防治工作。开展试点工作1年后,辖区内60%～80%的人群纳入了管理,人群治疗率达到70%～80%,控制率达到50%～60%,而该省平均治疗率为40%,平均控制率50%～60%,已取得了可喜的成绩,因此,对于慢性病治疗战略的前移刻不容缓。慢性病治疗的战略观点转变之二是疾病的一体化管理,这适应于医疗模式的转变。目前的现状常常是等患者上门,每个患者平均门诊看病时间仅5～10分钟,住院10～20天,出院后随访也常无人做,这远不能满足大量慢性病患者的治疗要求。疾病的一体化管理包括疾病的一、二级预防,疾病的综合治疗,需要专科医生、全科医生、护理人员、患者及家属的共同参与。以慢性肾脏病的管理为例,首先要锁定慢性肾脏病高危人群,对其进行系统追踪和指导。其次,将已患慢性肾脏疾病的患者管理起来,根据不同的病变类型分类管理治疗。再次,把肾功能逐渐衰竭的患者管理起来,根据每个患者的病情特点给予相应治疗,从而延缓肾功能损害的进展速度,推迟开始替代治疗的时间。

总之,慢性病已成为威胁人类健康的重要原因。目前的重治疗轻预防、重技术轻学术、缺乏系统管理的现状必须改变。我国卫生部门及有关学术组织先后颁布了《中国高血压防治指南》(2009年基层版)、《中国糖尿病防治指南》(科普版,2009)、《中国成人血脂异常防治指南》(2007)以及《支气管哮喘防治指南》等,为慢性病的系统管理及防治提供了依据。对于慢性病的有效防治,全科医疗将发挥重要的作用。

3. 疾病预防 按干预措施使用于疾病过程的不同阶段,疾病预防分为三级:第一级预防指在尚未出现疾病,但存在或有可能存在明显的危险因素时开展相应疾病的预防干预。第二级预防指疾病已发生在早期并可能被诊断,但尚未出现明显症状时进行干预。第三级预防指已出现症状时进行干预。很显然,第三级预防主要对患者的症状进行评估和治疗,第一、二级预防则是主动预防疾病并阻止其发生,以更积极的方式为人群提供医疗保健,使更多的人拥有健康,使患病率降至最低,使医疗花费减至最少,因此防病比治病更重要。全科医生立足于社区,掌握所有居民的家庭、背景、健康状况、疾病状态,其职责之一就是开展健康教育、促进具有某种疾病危险因素的人们采用适当的预防保健措施,可以大大减少疾病的治疗。第一、二级预防应该是全科医疗及公共卫生服务的主要内容,应大力扶持和发展。

4. 健康教育 健康教育是医生与患者或家属或居民之间的宣教与学习的过程。健康教育可以利用多种场合与时间,以多种宣讲、传播方式,帮助个体、群体掌握卫生保健知识,树立健康观念,自觉地采纳有利于健康的行为和生活方式,旨在消除和控制健康危险因素,达到预防疾病、促进健康、提高

生活质量的目的。每一位社区卫生工作者都有健康教育的职责。在解决了温饱之后,拥有健康、保持健康、防病延年上升到人们生活中的重要地位,重视和加强健康教育正是适应了健康需求的增长,对于健康教育的投入将会得到丰厚的回报,故应大力促进和发展健康教育。

5. 发展全科医疗加大卫生投入 每个人的健康是属于每个人的财富,国民健康是国家的财富。发展卫生事业,就意味着加大卫生事业的经济投入。发展全科医疗,保障国民健康,就意味着加大对全科医疗的经济投入。几年前的统计数字显示,我国人口占世界总人口的22%,而卫生费用仅占世界卫生总费用的2%,大部分的卫生投入流入省级以上大医院或市、县级医院,社区医疗投入甚少,超过2/3的中国人口要自己支付医疗费用。近年来,政府已加大对社区医疗及农村合作医疗的经济投入,相信我国的全科医疗和农村合作医疗会得到快速发展。

二、我国全科医疗服务的任务

(一)满足基本医疗需求

我国作为一个发展中国家,一个人口大国、农业大国,将满足群众的基本医疗需求作为全科医疗的中心任务是国情所需,是解决群众看病难、看病贵的重要举措。

1. 处理一般常见病、多发病 国务院关于发展城市社区卫生服务的指导意见(国发〔2006〕10号)中提出的工作目标是:到2010年,全国地级以上城市和有条件的县级市要建立比较完善的城市社区卫生服务体系,居民可以在社区享受到疾病预防等公共卫生服务和一般常见病、多发病的基本医疗服务。全科医生以社区、家庭和居民为服务对象,以妇女、儿童、老年人、慢性病患者、残疾人、贫困居民等为服务重点,以主动服务、上门服务为主,开展健康教育、预防、保健、康复、计划生育技术服务和一般常见病、多发病的诊疗服务。因此,处理一般常见病、多发病是全科医疗的重要任务之一,是做到小病在社区,大病进医院的重要保障,这一点尤其适合我国的国情。

2. 慢性病的全程一体化管理 慢性病的一体化管理是全科医疗的又一重要任务,将慢性病患者、亚临床患者、高危人群分别进行三级、二级、一级预防,将现患病患者分类管理,并在除了疾病本身以外的社会因素、营养问题、疾病康复问题、心理

教育问题等各个环节进行综合管理,以提高生活质量,延长生存期。

3. 给常见的社区医疗问题以正确的认识和分析 每一位来诊的患者都有一个或几个医疗问题,也可能暗存一个或几个就诊目的。全科医生应该迅速把握住患者的医疗问题,并给以正确的解答,使患者得到满足。与综合医院的专科医生不同,全科医生把患者作为一个整体的人,而不单纯是某种器官疾病的载体。患者就诊的目的常有以下几种:为解除某种症状的痛苦来就诊,如腰腿痛、头痛等;为咨询某件事情来就诊,如乙肝伴侣在生活中传播疾病的风险、血压波动的原因等;为查明症状的病因而就诊,如近期消瘦或腹痛,担心患癌症等。

无论患者出于哪种目的,全科医生应详细询问,全面了解病史,认真规范地进行体格检查,客观合理地分析实验室检查结果,给患者准确的分析,即使一时不能明确,也应给予适当的建议。同时注意患者思想、家庭、工作的影响因素。尤其要警惕重大疾病的早期症状,如间断出现血丝痰对于肺癌,间断黑便对于胃癌,反复晕厥对于恶性的心律失常或肺栓塞等。全科医生应熟悉常见社区医疗问题,掌握重大疾病的早期症状,并在工作中不断积累经验,使自己的工作更加出色和完美。

4. 家庭医疗服务 家庭医疗服务是全科医疗的特色,是方便群众就医,解决看病难尤其是解决孤寡老人、残疾人看病难的有效方法。家庭医疗服务包括家庭出诊、家庭护理、家庭病床,内容基本涵盖所有社区卫生服务的内容。

5. 社区第一现场急救 全科医学的特殊领域包括急诊服务,农村社区处理急性病和急诊更为常见,社区现场应急救护是全科医生必须掌握的专业理论和技能,其现场急救措施是否正确和及时直接关系到急危重症的救治成功率。社区急救包括急性心脑血管意外、突然窒息、心肺脑复苏、各种大出血、休克、各种急危重症的转运、各种热烧伤、电击伤、各种急性中毒、叮咬伤的救护,同时注意损伤和致病原因、医疗责任、证据的搜集和保留、家属及患者的安慰等。

(二)强化公共卫生服务

1. 传染病、地方病、寄生虫病的预防控制 绝大多数传染病以发热、腹泻等常见症状起病,因而首诊往往在社区,全科医生肩负着及时发现、报告传染病的重要使命,是疫情监测的尖兵。全科医生必须熟知常见传染病的流行季节、好发人群、传播

途径、临床表现、预防措施,在症状的分析中注意与各种传染病的鉴别。全科医疗还要协助疾病控制中心开展结核病、性病、艾滋病、其他常见传染病以及地方病、寄生虫病的预防控制,实施预防接种等。

2. 慢性病的预防控制 慢性病的管理和预防比疾病终末期的救治与干预更重要,因此,慢性病的治疗战略重点应向上游转移已是医学界的共识。慢性病的第一、二级预防工作将由全科医生担任,这也是慢性病的系统管理、疾病的一体化管理的一部分。

3. 健康教育 对患者、高危人群、健康人群实施健康教育,可以降低发病率和病死率,提高生活质量,降低患者消费,提高患者满意度,改善医患关系,构建和谐社区,使人们自觉规范自己的健康行为,增加人们维持健康的自主能力。这是全科医疗的一项重要工作,具体内容详见第8章第3节患者教育。

4. 重点人群保健工作 指针对妇女、儿童、老年人的健康保健工作。全科医疗应对妇女提供婚前保健、孕前保健、孕产期保健、更年期保健,并开展妇女常见病预防和筛查等。儿童保健内容有新生儿保健、婴幼儿及学龄前儿童保健,协助对辖区内托幼机构进行卫生保健指导等。指导老年人进行疾病预防和自我保健,进行家庭访视,提供针对性的健康指导等。

5. 其他 全科医疗还要担负本社区计划生育技术服务,发放避孕药具,协助处置辖区内的突发公共卫生事件,进行残疾康复指导和康复训练。要对社区人群进行精神卫生服务,实施精神病社区管理,为社区居民提供心理健康指导。要进行卫生信息管理,按照国家相关规定去收集、报告辖区有关卫生信息,开展社区卫生诊断,建立和管理居民健康档案,向辖区街道办事处及有关单位和部门提出改进社区公共卫生状况的建议,以及协助执行政府卫生行政部门规定的公共卫生服务。

在全科医疗中,全科医生可以根据自己的执业范围发挥我国中医药的特色和优势,提供与上述基本医疗服务和公共卫生服务内容相关的中医药服务。

三、全科医生在全科医疗中自我职责价值的认识

(一)全科医生的社会角色不如专科医生辉煌,但对社会的贡献比专科医生大

1. 全科医生在全科医疗中的职责 前面所讲

到的全科医疗的任务就是全科医生的职责,也就是说,全科医生是对个人、家庭和社区的医疗卫生及健康维护负全面责任的医生。对患者与家庭而言,全科医生是他们的家庭医生、健康咨询者、教育者、监护人;对社会而言,全科医生是疾病监测统计以及采取预防措施的第一人,是医疗保险、职工保险、农村合作医疗的守门人,是全社会公共卫生健康事业的基石。全科医生难以有机会像专科医生那样因攻克某种疾病、发明某项技术而名扬天下,但正是因为有了全科医生所担负的职责和付出,才使国民健康有了保障,从而为国家创造了财富,因为国民健康就是国家的财富。

2. 全科医生工作在最基层,面对最大的照顾群体 全科医生在全科医疗工作中要"接待所有来访者",无论是学者、职员,还是工人、无业者,要面对所有可能提出的问题,无论是有意义的、合理的,还是匪夷所思的或是无理的。其工作量之大,工作内容之繁杂可想而知。但是全科医生必须面对所有来访者,耐心、仔细、认真、合理地解决所有的健康问题,这些问题经常是上级综合医院的医生不屑或不情愿顾及的问题,全科医生在他们的执业岗位上尽职尽责地解决这些问题,这对于方便群众就医、减轻群众痛苦、减少医疗开支、减轻上级医院压力、稳定社区工作的作用是不可低估的。

3. 全科医生承担着更多的是社会责任,而不是赚取经济利益 全科医疗的工作是公益性质的,在政府投入的基础上,大量的具体工作由从事全科医疗的医生、护士等人员去做,他们的辛苦和汗水换来的是国民的健康,社会的稳定,其对社会的贡献是不能用金钱来衡量的。

(二)全科医生身兼数职,专业知识虽不如专科医生深,但知识面宽广

全科医学涉及专业多,内容丰富,与多学科有渗透和交叉,全科医生需了解和掌握多学科的知识。从某个专业来讲,全科医生掌握专科知识和技能的深度不如专科医生,但范围和广度大,知识面宽广。全科医生要治疗所有的患者,不论疾病类别,不限年龄、性别,不分系统器官,不管疾病的发生发展阶段和严重程度,从新生儿到老年人,躯体的、情绪的、行为的或精神的疾病,都在全科医生的治疗或照护范畴内。全科医生堪称是人类健康专家,这是任何综合医院的专科医生难以做到的。

(三)全科医生立足于社区,职业行为不分时间、地点,更需奉献精神、爱心和高尚的道德情操

全科医生的工作常被称为"社区医疗",医生本人就是社区的一部分,全科医生是将卫生保健和基本医疗引入最基层老百姓的伟大使者。全科医疗工作者不能像上级医院的专科医生那样,期待患者去医院治疗并适应医院的环境,而是应根据患者或照顾对象的要求,在全科医生工作的诊所或家庭等场所维护患者的健康。换言之,全科医生可以在所辖社区内任何地方接待、处理患者,如诊室、家、发病现场、工作场所、各种护理机构内,工作的时间也常超出上下班的限制。因此,全科医生既要有团队管理能力,更要有独立工作的自信心和能力,同时还要有强烈的责任感和同情心,以及基于职业的奉献精神,全科医生对于全民健康卫生事业的贡献是不可估量的。

(杨艳平　臧益秀)

第 3 章 以问题为导向的健康照顾

第 1 节 以问题为导向的健康照顾概述

传统的专科医疗以疾病为导向,长期以来人们一直认为有病才去求医,医生也只看"病",没有"病"就不需要看医生。新的健康观认为:没有病并不代表健康,疾病与健康是相对的概念,是一个连续生命历程的不同阶段,健康和疾病之间没有截然的界限。医学模式已从单纯生物医学转向生物-心理-社会医学模式,慢性非传染性疾病已经成为影响人类健康的主要问题。以患者为中心,关注各种健康问题,对患者的健康全面负责,可早期发现健康隐患,充实患者自我保健意识与能力,减缓或阻止疾病的发生发展,有效提高健康水平和质量效果,满足患者多样化的卫生需求。全科医生不仅应该关注疾病,也应该全面关注与患者有关的各种其他问题,这既是识别、预防、管理疾病的需要,也是临床医学从被动服务向主动服务转变的最好体现。

一、基 本 概 念

(一)以问题为导向的诊疗模式

这里所指的临床问题不仅仅指疾病,而对于全科医生来说更加强调的是患者主诉、常见症状、体征、诊断性试验检查结果,以及与患者的疾病和健康有关的心理、行为、社会、经济、文化等方面的问题。在社区卫生服务中,遇到的多是临床常见健康问题,其中只有一部分问题经随后的检查被确定为

疾病,故对全科医生加强临床常见问题的识别与处理能力的培养至关重要。

从主诉、症状、体征和健康问题入手来进行诊断、处理和管理患者是全科医生的工作特征和基本的临床方法,称之为以问题为导向的临床方法(problem-based approach)。常见到专科医生按照教科书的编写顺序来教学生,从基础讲到临床可谓系统完整,但那是在知道了何种疾病的前提下从典型的一般顺序加以描述的,是从一般推广到个别。但临床实际服务的特点与之相反,是从个别的、具体的患者联系到一般的认知过程,在未知何病的情况下只能以主诉、症状和健康问题为切入点来思考问题。

G. Stephens 教授认为:"全科医学涉及的内容中,常见病多于少见病及罕见病;健康问题多于疾病;整体重于细胞",这是全科医学的基本思路。不管怎样,任何症状均可能提示一种严重病症的可能,我们必须对此保持警惕。在疾病发展过程中,还要警惕新的问题——并发症的发生。以患者主诉和症状学为线索的诊断与鉴别诊断思路,最适宜在基层医疗保健中使用,成为全科医生应掌握的主要诊断思维方法,需要时辅以从疾病入手的诊断思维方法以及从器官系统入手的诊断思维方法。

不同的症状反映不同的疾病,一种症状可以在诸多疾病中出现,一个疾病又可产生多种不同的症状。一个症状可能反映多个器官、系统的疾病,继而涉及临床上多个专业科室。所以,沿着在诊断中治疗、在治疗中诊断这条主线,扩大对症状的临床思考是正确做出诊断和处理的首要前提。

(二)健康问题的内涵

以患者健康为中心,问题为导向的照顾(problem oriented care)是有别于专科服务的特征之一。在基层卫生保健服务中,大部分健康问题尚处于早期未分化阶段(undifferentiated stage),多数患者都是以症状(问题)而不是以疾病就诊,并且多数症状都是由自限性疾病引起(或一过性的),往往无需也不可能做出病理和病因学诊断,而有些症状是由心理社会因素引起的。全科医疗服务面对

所有的人,贯穿于各个生命周期、涵盖防治保康各个方面,需从生物-心理-社会全方位提供服务,故涉及的服务范围很宽,常遇到的健康问题包括:

(1)患者主诉、症状(主观体验)。

(2)体格检查(体征)及辅助检查问题(客观证据)。

(3)急、慢性疾病的筛检诊治和功能康复训练等。

(4)心理/精神问题、心身疾病、成瘾与依赖(包括烟草依赖、酒精依赖、药物依赖、赌博依赖、互联网依赖等)的筛检、咨询与干预。

(5)个体、群体预防。

(6)患者的需求、患病行为、就医行为、遵医行为的评价与指导。

(7)影响健康的个人行为、习惯、行为干预。

(8)影响患者健康的有关社会、经济问题。

(9)患者的安全防护(职业安全、交通安全、家庭暴力、中毒、旅游安全)。

(10)与健康有关的家庭环境、社会环境、自然环境。

(11)家庭病床与居家护理、姑息医学和临终关怀、老年人的长期护理照顾(long-term care)。

(12)有关居民健康的社会保障制度、法律法规。

健康问题有成千上万,但是,常见的问题却相对集中。据国外学者统计,在一个全科诊所中,15种常见就诊目的和诊断者占其工作量的60%左右。

健康与疾病之间没有截然的界限,二者常常是一个连续的生命历程,在二者之间存在着一个广阔的中间区域——亚健康状态或"第三状态"。若能对这一状态下的健康危险因素进行合理有效地干预,开展健康促进与疾病预防,就有可能逆转健康向疾病发展的进程,保持健康状态;反之,则可能导致疾病的发生。

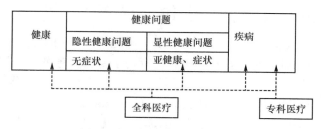

图3-1 健康与疾病的相互关系

从健康到疾病也是一个从量变到质变的过程。

尤其是许多慢性病发生、发展过程是缓慢的、渐进的,发病的早期总是以症状或健康问题出现的,虽然这些健康问题未达到疾病的诊断标准,但若不予重视与干预,很有可能失去对这些疾病早期有效控制与治疗的最佳机会。

我国居民最常见的就诊主诉是:头晕、头痛、心悸、失眠、食欲不振、腹胀、便秘、发热、腹泻、腰腿痛等。

常见病如:感冒、急性上呼吸道感染、急性胃肠炎、高血压、糖尿病、慢性胃炎、慢性胆囊炎、慢性支气管炎、支气管哮喘、颈椎病、腰椎病、退行性骨关节炎等。

在全科医疗服务中还经常遇到有些患者因感到身体不适而来就诊,经过检查并未发现任何生理性或器质性疾病,可称其为没有疾病的身体不适(medically unexplained symptoms,MUS),这也成为全科医疗的一个难题。香港大学内科学系家庭医学部林露娟等人对此问题进行了研究。他们对1993年10月至2003年9月到所属门诊就医的患者的求医原因进行了分析。患者平均年龄47岁,男性占39%。追踪10年的研究发现,大部分患者都曾有过MUS,7461位患者中有5615人曾因MUS求诊,十年累积发生率为75%;在136,783应诊个案中,31,450(23%)位患者的求诊原因包括MUS。MUS发病率与西方人口报告的数字相近。MUS在女性、较年长或有心理疾患的患者中比较多见。

MUS按器官系统分布的构成比依次是:肌肉骨骼系统(26.6%);消化系统(24.5%);呼吸系统(14.8%);心理问题(8.9%);神经系统(7.1%);眼部(6.8%);皮肤(5.3%);其余依次是女性生殖系统、泌尿系统、循环系统、男性生殖系统、耳部、内分泌与代谢等。不同年龄组前十位MUS有所不同(见表3-1)。MUS患者有心理疾患的占8.5%,非MUS患者有心理疾患的仅占0.3%。有些MUS可能是由疾病引起的,有些患者的心理疾病可能未被发现。

MUS与身体对生活压力的反应有关。例如,精神受挫或情绪低落时,会出现紧张性头痛、心慌及胃肠不适等症状。约有半数的不适个案与心理疾患有关,如抑郁、焦虑症;另半数不适为身体功能平衡出现问题。

从社会心理学的角度分析,尤其是结合中国人对健康问题的一般看法,很多患者会误将感觉到的症状认为是疾病的信号,若未查出病因就感到焦虑,进而对身体造成越来越大的压力,更多症状也就随之而来,造成恶性循环。此时。如果患者得不到适当的指导及医治,情况可能更趋严重,会干扰正常生活。长此以往,将损害身体、降低生活质量和工作能力。

许多患者不相信身体没有疾病也会感到不适,于是要求医生进行各种不必要的检查,不但耗费了大量医疗资源,亦加重了身体负担。为此,患者应向医生清楚地描述症状的发展过程、情绪问题、家庭或生活压力问题,让医生掌握足够资料以便做出正确的诊断。所以每个人最好都有一个家庭医生,熟知自己的病历、身体和心理状况、工作和家庭背景,才能为症状做最全面的评估和治疗。

表 3-1 按年龄组别分布的十大 MUS 及其占该年龄组全部 MUS 的百分比

全部患者(47%)	<18 岁(74%)	18～40 岁(50%)	41～59 岁(43.％)	≥60 岁(54%)
咳嗽	咳嗽	咳嗽	咳嗽	咳嗽
消化不良	腹泻	腹泻	消化不良	干眼症
胃痛	腹痛	胃痛	胃痛	消化不良
干眼症	鼻部症状	腹痛	膝部疼痛	便秘
膝部疼痛	呕吐	消化不良	腰背痛	膝部疼痛
便秘	瘙痒	头痛	焦虑	胃痛
抑郁感	皮肤干燥	头晕	抑郁感	抑郁感
头晕	口部症状	膝部疼痛	胸痛	头晕
腰背痛	便秘	胸痛	头痛	瘙痒
头痛	足部症状	喉部症状	足部症状	皮肤干燥

二、社区常见健康问题的临床特点

(一)大部分健康问题尚处于早期未分化阶段

大部分健康问题尚处于早期未分化阶段(undifferentiated stage),多数患者只是个人感觉不适;或者只有一些症状和不典型的体征,但还未出现明确的疾病证据。有时,个人仅表现出一些生活方面的问题,如情绪低落、性情暴躁、记忆力减退等。这时,患者极少主动就医,更不可能去专科医生那里就医。

根据疾病一般发展进程的概念,早期未分化的一些临床表现迟早都会分化进入已知的疾病范畴,然而,许多患者的疾患或健康问题并不遵循这种分化规律,可能有如下四个方面的原因:

(1)某些疾患可能是一过性的或自限性的,出现了可逆性的功能障碍,然后又完全消失了,没有留下可以建立一种诊断假说的任何证据。这种疾患通常存在的时间很短,但也可以存在几个月、几年之久,而最终还是没有被诊断就消失了。

(2)疾病范畴无法包含所有的健康问题,一些问题处于疾病范畴的边缘或处于中间状态,这类问题并不被医生所认识。

(3)某些疾患可能会保持未分化状态达很多年,例如:一过性的视觉模糊可在被诊断为多发性硬化症的前几年反复出现;而有的问题可能仅是某种症状而已,甚至始终无法做出明确的疾病诊断。

(4)健康有问题不等于患有生物学方面的疾病,患者主诉的许多健康问题在传统的国际疾病分类病种中找不到,这也成为世界家庭医生组织不得不研发出基层保健国际分类(ICPC-Ⅱ)办法的原因。

全科医生工作在社区,与居民关系密切,接触早期未分化健康问题的机会比专科医生多得多,应主动去发现这些问题。而对于这些问题的处理,这一时期是最好的时机,能以最小代价取得最好的效果,预后也最理想。因此,全科医生应该着重掌握认识和处理早期未分化健康问题的基本技能,尤为重要的两种技能是:①在疾患的早期阶段,将严重的、威胁生命的疾病从一般问题中识别出来并及时给予转诊的技能;②确认与健康问题有关的问题性质是生物源性的,还是心理、社会源性的能力。

(二)常伴随大量的心理、社会问题

躯体疾病可以伴随大量的心理、社会问题,精神疾患也可以伴随许多躯体症状,两者常表现为互为因果关系。在日常接诊中,人们会碰到大量的这类身心疾病,应考虑到躯体与精神之间的相互影响,并意识到提供整体性服务的重要性。经常令医生困惑的是,许多患者有十分痛苦的体验,却没有明显的阳性体征和实验室检查结果,据此难以做出明确的诊断。这些患者的问题往往是由心理、社会方面因素引起的,而以躯体方面非特异性的症状表现出来。我们通常把这些患者称为躯体化者。由于这类患者不会主动带着"心理、社会问题"的主诉来就诊,这就要求全科医生必须对这些问题保持高度的敏感性,识别和解决这类问题是全科医生应掌握的重要技能。

(三)急性问题、一过性或自限性疾患出现的比例较高

急性问题往往起病急、病程短,患者常紧急求助于当地的全科医生,经适当处理后,要么好转、要么被转诊。许多急症是一过性的功能失调问题,未经明确诊断或未经任何处理便已缓解;还有一些疾病是自限性的,如感冒、一般腰痛,即便不给予治疗,一至二周内也多可痊愈。这些问题大多可在社区由全科医生负责处理。

(四)慢性疾患多,持续时间长,对健康影响大

慢性病患者需要长期的连续性、综合性医疗保健服务,他们就诊频繁,干预难度大,涉及广泛的心理、行为、社会问题,而且社区、家庭是其防治、康复的最佳场所。我国主要慢性非传染性疾病发病率和患病率一直在快速增长,已成为威胁居民健康的最主要卫生问题。中老年人是慢性病的患病主体,但防治工作要从儿童做起,慢性疾患防治工作的重点在社区。

(五)社区人群的患病率与医院就诊人群存在明显差异

社区卫生服务面对的人群近似于全人群,而医院所接待的患者是经过社区卫生服务机构筛选后,或患者疾病已发展到临床症状十分明显时才到医院就诊,对于专科门诊的患者更是经过全科医生多次筛选使专科疾病的患病率大大高于其他科室。因此,家庭医疗和专科医疗中同样症状的疾病预测值可以十分不同,导致两者服务人群的疾病现患率呈现明显差异。例如,对无其他症状的疲劳,家庭医生首先考虑抑郁症,而血液病医生首先考虑贫血。

(六)社区健康问题具有很大的变异性和隐蔽性

社区健康问题因人而异,具有很大的变异性,而且还具有明显的隐蔽性。主动来就诊的患者约占所有患者的1/4至1/3,还有更多的患者没有来就诊,这些患者中有危险问题的患者需要全科医生主动去发现。有时来看病的居民可能不是真正的患者,真正的患者可能是家庭的其他成员或整个家庭。患者提供的线索可能不是真正的原因,而与问题的性质有关的重要线索往往未被提及,关键性的问题可能隐藏在更深的层次之中。因此,全科医生应学会透过现象看本质,善于在纷繁复杂的假象中辨别问题的性质和原因。

(七)健康问题的成因和影响常是多纬度、错综复杂的

社区中健康问题的原因和影响因素常是多纬度、错综复杂的,其性质呈现多因多果的关系。问题的原因和影响因素可能涉及生物、躯体、心理、个人、人际关系、家庭、社区、社会文化、宗教、政治、经济、医生与医疗保健组织等多种因素和多个方面,以上因素之间又存在错综复杂的相互作用。全科医生在社区较容易接触到问题的所有方面,对把握问题的整体特性极为有利,但要把握问题的整体特性,分析各因素之间的相互关系和相互作用,就必须掌握广泛的知识和系统论的方法及相应的技能。

(八)社区中健康问题发生后主动就医的是少数人

如第2章所述,社区中每个月有3/4的人遭受不同形式病患的困扰。但这些人中仅有1/3的人会主动去看医师。部分人可能是受到种种妨碍或困难及时得到可及性服务因素的影响,但许多人并非如此。因此,要加强居民自我保健知识和能力的培养。值得警惕的是,由于少数居民虽然表现出常见的症状,但却可能预示着严重、危险的健康问题,因缺乏相关的医学常识,本人则不以为然,这就需要医护人员主动去发现这样的患者并妥善加以管理。

(九)处理社区常见健康问题的基本策略不同于专科医生

全科医生处理社区常见健康问题的基本策略不同于在医院工作的专科医生,其诊治目标已不仅

仅是缓解症状或治愈疾病,而更着重于预防疾病、满足患者的需要;可利用的卫生资源也不仅仅是医疗资源,且包括广泛的社会资源;医患之间的交往已不再局限于患者就诊期间,而是一种不受时间、空间、疾患类型、患病与否、是否就诊等因素限制的、伙伴式的、连续性的频繁交流。

三、从仅关注疾病治疗到对健康问题提供照顾

有病看医生,自古以来被人们认为是天经地义的事情,至今仍没有改变。随着社会和科学技术的发展,人们对健康和疾病的认识发生了变化,对生命的重视程度也逐渐提高。人活着不仅要有生命数量,还要有生命质量,健康是生命质量的基础。慢性非传染性疾病已经成为当今影响人类健康的主要杀手,慢性病的病因复杂、病程长、无特效药,如果仍用"有病求医"的观念对待疾病,大多数的慢性病将会错过最佳的治疗时机,恶性肿瘤更会导致人的过早死亡。

要提高健康水平,减少疾病,医生就不能用过去"有病求医"的落后、被动的观点对待疾病,必须树立主动干预、预防为主的观念。医生要把从被动的关注疾病治疗转向主动提供健康照顾,以健康问题为导向、早期检测、早期干预、及时发现健康问题、阻止健康问题发展成为疾病。20世纪80年代中期,由美国哈斯廷斯中心Daniel Callahan教授发起,13个不同发达国家的医学、生物学、法学、哲学、神学、卫生政策、管理、政治和公共卫生等学科专家参与,在世界卫生组织的支持下开展了一项历时多年的研究。在1996年11月提交的工作报告中,他们号召各国医学界、政府和公众"审查医学目的",将对"治愈医学(cure medicine)"和高科技医学的优先选择,转移到"照顾医学(care medicine)"上,重点是公共卫生和预防。为此,报告重新界定了医学目的:①预防疾病和损伤,促进和维持健康;②解除疾病引起的疼痛和痛苦;③治疗照顾患者及无法治愈者;④避免早死,对于已无法避免死亡的临终患者提供临终关怀。这份报告提醒我们,应当正确理解和对待"cure(治愈)"和"care(照顾)"这两个概念,调动各种医学手段,研究寻求预防疾病、促进健康的有效方法,解除病痛,改善生命质量,大力发展"照顾医学"。这正是全科医学所要致力的方向,因此,围绕"生命周期",以人生准备、人生保护、人生质量为中心,以健康问题为导向发展照顾医学已成为历史发展的必然。

四、以问题为导向的健康照顾是临床医学从被动向主动转变的重要标志

1977年,美国医学家恩格尔(Engle)提出"需要新的医学模式",他认为生物医学模式已成为阻碍医学发展的"教条",这个新的医学模式就是"生物-心理-社会医学模式"。新医学模式主张将人体和环境统一起来,从宏观的社会、家庭到微观的人体器官、组织、细胞、分子,把人看成一个多层次的等级系统,把人的生物属性和社会属性统一起来。新医学模式的指导思想是系统论,它既保留了生物医学的优点又克服了它的缺陷。生物-心理-社会医学模式强调的是疾病的形成是复杂的,是由多因素决定的,其治疗和预防也应是综合的、主动的。我国在1981~1982年对6大地区19个城乡居民的主要死因做了关于生活方式、环境因素、卫生保健和生物因素的调查,发现生活方式在心脏病、恶性肿瘤和脑血管疾病中占首位。我国虽然提倡转变医学模式已经很多年了,但是我们一直把医学模式转变停留在书本上、口头上,却没有落实在医生的培养和临床服务模式的转变上。目前,我们的临床医学服务模式几乎没有变化,仍然是纯生物医学模式,关注疾病,重视治疗;医生仍是"坐堂行医",居民仍是"有病求医"。这种被动医学模式不仅严重阻碍了医学自身的发展,也给居民的健康造成了负面影响。

全科医学真正把新的医学模式落到实处,主张医生不仅要看病,更要关注疾病的早期症状或健康问题;把过去传统的被动医学转变为主动医学,把重视治疗转变为关注健康问题;尽早发现和确认健康危险因素,通过干预消除或减轻这些危险因素来减少疾病发生。

五、以问题为导向的健康照顾案例及分析

案例3-1

患者,男性,48岁,企业经营者,来就诊时诉说经常头昏、头痛、腰酸、乏力、急躁易怒、有时失眠。去年体检发现身体超重,血压偏高,之后一直服用降压药(尼群地平),血压保持在

正常范围,但头昏等症状未见改善。心血管专科医生要求其坚持服降压药,控制体重,患者觉得降压药不能改善其头痛、头昏等诸多不适,特寻求全科医生帮助。

全科医生详细询问了其生活、工作及其他情况,得知患者工作压力较大,平时生活没有规律,应酬多,经常出差;父、兄均患有高血压病,父三年前脑梗死后半身不遂,最近一位与其年龄相仿的朋友突发心梗,患者精神上受到较大刺激;同时,因有人说其"肾虚",因此顾虑重重。全科医生根据上述情况,综合分析后给患者提出如下建议:

(1)继续监测血压,按时服用降压药。

(2)进行一次系统体格检查,并做血常规、尿常规、肝肾功能、血糖、血脂、心电图、腹部B超及心、脑超声多普勒检查。

检查结果:血压(120~130)/(80~85)mmHg,体重85kg,胆固醇、甘油三酯偏高,脂肪肝,其余未见明显异常。

对此,全科医生再次与患者沟通,分析其身体状况,并提出如下建议:

(1)目前血压控制尚可,应继续坚持服药,定时监测,每隔2个月去专科就诊一次,讨论药物剂量及其他问题。

(2)目前,心、脑、肾等重要脏器暂未发现明显器质性损害,应消除不必要的顾虑,但其生活方式不够健康,体重超重,血脂偏高,提示代谢紊乱,必须调整食谱,多食蔬菜、水果、杂粮,减少高脂食物的摄入,加强运动,减轻体重,生活要有规律,戒除烟酒,自我调节,减轻工作压力。

(3)"肾虚"是中医学抽象的病理概念,不能等同于西医学的肾功能不全,以患者目前的身体状况,可以用中药加以调理,但同样要在医生的指导下完成,不要道听途说,自行购药,盲目进补,并为其推荐了一位经验丰富的中医大夫。

1个月后随访患者,自诉头痛、头昏、腰酸等症状消失,睡眠也有改善,由于注意减少应酬,增加运动,精神好了很多,与家人的关系也更为融洽,患者表示,今后其全家人的健康问题都要来找此位全科医生。全科医生告诉他,全科医生的责任就是为个人和家庭提供长期的、综合性的健康照顾。

案例3-2

患者,男性,65岁,退休工人,因便血一个月余就诊。患者既往有"内痔"病史,发作时大便带血,用痔疮药膏有效;近一个月来,粪便中夹有暗红色血液,肛门局部不痛,肛门指检发现侧卧位8点方位有内痔,其余部位未触及肿块。医师根据病史、临床表现及检查,考虑为痔疮发作,给予痔疮膏外用,并用"皮肤康洗液"坐浴。1周后复诊,大便带血仍间作,排便较艰难。

全科医师建议患者去综合医院消化科进一步检查,以排除器质性、占位性病变,但患者因惧怕检查及排队看病麻烦,不愿去医院,要求仍开一些痔疮药膏维持治疗。全科医生做出如下处理:

(1)向患者解释大便带血的原因很多,痔疮只是其中一种,他此次出现血便已一个月余,用痔疮药未见有效,必须做进一步检查。

(2)可以为其预约专家门诊,以减少排队时间。

(3)有些检查确实有不适感,但这是诊断病情的需要,希望能配合。

经专科检查,患者大便潜血试验阳性,贫血,电子肠镜检查发现距肛门10cm处有肿块,病理检查证实为直肠腺癌,转外科行直肠癌手术治疗。由于检查、诊断、治疗及时,取得了良好的效果。患者出院后再三感谢全科医生及时的转诊处理。其手术后康复调养仍由全科医生指导。

案例3-3

患者,女性,29岁,因妊娠4个月伴呕吐就诊。患者妊娠4个月,一个月来恶心呕吐,食欲不振,乏力倦怠,产科检查胎儿发育正常,产科医生告诉患者其所述表现为妊娠反应,不需要特殊处理,但患者精神紧张,焦虑不安,经介绍至全科医师处求诊。经了解,患者去年研究生毕业后结婚,刚工作一年,原计划两年后再要孩子,未料意外妊娠。夫妻双方既为孩子的来临高兴,又担心工作受影响,在心理上也未完全做好将为人父母的思想准备,加之双方父母均在外地,本人对妊娠保健知识知之甚少,对妊娠反应十分恐惧,对育儿常识包括各种生活准备一无所知,故表现得焦虑不安。

全科医师通过全面分析,做出如下处理:

（1）与患者详谈初为人母会产生的种种感受，对患者的心理压力进行人性化疏导，引导其理解：孩子是爱情的结晶，应该面对现实，怀着喜悦的心情积极迎接孩子的到来；伴随孩子的成长，承担起为人父母的责任；培育孩子的过程辛苦、漫长而又充满幸福，其中可能会遇到很多困难，但这些困难都是暂时的，也是能够克服的（比如工作问题等），都可以从长计议。

（2）指导患者多食富含营养的新鲜食物，如鱼肉禽蛋、蔬菜水果、牛奶等，并保持适度的活动，如散步、做家务等。

（3）建议其添置一些婴儿必需的生活用品，向一些有经验的人学习，指出可以买一、两本育儿生活用书，了解育儿常识，同时善意提醒不可盲目地迷信书本。告知患者社会上有一些专门为产妇、新生儿服务的专业保健服务公司，如需要也可以去咨询和订购服务。

（4）告诉患者妊娠反应是生理反应，多数人不需要特殊治疗，随着时间的推移，一般呕吐现象会逐渐减少，食欲会有所增加；但仍需按照妇产科的要求，定期去专科医院做产前检查，遇到各种健康问题欢迎随时来访。

患者感到解除了疑虑，心情大为改观，表示回去后会自己调整生活。以后每隔一段时间，便去全科诊所与医生谈论片刻，精神良好，食欲正常，足月分娩。出院后全科医生与妇保医生看望产妇，指导其育儿，发现产妇因乳房胀痛，乳汁分泌不多，精神较为紧张，检查发现乳房硬胀、压痛，但未见明显红肿，指导其热敷乳房，并顺乳腺导管方向轻轻按摩挤压，排除淤积于导管内的乳汁，鼓励其让婴儿多加吸吮，刺激乳汁分泌。三天后再访，乳痛已消，乳汁分泌增多、排出通畅，产妇情绪安稳。

分析三个案例：

案例3-1仅仅是高血压病吗？显然不是。患者血压偏高已经服药控制，但仍感不适，作为全科医生，必须做进一步检查并详细了解身体状况，分析发现问题。①患者还有血脂偏高，体重超重，有高血压、脑梗死家族史；②有头昏、头痛、腰酸、失眠等诸多不适，以及伴随而来的对自身身体状况的不安情绪；③工作压力大，饮食习惯、生活方式不符合健康生活要求；④对某些医学术语的不解等。

针对这些情况综合判断，患者需要：①系统体格检查，全面评价身体状况；②对高血压继续治疗；③健康宣教，调整生活方式，可以选择中医中药来调节身体状况；④相关医学问题的说明和咨询。通过对上述问题的解决，患者得到了较为理想的健康服务。

案例3-2是一个反复便血的问题，对有痔疮史患者，发现痔疮后继续以往的治疗是正常的，但医师注意到反复便血、治疗无效这一重要问题，及时转诊做进一步检查，及时发现真正的疾病，得到及时有效的治疗。事实上，临床上把结肠、直肠癌误诊为"痔疮"的并非罕见。如果医师仍按痔疮一般性处理，不进行解释、动员转诊工作，就可能耽误诊断，延误病情。

案例3-3实际上是一个健康咨询与指导、早期预防的问题，包括生理、心理、生活多个方面，全科医生找到了问题的关键，并未做一般意义上的治疗，却取得了良好的效果。在本案例中，全科医疗人性化、持续性、主动性、综合性的服务特点得到了充分体现。

可见，要想真正做到健康照顾，我们不能仅局限于诊断治疗疾病，尤其是不能止步于患者叙述的"外部症状"，必须同时关注各种健康问题，并尽量做到较长期地关注其动态变化。

第2节　全科医疗为什么要提供以问题为导向的健康照顾

以问题为导向的健康照顾既是全科医学的重要理论思想，又是全科医疗的最重要临床方法之一。

一、提供以问题为导向的健康照顾的必要性

（一）以问题为导向的健康照顾是预防医学思想的具体表现

过去我们一直强调预防医学，但这种主要针对人群的预防不是临床个体预防。临床医生如何把预防医学的思想体现在医疗卫生服务实践中，一直是医学的难题。全科医学把预防医学的理论和思想转化为可操作的技术，通过提供健康咨询、健康筛查、周期性体检、计划免疫、化学预防等方法，实现有病治疗、无病防病的理念。此外，全科医学还关注疾病的早期表现以及影响健康的危险因素等问题，并给予积极干预，准确把握问题的关键所在。

（二）以问题为导向的健康照顾是阻止疾病发展的最佳方式

全科医生工作在基层一线，在日常诊疗中遇到的初期的、未分化的或一过性的问题很多。许多患者在最初就医时，只觉得有某种不适感，如发热、头痛、无力、胃口不好、情绪不好、睡眠不好等，这些不适感可能是疾病的早期症状；也有可能是一过性表现，并无病理的改变。虽然对健康问题的确认有一定的困难，但是一旦确认问题的性质，并有效、及时地处理，可阻止健康向疾病方向发展，与此同时，也可以通过对处理效果的分析判断，进一步明确"健康问题"的真正原因。全科医生在社区卫生服务中，应积极重视这些"健康问题"，并对这些"健康问题"给予持续关注，尽可能确认问题的关键所在，与此同时还要给予适当的处理。

（三）弥补我国目前临床医疗服务的缺陷

目前，我国临床医疗服务的最大缺点是被动性、间断性和无专人长期负责性照护。医院专科医生的服务模式常常是"坐堂行医"，即医生只看"病"，没有"病"医生就不看；居民是有"病"才去求医，没有"病"就不需要医生。医生不会主动去为患者做健康教育、疾病筛查和健康监测，发现居民的健康问题。

（四）满足居民多层次、多样化的健康需求

随着社会经济的发展，我国居民对健康的需求已呈现多层次性。许多居民对健康的要求已从过去的没有疾病发展到提高生活质量和健康水平方面。早期发现健康问题、及时给予照顾、减少疾病的发生、提高生命质量已成为更多人的追求目标。

二、提供以问题为导向的健康照顾的可能性

（一）很多健康问题是可以控制的

社会医学家 Dever 将人类死因归为四类，并对其占全死因的比例做出了估计：生活方式与行为因素占 45%～50%；环境因素占 20%～25%；生物学因素占 20%～25%；保健服务因素占 10%。这些疾病的危险因素可以分为"可以改变的危险因素"与"不可改变的危险因素"。"可以改变的危险因素"是随着"行为和生活方式"的改变而改变的。通过有效地改善个人的"不良行为和生活方式"，个人"可以改变的危险因素"的危险性就能得到控制并降低。世界卫生组织曾发布了一个健康的公式：健康（100%）= 遗传（15%）＋社会因素（10%）＋医疗（8%）＋气候因素（7%）＋生活方式（60%），可见，决定健康的主要因素是行为生活方式。因此，在社区卫生服务中，发现居民健康问题的关键因素是完全可能的。世界卫生组织的研究报告指出：人类 1/3 的疾病通过预防保健可以避免，1/3 的疾病通过早期的发现可以得到有效控制，1/3 的疾病通过积极有效的医患沟通能够提高其治疗效果。

（二）全科医生在以问题为导向的健康照顾中的优势

在生物-心理-社会医学模式下，一切健康照顾、健康服务都应以问题为目标，而全科医疗在这方面具有更大的优势：

（1）全科医生与服务对象、服务家庭、社区人群之间具有良好的关系，全科医生长期工作在社区，与居民密切接触，医患之间信任度高，较易了解到服务对象的心理、社会层面的各种问题，对问题的把握更为准确，患者接受治疗的顺从性、心理疏导的成功率均较高。

（2）全科医生工作在疾病发生发展的上游、中游、下游，进行系统的全程服务，与患者距离较近，便于开展预防保健工作，能够及时跟踪、随访与观察患者，以及提供持续性的健康照顾，提高判断的准确性，避免某些误诊，并易于随时做出调整。

（3）全科医生综合、协调性服务可以动员更多的社会力量，参与健康教育、健康促进活动，以较小的代价最大限度地利用社会资源，达到更高的健康服务效果。

（刘 伟 顾 勤）

第3节 临床诊断思维

全科医生与所有的临床医生一样，最基本的任务就是识别并处理患者的疾患，但身在社区比专科医生涉及的范围更广泛，工作独立性更强，且缺少高技术辅助诊疗手段。这意味着，全科医生需要更多地强调病史采集、物理诊断、临床思维与判断能力，要求跨学科、跨领域、多层面、广范围地认识问题与解决问题。

全科医生在进行诊断工作之前，首先应该明确

本次诊断的目的与性质是什么,然后有针对性地进行临床推理与判断。一般按诊断目的与性质分为:①病因学诊断;②病理解剖学诊断;③病理生理学诊断;④疾病的分型与分期;⑤并发症诊断;⑥伴发疾病诊断;⑦临时诊断(临床印象),如发热待查;⑧家庭诊断;⑨社会、心理问题诊断;⑩患者需求诊断;⑪联合使用前面数种诊断的综合诊断、整体诊断。

一、临床诊断模式

临床诊断模式一般包括以下几种类型:模型辨认、穷尽推理和假设与演绎方法。

1. 模型辨认(pattern recognition) 这是对于已知疾病的诊断标准、图像或模型相符合的患者问题的即刻辨认。这类诊断无疑对医生十分有用。但只有在患者临床表现典型、符合单一的疾病模型时,才适用这种方法。因此,其应用是很有限的。同时,习惯于使用这种方法的医生,有可能以教科书对特定疾病概率的描述代替该疾病在特定患者身上的真实发生

率,而且一旦做出判断,便很难再去考虑其他的可能性。

2. 穷尽推理(exhaustive reasoning)**或归纳法**(inductive method) 这种方法意味着不管患者的主诉如何,医生都需要极其详细地全面询问病史并进行完整的查体,以及常规实验室检查,对所有生理资料进行细致的、一成不变的系统回顾,然后收集所有的阳性发现,进行归纳推理,得出可能的诊断。在得出最后结论之前,不提出任何假设。实际上,这种方法多应用于医学生的教学过程,它可以协助训练学生采集患者资料的技术,但因其效率低并往往流于形式,在日常临床诊疗中应用较少。

3. 假设-演绎方法(hypothetical-deductive approach) 这种方法包括两个基本环节:首先从有关患者的最初线索中快速形成一系列可能的诊断假设;然后从这些假设中推出应该进行的临床和实验室检查项目并实施,根据检查结果对系列假设加以鉴别,逐一进行排除,最后得出可能的诊断结果。具体推断程序见图 3-2 所示。

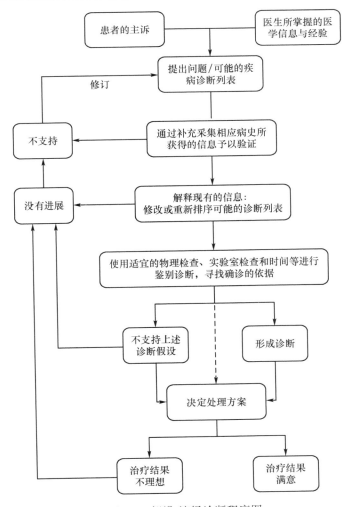

图 3-2　假设-演绎诊断程序图

这种方法的第一步,实际上是在"猜想"。医生利用患者现有的症状、体征和辅助检查结果,推测或假设患者的病变部位,将自己的临床知识和经验与患者叙述的相似之处进行类比猜测,形成一系列初步的假说,有经验者往往能提出较接近事实的假说。继而进行的第二步是,根据这些不严格的假设演绎出一系列可操作的诊断试验、检查项目并予以实施,必要时亦应进一步询问有关病史,检查相应症状和体征;然后根据这些检验结果逐步鉴别、确认或排除某些假设,最后得出可能的诊断,排除过程常使用穷尽推理法。在推理过程中仍需要归纳法,但不是毫无前提地使用,而是用于归纳假设-演绎推理的检验结果。医生运用假设引导病史采集和体检,使之能够深入、有目地地进行,以便能在短时间内达到较为集中而可靠的诊断,这种方法的有效性和高效率使其成为临床医生常用的诊断策略。

二、临床诊断思维的基本程序与判断过程

以图 3-1 的假设-演绎诊断思维方法为主,将临床诊断的工作程序与判断过程简述如下:

(一)病史的收集与分析

根据采集到的主诉、病史等临床信息并结合医生所了解的患者相关情况,对这三方面的资料进行分析:

(1)用已获得的知识和自身临床经验对每一种问题都形成一个初步假说的诊断清单。

(2)分析患者现时临床症状的性质(特点、加重和缓解的因素)、病因,不同年龄、性别、病程等相关因素及问题,并进行鉴别;判断患者的症状是否危及生命或是紧急情况,如重度呼吸困难、休克等,是否需要正确处理后紧急转诊。不管怎样,任何症状均可能指示着一种严重的病症,必须及时识别出少见而危险的,但又可能治疗的疾病,我们必须对此保持警惕;在疾病的发生发展过程中,还要警惕新的问题——并发症的发生。

(3)全科医生对原有的关于患者患病背景的知识了解得更多,他便可以通过全科医疗健康档案对此进行回顾,并进而扩大到对患者家庭和社区相关的知识。在此基础上,医生对患者的问题进行简单的分类和即刻的观察判断,按照重病、一般病,急性还是慢性病以及患者是否过于担忧、焦虑等因素进行归类分析,从而缩小可能的病因范围。如果一

个小孩患有咳嗽,其可能性应很少考虑支气管肺癌。

(二)进行模型辨认并形成诊断假设

即使不能辨认成功,医生也会对问题的性质形成一个初始概念,并沿着这个思路去进一步搜集资料,进而形成数目有限的几个诊断假设来解释这一概念。有研究表明,在问诊开始后的半分钟到一分钟内,医生可以根据患者的症状和个人信息,如年龄、性别、过去史和家庭背景等形成大约 2～5 种疾病假设。这个过程相当迅速,是在大量搜集资料之前就发生的,并且对搜集资料起到指导作用,列入鉴别诊断的疾病清单应包括:

(1)根据各种疾病的患病概率而定出最有可能的诊断,考虑每种疾病引起该症状的可能性,以及该症状由某种疾病引起的概率有多大。

(2)一定不可漏诊的严重疾病,如癌症、心肌梗死、肺炎、脑膜炎等。

(3)有多种表现而易漏诊的疾病,如贫血、抑郁症、老年甲状腺疾病等。

(三)将这些疾病假设按照疾病的发生概率、严重性和可治疗性来优先排序

有些时候,某种疾病发生率不很高却又较严重,又可经治疗得以挽救时,其排列顺序需要提前。例如,对一个腹痛的孩子,即使阑尾炎的概率大大低于胃肠炎,但由于考虑到其严重性、可治性,阑尾炎还是应该排在第一位——没有医生愿意在阑尾炎的问题上误诊,所以常把它作为第一个要排除的问题。此外还有些严重的问题,如心肌梗死对于 40 岁以上的胸痛患者,宫外孕对于下腹部或非月经期阴道出血的育龄妇女,脑膜炎对于婴儿,肺栓塞对于急性气促的成年人等,虽然少见但却必须加以鉴别诊断,此类假说不可遗漏,一旦疑似,必须立即将患者转诊至上级医院确诊、诊疗。

(四)继续询问患者来检验假设的正确与否

有经验的医生会运用询问策略——使用与其假说清单有关的开放性问题进一步搜集资料,针对各个假设的性质来检查患者的症状,直到他发现那些症状集中在一个假设上为止。这样,他可以进一步缩小视野,用一些特定的直接的问题来确认或者否定原已作出的假设,这些问题对确认假设具有很

强的鉴别力。例如，如果医生怀疑患者的胸痛是由心肌缺血引起，他就要询问其症状与用力的关系；如果他怀疑其胸痛是由反流性食管炎引起，他就会询问症状与姿势的关系。不要过早地用特定的、直接的问题集中到某一个假设上，而应由宽到窄逐渐收拢，最后再"确认"诊断，这样可以避免因过早地失去搜集目标而漏诊。

（五）运用实验室诊断和辅助检查方法验证诊断假设

根据病史与问诊所获得的信息有针对性地进行查体，进而对依据症状、体征和病史所提出的假说逐一进行确认或排出，为此应选用相应必要的实验室检查和辅助检查项目。应注意，可做可不做的检查尽力避免，特别是不能因为检查或等待检查结果而耽误患者的及时诊治。在基层保健服务中，有时不必或不一定能做出精确的病理学或病因学的诊断，但全科医生应能确定排除了严重的问题，如患者的胸痛不是由心绞痛引起的来保证患者的安全。

（六）补充、修订诊断假设

医生有时可以排除一些假设，却得不到足够的关键性的资料来确认初始假设，在这种情况下，他需要再把视野放大，把另外一些假设考虑进去，对这些假设修改后重新确定先后顺序并进行验证。这一循环过程将继续进行，直到医生确认了一个或几个诊断假设，或接受其中的一些作为试验性诊断为止。

（七）制订并实施临床治疗方案，在实践中印证诊断结果

根据以上资料综合判断，做出临床处理决定，此时经常可以引出与处理相关的更多资料，并请患者按时接受随访。在随访阶段，由于患者提供了更多的资料，医生据此建立处理计划的诊断假设可能会得到证实。如果仍未证实，则需再重新修改假设并检验之。

通过以上步骤循序渐进地完成了假设性诊断、鉴别诊断及证实诊断三项基本的诊断工作。

三、陈述患者状况的基本要求与思维训练

循证医学和PBL教学法的发源地——国际著名的加拿大 McMaster 大学提出，在临床工作中应要求医生和医学生按下述题目简练地陈述患者的基本情况（见 Sharon E. Straus 等著的《循证医学实践和教学》）：

（1）患者的姓名、年龄、性别。

（2）就诊日期。

（3）主诉；每个主诉均按下述问题分别叙述：

1）在身体的哪个部位？

2）性质如何（急性、慢性、恶性、良性、疼痛性质等）？

3）数量（频度）、强度、损伤程度如何？

4）何时开始的，是否为持续性的（持续时间）/发作性的、进行性的？

5）什么情况下发生/诱因？有否有前驱症状？

6）哪些因素可以加剧或缓解病情？

7）伴随症状有哪些？

（4）以前是否有类似的主诉，如有请回答：

1）当时做过哪些检查？

2）当时告知患者是什么原因？

3）当时是如何治疗的？

（5）对当前的疾病有诊断、预后实际意义的，可能会影响到主诉评价或治疗的其他疾病既往史。

（6）那些疾病是如何治疗的？

（7）家族史（与主诉或疾病治疗有关的）。

（8）社会史（与主诉或疾病治疗有关的）。

（9）患者方面的因素：

1）想法（认为自己患了何病）。

2）关心（担心什么）。

3）期望（想象自身将会发生什么）。

（10）就诊时的情况：

1）急性和（或）慢性疾病？

2）主诉的严重程度？

3）需要何种帮助？

（11）相关的体格检查结果。

（12）相关的诊断试验结果（为了确证或排除某个诊断，如何根据可靠性、真实性、可接受性、安全性、成本效益等选择和解释诊断试验）。

（13）用一句话简练地概括问题是什么？

（14）你认为最可能的诊断（最主要的假设）是什么？

（15）你还怀疑可能有其他诊断吗（"备选"诊断）？

（16）你还打算做哪些诊断性试验来确证主要

假设或排除备选诊断？

（17）你估计患者的预后如何（病程、预期可能发生的发并症、结局等）？

（18）你打算给患者进行何种治疗、处置和咨询（包括如何处理可能的、严重的、敏感的问题；如何比较利弊的大小，选择适宜的治疗方案和可接受的成本）？

（19）你将如何监控治疗？

（20）若治疗方案无效果，你还有何应急的计划？

（21）为了解决上述问题你需要进一步学习哪些核心知识及了解患者的哪些背景情况？如病因学方面：如何确定疾病的病因或危险因素及医源性损害？预防方面：如何通过确定和改变危险因素的水平而降低发生疾病的危险？如何通过筛检而早期发现、诊断疾病？

一般要求医生在 3 分钟内按照上述要求抓住最关键的一些问题简明扼要、科学地报告患者的基本情况。实践表明，按照这样的要求对学生和全科医生进行临床基本思维训练是非常必要的。

（高修银）

第 4 节　全科医生如何实施以问题为导向的健康照顾

全科医生在社区卫生服务实践中应当坚持"以问题为导向"的健康照顾理念，在实际工作中应遵循以下原则和实施步骤。

一、以问题为导向的健康照顾处理原则

（一）尽可能准确掌握问题之所在

通过全面了解服务对象的就诊目的和健康状况，全科医生必须运用临床医学、心理学、行为科学、社会学、预防医学和康复医学等知识，综合分析服务对象的健康状态，尽可能准确地找出问题之所在，如案例 3-1 的代谢紊乱，案例 3-2 的便血时轻时重，案例 3-3 的情绪焦虑。由于全科医生服务面广，不分性别、年龄、患病脏器；涉及内容多，既有疾病，又有疾患、亚健康状态，还包含许多心理、社会生活层面的问题，因此，准确做出判断并非易事，不断积累临床经验是十分重要的。

（二）确认问题是否明确和已解决

以问题为目标，就应以是否已解决问题作为有无达成治疗目标的评判标准。全科医生必须客观评价解决问题的效果，并在此基础上对后续步骤做出判断——继续治疗、改变治疗策略以及停止治疗等。因此问题出现后，全科医生应十分重视问题的解决，提出解决问题的方法和途径。对有些问题可给予探索性干预或治疗，如果干预没有效果，即问题没有得到解决，要分析问题是否分析有误？干预的方法是否不正确？干预的时间是否不足？如果问题没有得到解决，全科医生应始终给予持续关注，直到找到了真正问题的关键。案例 3-2 中，患者便血时轻时重，说明问题未解决，治疗目标未达到，应当考虑是否仍有其他健康问题未被发现。有些问题涉及多个层面，短时间效果不能立刻显现，则要动态观察，综合评价。

（三）坚持以人为中心的基本原则

健康照顾的指向是有各种各样健康问题的人，全科医生在认定健康问题、解决健康问题的过程中，必须以这个人为中心，以适当的语言解释医师对这些问题的看法，拟采取的处理方法或建议，目标与效果，以征得服务对象的理解、同意与配合。

二、临床资料收集

病史的采集在临床诊断中十分突出，病史是患者就医的直接原因，也是诊断的重要依据。体格检查是采集病史的继续，与采集病史比较，体格检查获得的资料能够比较客观地反映病情，并可以补充病史资料的不足，还可以印证采集病史获得的资料是否全面、准备和及时。但是，体格检查也有局限性，它仅能反映患者就诊时的体征，而不能全面反映疾病的发生发展进程和动态表现。各种常规检查和特殊检查对形成的初步印象的验证和临床判断具有极大的帮助，并且深化了医生的认识水平，增添了临床思维的新线索。Hampton 等（1975年）的研究表明，在心脏科门诊中约有 83％的新患者是仅靠临床病史就能得出诊断的；而仅靠体格检查或实验室检查做出诊断的，则分别只有 9％。Sandier（1979 年）另一项更大范围的比较研究表明，在全部转诊病例中，约有 27％的消化道问题、

67%的心脏问题仅靠病史就得出了诊断,总计约占转诊诊断的 56%;靠体格检查确定的诊断约占 17%,其中消化道疾病无,心血管问题约占 24%;靠常规检验确定的诊断约占 5%,其中消化道疾病无,呼吸道疾病占 17%;靠特殊检查确定的诊断约占 18%,其中心血管疾病占 6%,消化道疾病占 58%;而常规血、尿检查对于确定诊断的作用更少(1%)。

在全科医疗中,病史及健康档案对于诊断的作用更加重要。因为在全科医疗中经常会遇到复杂的难以区别的症状,却缺乏伴随的体征。因此,如果全科医生掌握了询问病史的技巧,全面地了解问题的产生原因与发展过程,将有利于疾患的诊断与健康问题的识别。

三、健康问题的定性

全科医生要从系统论、整体论角度去考虑分析患者的现患问题,首先应从患者的生物、心理和社会全方位判断患者健康问题的性质(见图 3-3)。不同性质问题的处理原则和方法是不同的。然而,健康问题往往是很复杂的,要正确区分问题的性质,需要全科医生对服务对象有比较深入、仔细的了解。只有在对服务对象家庭、工作、个性以及行为生活方式有充分了解的基础上,才有可能快速、准确地区分问题的性质。全科医生只有与居民建立"一对一"的服务关系,才是对居民深入了解的前提和基础。

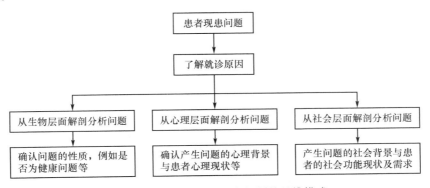

图 3-3　全科医生确认现患问题的思维模式

(一)生物医学问题

我们一般采用病理学的分类方法对患者可能罹患的疾病进行定性。一种简便易行的方法是采用 VINDICATE 鉴别诊断法——将全部疾病分为 9 组,进行鉴别时以成组疾病纳入或排出来思考问题,否则对于数不清的疾病一头雾水地逐个进行考虑是行不通的;依此顺序思考问题亦不会丢掉一大类型的整组疾病。VINDICATE 就是按下列这 9 组疾病名的英文字头拼写而成的:

(1) 循环、血管疾病(vascular disease)。

(2) 炎症(inflammatory disease)。

(3) 新生物、肿瘤(neoplasm)。

(4) 退行性变(degenerative / deficiency)。

(5) 中毒(intoxication)。

(6) 先天性疾病(congenital disease)。

(7) 自身免疫病(autoimmune disease)。

(8) 创伤(trauma)。

(9) 内分泌、代谢性疾病(endocrine disease)。

对于一些危险问题的识别来说,"如果你想不到它,你就绝不会诊断它。"根据症状或体征进行鉴别诊断时,用这一方法能够辅助我们避免丢掉重要的、有可能威胁患者生命的问题。

表 3-2 是发现乳腺肿块后对乳腺肿块的性质进行鉴别诊断的要点比较。根据初步印象还要进一步查找相应证据,如急性乳腺脓肿多有发热,恶性乳腺肿瘤可有局部皮肤橘皮样改变,以及病程长短与进展趋势等,在此基础上再有针对性地选择辅助检查加以确认。

在上述疾病中要进一步区分出属于传染性疾病、地方病、职业病、突发公共卫生事件有关问题时,应按照国家有关规定进行筛检和管理。社区中遇到有关患者时应报告,并及时转诊给专门的防治机构进行诊治。

表3-2 乳腺肿块性质的鉴别诊断比较表

鉴别点	癌症	囊肿	脓肿	纤维腺瘤	纤维性增生
周期性变化	否	可能	否	否	有
乳头溢液	可能	否	可能	否	可能
疼痛	可能	可能	有	否	可能
双侧	可能	可能	否	可能	有
可高度移动	可能	否	否	有	否

（二）心理、社会方面的健康问题

心理、社会和环境因素直接影响着人的健康,有许多这类问题会导致人的生物学疾病,时常呈互为因果的关系。长期处于紧张与应激状态,会引发心理状态失衡,出现多种心理障碍、心身疾病、精神疾患。对心理社会问题的探查可给以患者为中心的医生提供许多重要的诊断线索,应认真采集患者的个人、家庭和社会背景资料。应学习运用各种有关量表对此类问题进行评价、筛检、鉴别、归类,并进行积极的干预。

四、健康问题的定位

生物医学问题需按人体的器官系统进行定位,明确疾病的发生部位是识别疾病的关键之一。一种疾病可以累及1个到数个器官,可以出现多种症状。一种症状可以反映多个器官系统的疾病(表3-3),需要仔细地进行鉴别才能明确诊断。生物医学的问题按器官系统定位,要判断疾病发生在下列哪一器官系统:皮肤、头眼耳鼻喉、心血管系统、呼吸系统、消化系统(胃肠系统)、泌尿生殖系统、代谢/内分泌系统、血液系统、神经/精神系统、肌肉骨骼系统。

全科医生为满足患者的需求,还要根据患者的文化价值取向和家庭经济水平的定位制订相对适宜的治疗方案与适宜技术。

表3-3 常见症状在人体系统中的反应

系统	症状					
	意识障碍	呼吸困难	胸闷/胸痛	腹部不适/腹痛	头痛	恶心/呕吐
皮肤			×	×	×	
头眼耳鼻喉(HEENT)					×	
心血管系统(CV)	×	×	×	×		
呼吸系统(RS)		×	×	×		
胃肠系统(GI)				×		×
泌尿生殖系统(GU)				×		
代谢/内分泌系统(ME)	×	×				×
药物	×			×	×	×
血液系统(HE)		×				
神经/精神系统(NP)	×		×		×	×
肌肉骨骼系统(MS)			×		×	

五、健康问题的发生概率

概率是指一个特定事件将要发生的机会。在临床上是指有某种不适的患者患某种特定疾病的可能性。概率判断法即是以临床上最为常见的疾病为首先考虑的假设诊断方法。临床医生在诊断思维过程中通常首先考虑常见病,然后再考虑少见的疾病,这种方法是以医生的临床经验和疾病在服务人群中流行分布的情况为前提的。当地人群的疾病流行病学资料和数据,如发病状况是散发还是暴发,有无聚集性,各种疾病的患病率、发病率、生存率、病死率等,都对全科医生进行临床推理、分析、评价、判断过程具有十分重要的意义。例如,流感流行时,遇到发热症状首先应考虑流感;矿业工人中出现的肺部病变,首先应考虑职业病;中老年人的心前区疼痛,首先应考虑冠心病。本法仅是一种初步判断,很少单独使用。

当全科医生接待患者时,从患者那里获得的信息使他下意识地排列着诊断假设清单,各个假设的概率随着已获得临床信息的增加而发生变化。例如,某位全科医生在问诊一位 65 岁女患者:

患者说:医生,我咳嗽得好厉害呀!

医生想:感冒＝80％,慢性支气管炎＝15％,肺癌＝5％。

患者说:我咳嗽时有痰,有时还带血丝。我从 15 岁起就抽烟,每天要抽 2 包。

医生想:感冒＝20％,慢性支气管炎＝70％,肺癌＝10％。

患者说:从 3 个月前开始,我咳嗽得越来越厉害了,而且人瘦了 30 斤。

医生想:感冒＜1％,慢性支气管炎＝19％,肺癌＝80％。

这位医生是在使用概率来推断疾病,是根据病史、症状或症状群与特定疾病的关系判断患者患每一种疾病的概率。这里的概率不是指该病在全人群中的患病率,而是全科医生根据症状判断患者患该病的概率,其同义词为预测值,预测值随患病率而变化。患某种疾病的可能性大小依赖于该病在人群中的发病情况,但这种可能性会因患者的个人危险因素及以往病史而被改变。

咳嗽是社区最常见的症状之一,疾病的鉴别诊断远比上述的案例复杂,引起或伴有咳嗽症状的疾病或问题就目前所知高达 1311 种以上。为便于分析,可以按常见、偶见、罕见的病种依次加以考虑;按照病程长短结合疾病概率进行鉴别(见图 3-4);依据不同的年龄、性别、吸烟与否加以判断;此外,还要考虑药物的不良反应,如高血压患者服用血管紧张素转换酶抑制剂(ACEI,如卡托普利时),可出现干咳。鉴别诊断时还要注意咳嗽的不同特征:干咳、湿咳、阵咳、持续咳嗽;咳痰、咯血;剧咳、轻咳;夜间咳嗽、昼间咳嗽;咳嗽声音等。然后结合伴随症状、体征进一步分析、推断。

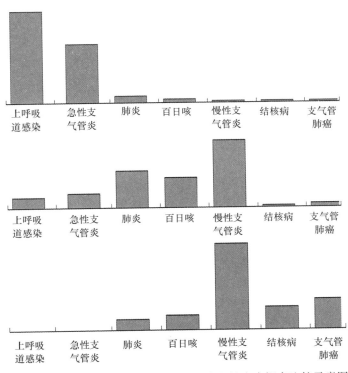

图 3-4 咳嗽 3 天、3 周和 3 月所发生的疾病概率比较示意图

表 3-4 列出了美国基层医疗保健中具有乏力症状的患者,按其所患疾病构成比高低排列的比较情况。其中显现了若干严重疾病尽管发生的概率不高,但在鉴别诊断时必须加以排查。

表3-4　基层医疗保健中具有乏力症状的患者
所患疾病构成比（%）比较表

可能患有的疾病	年龄<45岁	年龄≥45岁
不明原因的乏力	45.80	36.60
病毒感染	11.80	8.00
抑郁	2.10	4.70
贫血	3.30	2.80
焦虑/紧张	4.50	2.80
窦炎	1.90	1.00
充血性心力衰竭	0.00	2.80
药物副作用	0.40	2.10
流感	1.00	1.30
糖尿病	0.10	1.60
单核细胞增多症	1.60	0.04
慢性阻塞性肺病	0.02	1.10
缺血性心脏病	0.02	1.10
胃肠道恶性肿瘤	0.08	1.00
淋巴瘤/白血病	0.01	0.30
其他	27.40	32.80

注：资料来源：David Ponka. Top 10 differential diagnosis in primary care. Department of Family Medicine of University of Ottawa, 2006

六、健康问题的缓急

遇有需院前急救的患者，总的要求是采取及时有效的急救措施和技术，最大限度地减少伤病员的痛苦，降低致残率，减少死亡率，为医院抢救打好基础，还应遵循以下原则：

1. 先复后固　是指遇有心跳呼吸骤停又有骨折者，应首先用口对口呼吸和胸外按压等技术使心肺脑复苏，直到心跳呼吸恢复后，再进行固定骨折的原则。

2. 先止后包　是指遇到大出血又有创口者，首先立即用指压、止血带或药物等方法止血，接着再消毒创口进行包扎的原则。

3. 先重后轻　优先抢救危重者，后抢救较轻的伤病员。

4. 先救后送　若先送后救，会耽误了抢救时机，致使不应死亡者丧失了性命，故应先救后送。在送伤病员到医院的途中，不要停顿抢救措施，继续观察病伤变化，少颠簸，注意保暖。

5. 急救与呼救并重　在遇到成批伤病员时，在现场急救的同时，应尽快地呼救，争取到急救

外援。

6. 搬运与医护的一致原则　在搬运危重伤病员时，由交通部门负责搬运与医护人员的监护抢救工作从思想和行动上要紧密合作。

对于社区遇到的应急事件，要依据当地卫生主管部门的要求处理。

在门诊服务中，对患者的症状表现要区分出是急性、亚急性还是慢性的，急症按急诊服务管理的要求办理。要分清患者问题的轻重缓急，按照先急后缓的程序处理问题。根据病史、症状、体征等信息再判断患者所患疾病是急性、亚急性、慢性的，还是慢性病的急性发作。参见图3-3。

处理问题的时限等级可分为三级：立即（immediately）、尽快（urgently）和择期常规（routinely）处理。根据病情和疾病种类不同，尽快处理的时限应提出24、48、72小时或一两周之内等不同要求。

七、健康问题是否严重

全科医师在区分健康问题性质的基础上，区分问题的程度并及时给予相应的处理。当问题已被确定为心理问题或社会问题时，处理可以有一定的时间，但当问题被区分为生理问题时，确定生理问题的轻重程度是相当重要的。在社区卫生服务工作中，对于健康问题的严重程度的判断往往是由居民自己决定的。在居民看来可能只是一个普通的健康问题，其实可能已经发展成为疾病，甚至已经是重病。对于这种情况，全科医生要给予及时、准确的判断，并做出相应的转诊或会诊处理。如果不能确诊，需要做一些辅助检查；如果能准确判断并能够自己处理，立即给予处理；如果不能处理，则需要及时转诊，以免延误患者的治疗。

（一）首先要识别或排除可能会威胁患者生命的问题

在社区卫生服务中，如何维护患者的安全是第一位重要的，面对患者的主诉和临床症状，首先要及时识别或排除少见但可能会威胁患者生命的问题，这是全科医生担任首诊医师时必须具备的基本功，必须给予高度重视。对于每一种症状来说，都有数种可能的诊断。一般来说，持续了数周甚至几个月的症状必须首先注意排除一些严重的疾患，换句话说，数周内自行消除的症

状或者已经持续了几年的症状则较少可能由严重的疾病引起。为此,常用的方法有诊断鉴别分类和危险问题标识法等,在此基础上再结合使用一般鉴别诊断方法。

(二)诊断鉴别分类和危险问题标识法

1. 诊断鉴别分类 又称诊断拣别分类(diagnostic triage),其中"triage"一词原意是指对伤员的负伤程度进行鉴别分拣,是根据紧迫性和救活的可能性等在战场上决定哪些伤员优先抢救、治疗的方法。借用这一原则,在接诊患者时一定要在得出正确的诊断假设之前,根据病史和查体的结果判断患者症状的轻重缓急,随即进行相应处理。首先,必须认真地根据症状的性质、发作过程、方式等,区分这些症状是否由紧急的疾病引起的,是器质性

(结构性)的或是功能性的;然后分辨是急性还是慢性,是重症还是轻症,并在进行疾病鉴别诊断时注意易漏诊和误诊的问题和疾病(图 3-5);进而,基于诊断鉴别分类来决策是否进行转诊,若无需转诊是否进行下一步的实验室检查或辅助检查,应做何种检查,应如何着手治疗。

2. 预警标识法(red-flag approach) 该法是在疾病鉴别诊断时,根据一定的症状、主诉、病史和其他临床线索判断患者有无重要危险问题的一种很有效的、成本-效果好的方法。由此决定追加何种必要的检查进行鉴别诊断。表 3-5 和表 3-6 分别列举了在接诊乏力患者和腰痛患者时必须考虑的危险问题,以及相应的临床初步诊断要点,怀疑有危险情况时,需经正确处理后转诊到相应上级医疗机构进行确诊。

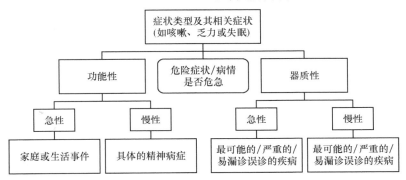

图 3-5 临床症状的诊断鉴别分类图

3. 早期预警评分 改良早期预警评分(modified early warning scores,MEWS)工具在国外广泛应用于社区家庭病床的慢性病患者、护理院患者、住院患者的病情监测,当评分达到 2 分时开始密切观察患者,当达到 4 分及以上时就需急诊转诊患者住院治疗。此工具简单易行,判断有据,值得进一步研究并在我国社区推广使用(表 3-7)。

表 3-5 提示乏力患者患有进行性或危及生命的疾病表现

危险问题与疾病	提示危险问题的临床诊断要点(red flags)
重度忧郁症	出现自杀念头,社会活动减少、退缩
戒断综合征	有长期烟、酒或精神药物滥用史,最近突然停用
危及生命的感染	体温>39.5℃、脑膜炎、休克
严重心力衰竭	端坐呼吸、心脏扩大、心脏杂音
控制不良的糖尿病	烦渴、多尿

表 3-6 提示腰痛患者患有进行性或危及生命的疾病表现

危险问题与疾病	预警的临床表现(red flags)
源自腹部、腹膜后、骨盆结构的牵涉痛骨折	排尿障碍、发热、恶心/呕吐、胸痛、腹部包块、局部触痛有外伤史、骨质疏松症、长期使用糖皮质激素,年龄>70 岁
脊柱肿瘤(多为转移癌)	有癌病史、无法解释的体重减轻、卧床休息疼痛不缓解或持续活动减少、年龄>50 岁
感染(骨髓炎、脓肿)	发热、新近有感染史、卧床休息疼痛不缓解或持续活动减少、免疫抑制、年龄>50 岁
强直性脊椎炎或相关的关节炎	不活动疼痛仍不减轻;夜间痛;晨僵、活动时减轻;年轻、男性
马尾综合征	急性发作的尿潴留、便失禁;肛门括约肌张力丧失;鞍状麻木;(肛门、会阴、生殖器区域麻木);整体/进行性下肢无力

表 3-7　早期预警评分表

分值	3	2	1	0	1	2	3
体温(℃)	≤34.0	34.1~35.0	35.1~36.0	36.1~38.0	38.1~38.5	≥38.6	
心率(次/min)	≤40		41~50	51~100	101~110	111~130	≥131
收缩压(mmHg)	<70	70~80	81~100	101~180	181~200	>200	
呼吸(次/min)	≤8			9~14	15~20	21~29	≥30
意识(Glasgow 昏迷评分)	无反应	对痛反应	唤之应答	清醒(15)	精神亢奋或错乱(14)	(9~13)	(≤8)
血氧饱和度(%)	≤84	85~89	90~92	≥93			
尿量(L/24h)	<0.20(<10ml/h)	<0.5(<20ml/h)	0.5~3	>3			

注:(1)早期预警评分中的任何单项指标≥2时,或总分≥4时建议转诊;总分≥2时就需密切动态观察患者病情的进展情况

(2)此表 2008 年经国家监控与风险管理委员会(Governance & Risk Management Committee)批准使用(资料来源:Royal Bournemouth and Christchurch Hospitals NHS Foundation Trust. Policy for the use of the modified early warning score)

(3)作者依据澳大利亚政府批准的标准对该表补充了血氧饱和度(用物理检测法即可,指标调整了个别指标的标准,仅供参考)

(三)管理临床重要问题和不确定问题时的有关要求

1. 对于转诊患者　重要的问题先处理(first things first),已明确或怀疑有危险问题自己又无法处理的患者要及时转诊。

2. 对于留下来继续观察和治疗的患者

(1)让同事和患者均知道此问题,并用"红旗"标记在病历和接班记录上。

(2)告知患者可能的(发展)结果。

(3)确认患者已明白,为了进一步确定诊断,要连续观察他的病情。

(4)在此过程中,一定注意不可漏掉重要的检查项目或拖延了宝贵的时间,防止患者的健康甚至生命受到损害和威胁,要努力克服临床诊断过分依赖各种诊断试验检查项目的不良习惯。

八、易漏诊的健康问题

(一)隐性健康问题

很多疾病的早期阶段很少有明显的症状出现,其病理生理的改变是微小、渐进的,患者难以早期感知。当症状明显,患者前来就诊时,疾病可能已经发展到中晚期。目前,对早期隐性健康问题的识别还是医学的难题。开展基础医学研究,开发新的检查设备和检查指标,是发现隐性健康问题的方法之一。全科医生可以利用自己了解居民、接近居民的优势,对其进行持续跟踪观察,也可发现隐性健康问题。对于无声杀手之一的高血压病,要做到早期发现,就必须主动地持续跟踪测量患者的血压。

例如,一个 45 岁男性居民,BMI 为 29,首诊测量血压数值为 120/80mmHg。用传统专科临床医学静态的观点来看,这是正常的。但如果用全科医学动态管理,持续跟踪高危人群的方法,多次监测该患者的血压就能及时发现如表 3-8 所揭示的隐性健康问题。

表 3-8　某人血压动态测量结果

测量时间	血压(mmHg)
××年 1 月	120/80
××年 4 月	125/85
××年 7 月	130/90
××年 10 月	135/95

(二)易漏诊疾病的防范流程包括:易漏诊疾病的防范

(1)全面认真地采集病史和进行体格检查是防止漏诊的最基本环节,重视患者的临床表现,善于从临床症状和体征出发对疾病进行识别与鉴别诊断。

(2)运用流行病学诊断试验的评价方法,能够根据病史和体格检查的提示有针对性地选择、正确地判读与解释实验室检查与辅助检查的结果;不能过分依靠辅助检查的结果来评价诊断问题。

(3)提高警惕,强化识别不能漏诊的、少见的、但会威胁患者生命的问题。

(4)主动筛检高危患者和重点人群,充分开展机会性筛检服务。

(5)利用全科医疗连续性服务的优势,全面掌握患者的有关信息,加强动态管理患者。

(6)通过对患者的健康教育,提高患者对疾病

的认知能力,及早就诊,给医生提供可靠的信息。

(7) 医生自身要加强学习,拓宽知识面,提高对病因复杂、临床表现多样、客观检查难度大的疾病的评价与诊断水平。

(8) 以问题为导向,全面查找影响患者健康的生物医学、心理、社会问题,做出整体诊断,提供综合性的整体服务。

附:打嗝症状的鉴别诊断

现以打嗝症状为例,综合以上要点对常见症状可从以下4个方面进行鉴别诊断:

1. 按概率诊断

(1) 食物与酒精饮品过量。

(2) 心理作用/功能性的。

(3) 术后反应:胃扩张、膈神经受刺激。

2. 不可漏掉的严重疾病

(1) 肿瘤:中枢神经系统、颈部、食管、肺部的肿瘤。

(2) 膈下脓肿。

(3) 心肌梗死、心包炎。

(4) 中枢神经系统病症。

(5) 慢性肾功能衰竭。

3. 易误诊的疾病

(1) 酗酒。

(2) 吸烟。

(3) 吞气症。

(4) 胃肠道疾病:食管炎、消化性溃疡、食管裂孔疝、胆囊炎、肝肿大。

(5) 突然的温度变化。

(6) 颈部囊肿和血管异常。

4. 还需考虑其他问题

(1) 药物的不良反应。

(2) 患者的情感因素。

九、健康问题的管理

应根据患者健康问题的性质、轻重缓急、表现和需求的多样性,以及不同服务对象的特点,进行评估和分类管理。要以预防为导向,加强重点人群的保健,及时发现和有效管理居民的各种健康问题。

居民健康问题的全面解决有赖于照顾团队的建设与发展。团队当中应有居民和社区的参与,居民的自我保健知识与能力培养十分重要,这些均是全科医疗服务的工作基础,应着力取得工作成效。

慢性疾病的管理和相应的居民行为干预,可参

照有关疾病的临床防治指南或社区卫生服务适宜技术规范进行系统规范的连续管理。对于出现功能障碍的患者,通过康复训练来提高患者的生存质量。同时,我们要重视服务质量管理,不断改进服务质量。

目前,全面开展健康问题管理的瓶颈是基层医护人员的服务能力和水平普遍偏低,能承担首诊医疗及全面管理健康问题的高素质全科医师资源匮乏,故必须加强社区卫生服务队伍的能力建设。应加强教育培训和绩效考核工作,努力推动以问题为导向的全科医疗服务的开展,以满足居民的健康需求,保证居民的健康水平不断得到提升。

(崔树起 刘 娟)

第5节 关于以问题为导向的健康照顾的哲学思考

一、疾病发展变化的现象与本质的关系

"本质"与"现象"是事物存在的两个要素,有本质的存在才有现象的显示,现象是本质的反映,在医疗活动中,就是要透过现象看本质,找到问题的关键所在。有些问题在专科层面可能是确定的某种疾病,故"治病必求其本","没有正确的诊断就没有正确的治疗",这些原则是极其重要,也是必须遵循的。但在全科医疗层面,由于许多疾病尚处于早期、未分化阶段(尚未成形),未能达到生物学诊断标准,或有些本属于心理、社会层面的不适、病患,不可能有确切的生物学诊断,全科医生亦应当给予相应的重视和适当的处理,以解决"问题"为导向。这并非是治病不求其本,也不排斥对疾病的治疗,只是注重疾病的早期现象分析、探索和确认,不要被动等待问题发展成为疾病才给予重视。可以想一想前面三个案例的处理。

二、疾病发展变化的量变与质变关系

从健康到疾病是一个从量变到质变的过程。尤其慢性病的发生、发展不是短期内形成的,是多因素长期作用的结果。慢性病有一个缓慢的发展过程,其自然史有以下6个阶段:无危险阶段、出现危险因素、致病因素出现、症状出现、体征出现、劳

动力丧失。慢性病既然有一个从量变到质变的缓慢发展过程,医学为什么要等到疾病已发生才给予关注和干预呢? 如何在疾病发展的量变过程中能准确判断、及时干预,完全有可能阻止健康问题向质变的方向发展,减少疾病的发生。

三、事前干预与事后干预的关系

以问题为导向的健康照顾是事前控制思想的重要体现。控制是质量管理的一项重要职能。从控制论角度来看,控制是为了改善某个或某些受控对象的功能或发展,需要或考虑使用信息,这种以信息为基础而选出的并加于该对象上的作用,叫做控制。控制的类型有事中(现场)控制、事后(反馈)控制、事前(前馈)控制。目前的企业管理都采用了以事前控制和现场控制为主,以事后控制为辅的质量保证体系。因为事前控制是预防式的,它最重要的特点在于它控制的是影响因素,而不是控制的结果。然而,我们临床医疗重视"疾病治疗"的服务模式就是落后的事后控制管理方法,而不是事前控制。我们应转变这种落后的疾病管理模式,以健康问题为导向,把事后控制转变为事前控制。

(刘 伟 顾 勤)

第 4 章 以人为中心的健康照顾

学习目标

1. 掌握以人为中心的健康照顾的特点、原则

2. 掌握患者管理技能

3. 熟悉以人为中心照顾的服务内容和要求

4. 了解两种不同照顾模式的区别与联系

第 1 节　两种不同的照顾模式

案例 4-1

漏诊的结肠癌

男性,35 岁,农民。1 个月前因结肠癌晚期去世。一年前,患者因车祸腿部骨折,当时入住某市一所医院的骨外病房。其主治医生医术高明,善于诊治骨伤疾病,在当地很有名气,对患者也非常关心。医生给患者做了手术,对骨折进行了治疗,3 个月后患者"康复"出院。出院后两周,患者突发肠道便血,排血量较多。随后到附近医院就诊,经结肠镜诊断为结肠癌晚期,已失去手术机会。

问题:

(1) 从这一案例中,我们应得到哪些启示和教训?

(2) "以疾病为中心的照顾"存在哪些不足?

纵观医学发展历史,我们会发现医生对患者(或健康人)的照顾存在两种不同的模式,即以疾病为中心的照顾模式和以人为中心的照顾模式。随着人们卫生服务需求的不断增长和医学模式的转变,以疾病为中心的照顾模式越来越暴露出其不足和缺陷,从而被以人为中心的照顾模式所替代。

一、以疾病为中心的照顾模式

以疾病为中心的照顾模式是在生物医学模式的影响和指导下建立发展起来的,在医学历史上曾经占据过主导地位。这种照顾模式着重于认识和分析特定疾病的病理问题,围绕患者现时的疾病来处理本专科的问题,如依赖于高度技术化的诊疗手段去处理患者生理上的病症,而对患者心理、社会功能及情感需要方面的问题关注不够,忽略了患者心理和社会方面的需求,是一种典型的"只见疾病,不见患者"的不完善照顾模式。

以疾病为中心的照顾模式在历史上也曾起到过重要的积极作用,这种模式的主要优点是:

(1) 接受生物医学模式指导,以处理疾病症状和体征为主,照顾目的比较单纯。

(2) 处理疾病问题时采用的主导方法是基于科学还原论的高新技术方法,手段简单、直观、有效、易于掌握。

(3) 对疾病的处理结果可得到有效科学方法的确认。

(4) 高度技术化的诊疗手段可使许多急危重症得到有效救治。

但随着医学模式的转变,以疾病为中心的照顾模式的缺陷日益显露,这种模式只注重疾病,忽略了健康照顾的整体性,忽略了对疾病相关的心理和社会功能方面问题的处理,难以满足患者的需求。另外,以疾病为中心的照顾模式也忽略了对健康人群、亚健康人群的照顾和疾病预防工作。

二、以人为中心的照顾模式

1957 年,英国精神分析学家 Michael Balint 教授在仔细分析了医患关系的基础上首次提出了"以患者为中心"的概念,阐明了诊断与治疗疾病过程中应该了解患者的生活特点与社会环境以及疾病产生的过程,应做出"整体诊断"。以患者为中心的服务理念植根于整体性的卫生保健服务,是从传统的疾病为导向的模式转变而来的(Epstein,2000)。它的流行始于 20 世纪 70 年代,实践证明以患者为中心的服务能显著地改善患者的健康状况。

美国国家医学研究所(IOM)2001 年对以患者

为中心所做的定义为："执业医生、患者及其家庭（在适当的时候）之间的一种合作伙伴关系，以确保临床决策尊重患者的愿望、需要和喜好；当需要患者做出决定或参与其自身照顾时，保证患者能够得到相应的教育和支持。"

《WONCA全科医学词典》中以人为中心的照顾（patient-centred care）的定义是：生物-心理-社会医学模式指导下产生的新的卫生服务模式，医护人员在接诊时应将患者看做整体的人，充分尊重每一位患者，正确处理治疗疾病与管理患者的关系，诊疗中须同时了解患者的病情、就诊目的、期望、担心、情感状态、文化价值观及有关的就医背景等，并做出整体评价和个体化的干预计划，并与患者协商、获得认可，尽力满足患者的卫生需求。

进入21世纪以来，在生物-心理-社会医学模式指导下，以人为中心的照顾模式逐渐取代以疾病为中心的照顾模式而占据主导地位。以人为中心的照顾模式是指一种重视人胜于重视疾病的健康照顾模式，它从生理、心理和社会三方面去完整地认识和处理人的健康问题，它将人看做是一个既具有生理属性又具有社会属性的"完整的"人，它将患者看做是有个性有情感的人，而不仅是疾病的载体。这种以人为中心的照顾模式，其照顾目的绝不仅是为了要寻找出有病的器官，更重要的是维护服务对象的生理、心理和社会三方面的整体健康，并满足患者生理、心理和社会等三方面的需求。为实现这一目的，医生必须从人的整体性出发，全面考虑其生理、心理和社会需求并加以解决，必须将服务对象视为重要的合作伙伴，以人格化、高度情感化的服务调动患者的主动性，使之积极参与其自身健康维护和疾病控制的全过程，从而达到良好的服务效果。

（赵拥军）

第2节 以人为中心的健康照顾

案例4-2

患者，男性，32岁，未婚，中学教师，大学本科毕业，近日前往全科医疗诊所看病，主诉是头晕、疲劳、睡眠不好。测血压160/110mmHg，患者有高血压史已半年多。一年前患过肺结核。一个月前所带毕业班参加高考，升学率在全校排名倒数第一，受到学校点名批评，感觉压力很大。20天前，相处两年多的女朋友提出分手，现在他正处于失恋的痛苦中；半个月前，母亲突然患脑溢血去世，对他刺激很大。同时还了解到，他是北方人，喜食咸食，且每天吸烟近3包；父亲有高血压史。

问题：

作为全科医生应如何照顾、帮助这位患者？

一、生物-心理-社会医学模式下的健康与健康观

健康观是指人们对健康的看法，是医学模式的核心体现。不同医学模式指导下，人们对健康的认识和看法是不一样的，从而会得出对健康的不同理解。人们对健康的认识随着医学科学的发展和医学模式的变化而不断更新和完善。20世纪以前，在生物医学模式指导下，人们把健康认为是"没有疾病"，是"一个机体或有机体的部分处于安宁状态，它的特征是机体有正常的功能，以及没有疾病"，疾病则是"失去健康"。健康的这一概念不仅陷入了循环定义，而且也没有全面地揭示出健康的含义，它忽略了疾病与健康之间的过渡状态以及人们的情感情绪和社会需要，因此这一概念是不太完善的。

进入21世纪，医学模式已经由传统的生物医学模式转变为现代医学模式，即生物-心理-社会医学模式。在生物-心理-社会医学模式指导下，人们对健康有了更加全面和深刻的认识和理解。1948年，世界卫生组织（World Health Organization，WHO）提出了健康的新概念，即"健康不仅是指没有疾病或虚弱，而是包括生理、心理和社会方面的完好状态"。这一概念从生物、心理、社会三方面去界定健康，避免了在健康问题上将生理、心理与社会分离。这一健康概念不是孤立地从生理方面去考虑健康问题，而是将生理、心理、社会三方面融为一体，综合认识健康的本质。

生物-心理-社会医学模式下的健康概念反映了人类疾病谱和死因谱的改变，反映了人们健康需求的普遍提高，反映了医学科学认识论的进步和方法论的综合；它强调了健康的生理、心理、社会三方面的综合性和完整性，展现了医学发展的社会化趋势，揭示了医学的目的和使命不仅是诊断与治疗疾病，而且还包括预防疾病、增进健康、延长寿命和提

高生命质量。

新的健康概念体现了当代医学科学的先进性和科学性。医务工作人员尤其是全科医生应充分理解新的健康概念,在防治疾病、维护健康的过程中,更加注重生理、心理和社会三方面的整体性、综合性服务。全科医生在认识健康问题时不但要从个体出发,还要考虑到整个人群、家庭、社区及社会;不仅要从生理方面考察健康问题,还要认识到心理、社会因素对健康的影响;不仅要做好疾病的临床诊断、治疗和康复工作,更要做好疾病的预防、健康促进及人的心理慰藉工作。

二、全科医生在"以人为中心的照顾"中的作用

全科医学提供的服务是"以人为中心的照顾"服务,全科医生在"以人为中心的照顾"中所起的作用是广泛的。在过去的生物医学模式指导下,传统的专科医生在为患者服务时,所起到的作用是有限的,仅包括疾病的诊断、治疗及预防等几个方面。而全科医生除了在疾病的诊断、治疗及预防等方面发挥重要作用以外,还应发挥以下两方面作用:

(一) 坚持"以人为本"观念,充分认识、理解和尊重患者或健康人

全科医生的服务对象包括患者和健康人两部分。无论是患者或健康人,都是具有高级生命的人,是完整的不可分割的"整体人",他们既具有生理属性,又具有社会属性,既具有生理特点又具有心理活动和一定的社会功能。患者和健康人是生理、心理和社会三方面的统一整合体,不是生理、心理和社会三方面特性的简单相加。他们不是一个生化反应的容器,更不是一架机器,是一个个活生生的"人"。他们与医生一样有需要、情感、尊严和权力。他们的生命是宝贵且神圣的。全科医生在服务中应充分认识和理解自己的服务对象,即患者或健康人的这些本质特性,对他们的生理特点、心理状况及社会功能等都要做到了如指掌,只有如此才能实现"以人为中心的照顾"目的,才能满足服务对象的健康需求,才能全面提高全科医疗服务质量。

(二) 把患者和健康人的健康需要、健康需求、价值观念及主观能动性等结合到临床照顾中去

全科医生在服务中应主动探讨疾患或其他健

康问题对患者或健康人的重要性,要了解患者的具体情景、所处的环境以及就医背景等因素与疾患之间的相互作用和影响规律;要认识并帮助患者决定健康或疾患对他意味着什么,帮助患者科学地选择最优治疗方案;通过科学决策,在充分发挥患者在决策中的作用及尊重患者意愿的前提下,帮助患者及服务对象列出和优选设定最佳健康目标,并帮助患者最大限度地实现健康目标。

三、以人为中心健康照顾的基本要求与工作内容

以人为中心的健康照顾的基本要求

美国 Picker 研究所和哈佛大学的研究人员长期研究的结果发现,以患者为中心的照顾应满足下列 8 项重要的基本要求,并应以此形成有关评价的基础指标:

(1) 尊重患者的权利、意愿、价值取向和已表达的需求。

(2) 协调不同卫生机构,提供防治结合的团队式整体服务。

(3) 保持有关病情、诊治过程和患者自我保健等方面的信息交流与共享,加强医患沟通和教育。

(4) 提供就近、方便、温馨的服务;减轻患者躯体疼痛。

(5) 给予情感支持,由于疾病给患者及其家庭带来了许多问题,造成很大影响,应尽力减轻患者对疾病的恐惧和对各种问题的焦虑。

(6) 让家庭和亲友参与临床决策并照顾患者。

(7) 保持服务的连续性并提供转诊服务。

(8) 提高服务的可及性。

有研究表明,以患者为中心的服务应特别强调的两个基本特征:一是患者参与保健;二是患者保健做到个体化。为此应加强患者教育,加强与患者的交流与沟通,共同决策临床诊疗方案。以患者为中心的服务应鼓励患者对自己的健康负责。

方便患者应符合和服从患者的根本利益,其原则应该是:

(1) 着眼于多数患者,不能为满足少数人而影响大多数人。

(2) 着眼于患者根本利益,不能为取得患者一时高兴而影响治疗和康复。

(3) 着眼于医疗质量和效果,不能为满足患者某些要求而影响医疗质量和效果。

（4）着眼于全局，不能为满足患者特别要求而大量浪费卫生资源或破坏医院秩序。

（5）着眼于实效，措施要扎实可行，从实际出发并能长期坚持，不要为赶时髦、出风头，不惜代价地搞一些形式华丽、很少实效且难长期坚持的花架子。

四、以患者为中心照顾的指导原则

（一）维护患者的尊严，尊重患者的权利

全科医生应尊重患者，全面维护患者的权利。我国现阶段患者享有以下基本权利：

（1）患者享有人格和尊严得到尊重的权利。

（2）患者享有基本的医疗和护理权利。

（3）患者有了解医疗费用权、参与医疗和对疾病认知的权利。

（4）患者享有自主决定和知情同意的权利。

（5）患者享有拒绝治疗和实验的权利。

（6）患者享有医疗保密权和隐私权。

（7）患者有监督自己医疗权利实现的权利。

（8）患者对医疗机构造成影响自身的工作差错、事故有要求赔偿权。

（9）享有免除一定社会责任权，疾病肯定会或多或少地影响患者承担社会责任和义务的能力，因此，患者在取得医疗机构的证明文书后，有权根据病情的性质、程度、发展和预后情况，暂时或长期、主动或被动地免除如服兵役、高空作业、坑道作业、上学等社会责任或义务，同时，还有权得到休息和各种福利保障。

（二）关注患者胜于关注疾病

古希腊医药之父 Hippocrates 说道："了解你的患者是什么样的人，比了解他们患了什么病要重要得多。"这一信条至今仍没有过时。著名的加拿大家庭医学教授 McWhinney 指出："以患者为中心的方法之基本点，是医生要进入患者的世界，并用患者的眼光看待其疾患。而传统的以医生为中心的方法则是医生试图把患者的疾患拿到医生们自己的世界中来，并以他们自己的病理学参照框架去解释患者的疾患。"我国的中医界自古以来也一直强调：治病、救人、济世。为此，我们应从社会学、心理学和医学人类学（medical anthropology）等方面对患者角色加以理解，明确病人就诊的真正原因，以患者的健康和服务需求为导向，尽可能满足患者的各种期望。

全科医疗重视人胜于疾病，它将患者看做有个性、有感情的人，而不仅是疾病的载体，其目标不仅是寻找有病的器官，更重要的是维护服务对象的整体健康。所以，全科医生在医疗实践中首先要向患者提供人文关怀，要关心、了解、尊重和理解患者，不仅要用"科学"的方法去诊治疾病，同时要用"艺术"的方法了解患者的心理、健康的价值观、疾病对其影响及其感受。全科医生与患者之间存在持续性服务的关系，有利于其运用"生物-心理-社会医学模式"的系统、整体的方法来处理患者的问题。要深刻体会患者的感受，关注患者的患病行为、就医行为及遵医行为，并适时加以指导和帮助。

（三）提供全人照顾和人性化照顾，努力满足患者的服务需求

按照系统思维的要求和患者的意愿提供全人照顾与整体服务，亦是以人为中心照顾的指导原则之一。作为居民个人的保健医生，全科医生必须深入了解、评价并尽力满足患者的期望和健康需求；要站在患者的立场上，从维护患者的健康利益出发进行临床诊疗决策。要为患者营造温馨、舒适、有安全感的就医环境。以人为本的环境设施要求诊室里灯光柔和、整洁卫生、布置宁静优雅，而且有健康教育资料、报纸、杂志等，有的社区卫生服务机构还设有专供儿童游戏的地方。要拉进和患者之间的距离，医生与患者通常不是隔着桌子坐在两边，而是呈 90 度角对坐。护士着装不一定都是白色的，可有色彩柔和、让患者更加放松的服饰。另外，全科医疗诊室应该让患者感到安全，如果诊室的门窗大开，甚至在医生给一个患者看病时，周围还有其他患者或者医务人员出出进进，很难想象患者会把自己真实的心理、社会或者家庭问题告诉他的医生。

（四）重视患者及其家庭的参与

调动患者积极主动地参与是防治疾病的重要工作原则，尤其是预防工作和慢性病管理成败的关键所在。应努力提高居民自我管理、自我保健的意识和能力。家庭对个人健康和疾病的发生、发展具有很大影响。家庭是先天性的、遗传性的疾病发生及后天的健康行为培养的最重要场所。健康观的建立、患病行为与求医行为的养成、家庭成员彼此的情感支持、家人患病和家庭所处的发展阶段等，都会给家庭成员的健康带来不同程度的影响。为

此,全科医生应努力帮助患者和其家庭成员一起努力营造良好的家庭健康环境,要充分有效地利用其家庭资源,激励他们积极、主动地参与到预防和对抗疾病的行列中来。

(五)把握临床预防服务的优势

全科医生在临床医疗服务的同时,一体化地提供预防保健等服务,是全科医疗综合性服务的要求。全科医生的服务对象既有患者,也有健康与亚健康者。由于了解服务对象的家庭及社区背景,这使得全科医生在提供预防服务方面具有独特的优势:①能把与个人及其家庭的每一次接触都作为提供预防保健服务的良机。②作为教育与咨询者,能有效地开展一级预防,包括健康教育与健康促进。③能有针对性地提供个体化的临床预防保健,促成患者养成良好的健康行为。④有较多机会实施疾病的二级预防,即"早发现、早诊断、早治疗"疾病,还可大量承担慢性病管理等三级预防工作。全科医生提供的是个体与群体相结合的、综合性、整体性的临床预防保健服务。

(六)发挥团队合作的作用

全科医生并不是全才医生,其个人的力量是有限的。以人为中心的健康照顾需要围绕患者的诊疗需要提供全方位、多层面的符合整体医学(integrative medicine 或 holistic medicine)要求的卫生服务,这就需要发挥团队合作的功效。在各种类型的社区或全科/家庭医疗服务组织中,全科医生都是其中的核心与组织者,他要同其他人员包括公共卫生医生、全科护士、医辅人员和社会工作者等充分合作,只有发挥团队的优势,以共同的目标、良好的协调、互补性的合作,才能提供优质高效集防、治、保、康一体化的整体服务。此外,全科医生与专科医生之间也可形成互补合作的团队。

(七)突出社区为基础的服务

全科医生工作在社区,这里是其服务对象生活的地方。社区的文化、价值观、环境状况、生活设施、医疗资源和社区管理等因素,可以对共同生活在其中的人的健康提供重要的支持环境。尤其是健康行为的养成特别需要社区环境和集体环境的支持。全科医生立足社区,应该充分了解社区的情况,包括运用流行病学和社会学等方法,调查、分析、掌握社区的人口学、生命统计与疾病统计、环境影响因素以及各种卫生资源的分布与利用等情况,并能协调利用社区各方面的卫生资源,对社区重点人群和重要的健康问题实施有针对性的干预。这不仅是全科医疗整体性与全局性的体现,而且也推动了全科医学的科研工作。

(八)建立长期、连续、稳定的合作伙伴式的医患关系

建立长期、连续、稳定的合作伙伴式的医患关系是全科医学的核心问题,是预防工作和慢性病管理的工作基础,是发挥全科医疗服务优势的先决条件。失去与患者的医患关系也就失去了这个照顾的中心,以人为中心的照顾也就不复存在了。为此,必须设法通过不同的机制建立、巩固、发展这样的医患关系。在保持平等的伙伴关系中,全科医生要与患者实现信息共享,及时互通有关诊治疾病和预防疾病的信息,并加强对患者的有关健康知识和行为干预的教育。

五、提供全人照顾的基本要求

以人为中心的全科医疗服务提供的是全人照顾(whole person care),应符合以下基本要求:

(1)首先从生物医学的角度跨学科地全面、综合地考虑服务对象的健康问题与疾病的诊疗,要考虑有问题的器官系统与其他相关器官系统间在动态发展中的相互关系,局部与全身的临床表现及相互影响。疾病的临床因果关系常常是比较复杂的,可以是一因多果,也可能是一果多因,故不能只从某一临床科室的角度处理问题而忽视了更为严重的问题。

(2)要考虑到服务对象是一个整体的人,而不仅是疾病的载体,要从生物医学的领域延伸到患者领域,了解患者的患病体验、患病行为、求医行为、遵医行为,深刻地理解患者。必要时,需全面考虑在症状的背后潜在的心理、社会、文化背景问题及其影响因素,并初步做出相应的心理问题诊断、家庭诊断和社会诊断。

(3)以患者需求为导向,以患者及其家庭为照顾单元组建工作团队,协调利用多学科照顾(multidisciplinary care)团队的各种资源为患者提供连续的整体服务,做到防治结合,体现整体医学(holistic medicine 或 integrative medicine)的要求。在西方国家还强调,若患者需要,还应提供非主流的另类医学(alternative medicine)的服务。对于我

国来说,则应充分利用中医中药进行疾病防治工作,尽可能满足患者的各种服务需求。努力建立长期稳定的伙伴式互动的医患关系,双方共担健康责任,注重培养居民的自我保健能力;坚持知情同意原则,共同确认治疗方案,在服务中体现个体化、人性化和艺术性的要求。

(4)注重患者安全,追求其整体的健康结局。满足患者需求和评价卫生服务的绩效其落脚点最终都在照顾对象的整体健康结局上。要求每时每事的服务必须与这一总体目标紧密联系起来,力求公平、及时、经济、有效地利用各种资源维护居民健康,减少临床危险事件的发生,预防早死,提高生命质量,使患者及其家庭满意。

(赵拥军)

第 3 节　以患者为中心的应诊过程及服务内容

以人为中心的应诊过程主要包括全面收集患者"三维"(生理、心理、社会)资料、做出临床判断与评价、医患协同制定处置计划、利用多方资源提供整体性服务等方面的内容。

一、全面收集患者的"三维"资料

(一)患者的背景

只有了解患者是一个怎样的人,才能正确理解患者主诉的症状和问题的性质,才能找到问题的真正原因,并从根本上解决患者的问题。

1. 个人背景　主要包括生理、心理、社会三个层面。生理层面包括患者的性别、年龄、健康与疾病状况等资料,这些可通过问病史、体格检查和实验室检查等获取,这部分资料的收集对任何医生而言都是很重要的,全科医生更关注这部分资料的宽广度与相互联系,而专科医生更追求资料的纵深度;心理层面主要涉及气质与性格、需要与动机、情绪与压力等;社会层面包括患者的经济、文化、宗教、职业、地位、人际关系等。

2. 家庭背景　包括家庭的遗传问题、生活习惯、价值观念、家庭成员之间的相互关系、家庭的结构与功能、家庭生活周期、家庭资源与压力事件等。这些对患者的健康均会产生不同程度的影响,如交通意外伤害的患者可能最近正在闹离婚,使其整日

心事重重,神情恍惚,从而酿成此次车祸伤害。可见,有时真正的患者或病因也许并不是目前的就诊者或表现出来的原因。

3. 社区背景　指患者所居住社区的文化习俗、环境状况、健康相关资源、健康意识、服务网络和管理制度等因素对患者及其家庭成员的健康与疾病的影响。

4. 社会背景　包括社会政治制度、经济状况、人际关系、社会支持网络、社会保障制度、社会价值观念等方面。

当然,要全面深入了解上述背景资料,仅靠一次就诊往往是不够的,这就要求全科医生在与患者及其家庭建立起良好关系的基础上,通过连续性服务和不断积累更新的健康档案来获取。同时,关键要让患者明白,医生掌握这些背景资料对于其更好地理解与解决患者的健康问题具有十分重要的意义。

(二)患者的问题

为清楚、准确地描述患者的问题,应了解疾病、病患和患病这三个词的不同含义。疾病(disease)是医学术语,指一种有生物学机制的、生理的或心理的功能障碍,这种生物学的异常情况通常可以用体格检查、化验或其他特殊检查给予判断。疾患(illness)是患者对患病的认识,既包括疾病,也包括患者的自我感觉和判断,如疼痛等所有不适的感觉以及担忧、不便或失落,还要将其置于个人的生活、家庭、社区和社会背景中来考虑。患病(sickness)是指一种社会地位,即他人(社会)知道此人现处于不健康状态。"患病"状态下,本人可能有病,也可能是装病。所以,这三种情况可以是单独、同时或交替存在的。

全科医师还应当具有三种眼光:用"显微镜"检查患者身体器官上可能的病灶;用"肉眼"审视目前的患者,了解其患病的体验;还要用"望远镜"观察患者的社会背景。这样,全科医师就具有"立体的"或"全方位"的思维方式,并将这种思维方式与患者的需求联系在一起。例如,一个70岁的男患者,因"排尿不畅"而就诊。对于一个全科医生来说,一方面他要通过问病史,腹部、神经系统、泌尿生殖系统的体格检查和尿液分析、超声检查等判断出现这一问题的原因;另一方面,他还要弄清楚患者有什么担心,给患者一个机会提出问题,患者可能一直在考虑"我会得了什么严重的疾病吗"、"我必须住院吗"、"我需要手术吗"等问题。而且全科医生还应

该知道患者的家庭情况,想到"有人照顾他吗"、"他的经济条件如何"、"他的家人会有什么担心"等问题,然后有针对性地提供患者所需要的医疗照顾。

(三)患者的患病体验

患者的患病体验(illness experience)是指患者经历疾患的主观感受,包括不适、痛苦、功能障碍等,特别是患重病后可能会有力不从心、孤独依赖、恐惧焦虑、恋生或厌世等感觉。患者多被一种患病的特殊体验所困扰,尽管这种感受常带有经验的与主观的色彩,但确实是健康人难以体验的。对医生来说,疾患可能只是一种疾病概念而已,而对患者而言,则是一种深刻、痛苦难熬的体验。

患者的患病体验与感受是很复杂的,虽具有一定的普遍性,但更要注意其个性化的表现,常因人、因病、因时而异。患者的患病体验与感受可有躯体、精神和社会三方面的表现,三者间是紧密联系、相互作用的。

1. 躯体与精神上的感受　患者生理上的疼痛、不适、功能障碍等与心理上的紧张、恐惧、焦虑、失落等是互为因果、相互影响的。患病体验与疾患的严重性并不一定成正比,个体对症状与不适的反应(阈值)也是不同的。所以,有时找不到躯体问题的证据时,盲目否认其疾患和痛苦的存在是不对的,如心源性疾病可引起躯体症状。另外,严重疾患有时可令患者丧失理性而出现暴躁易怒等表现;一些慢性退行性疾病或恶性肿瘤患者可有一种被抛弃感或与世隔离感;而癫痫、性病、艾滋病等患者又会有种羞耻感。遇到这些情况时,我们的职责

不是责怪他们,而是要理解他们,想办法化解他们内心的不安,要给他们更多的爱护。

2. 心理、社会方面的感受　全科医生需要了解疾患对患者到底意味着什么? 患者都有其不同的社会角色,而疾病又会影响其社会角色的正常功能,这更加剧其心理的紧张与焦虑。"心脏病后我能重新回去工作吗"、"我的病会传染给家人吗"、"乳腺切除术后我丈夫还会爱我吗",在一些特殊情况下,甚至带来严重后果,例如骨折对于办公室工作人员的影响远不如职业运动员,后者的职业生涯可能就此终结。

因此,医生在让患者了解疾病知识的同时,自己更应该了解患者的患病体验,并给予必要的解释与支持。只有这样,双方才能达成共识和谅解。

(四)患者的行为及其健康信念模式

患者的行为包括其患病行为、就医行为与遵医行为等,多与患者的健康信念模式直接相关。所谓健康信息模式,是人们对自己健康的价值观念,反映了人们对自身健康的关心程度,主要涉及就医行为的价值和可能性。这一模式具有两个主要变量:一是对疾病威胁的感受,包括疾病对人危害程度(严重性)及个人被侵犯的可能性(易感性);二是对防治与保健行为带来利益的认识。该模式(图4-1)的基本假设是,如果认为某个特定疾病对某人的威胁很大,而采取就医行为所产生的效益很高,则该人就可能就医,以获取适当的预防或治疗等照顾;反之,则可能不会就医。这两个变量又会受到一些因素(包括个体背景:生理、心理、社会的;外界提

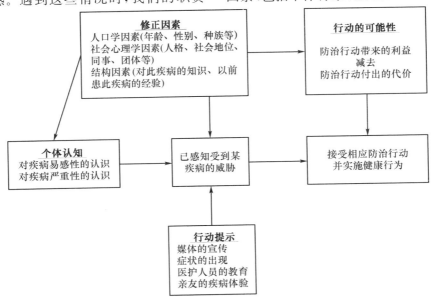

图 4-1　健康信念模式图

示:来自传媒、亲友、医生)的影响。因此,医生应该了解患者对自身健康的关心程度,及其对有关疾病严重性和易感性等问题的认识程度(包括认识是否正确)。患者对就医的效益有何考虑?是否正确?这些想法不但会影响其就医行为,而且对其遵医行为和疾病的预后都有重要的影响。

全科医生只有了解患者的健康信念模式,才能从中发现可能存在的问题并予以引导与纠正,帮助改善其健康信念模式,从而产生正确的健康行为,减少那些因健康信念偏差所致的过多或过少就医,以及不遵医嘱的行为。

患者的患病行为(illness behavior)取决于患者对疾患的理解,这与患者的生活与文化背景、个性特征、健康信念模式、疾病因果观、占主导地位的需要层次和生活目的有关。一个经济状况很差的人患了绝症,往往表现为不愿意再接受任何治疗;一个经济状况好又享受公费医疗的中年知识分子得了绝症,这意味着其宏伟的人生计划受到重挫,患者希望在有限的时间里能最大限度地体现自己的人生价值,因而在积极配合治疗的同时,可能对工作表现出极大的欲望。人总是依赖生活的意义而活着的,如果已经丧失了生活的全部意义,个人对健康就会采取漠不关心的态度。实际上,如果我们完整地了解患者,那就不难理解疾患对患者所包含的意义以及随后出现的患病行为。

当然疾患对患者生活的影响往往是多方面的,可包括:①造成了经济拮据。②正常的活动被限制。③搅乱了生活规律。④威胁机体的完整性。⑤威胁个人的生命。⑥导致一种关系的破裂,如恋爱、婚姻、工作关系等。⑦导致生活意义的丢失。⑧打断了正在执行的重要计划。

(五)患者对医生的期望

患者为什么会来看病?其就诊的目的与期望是什么?McWhinney 在《超越诊断》一书中,详细描述了促使患者就诊的 7 个主要原因。

1. 身体不适难以忍受 患者对疾病引起的疼痛、不适或某些能力丧失等达到了无法忍受的程度而来就诊。这大多属于急性或严重的躯体疾病,此时尽快解除痛苦就是患者的最大需要。

2. 焦虑达到极限 患者对疾病引起的痛苦、不适或能力丧失尚能忍受,但对症状或疾病的意义产生了误解,引起严重的焦虑反应,迫使其寻求医生的帮助。有时患者会直接提出所担忧的问题,希望得到医生的解释。在多数情况下,患者会过分强调其痛苦的体验及症状的意义,却缺乏相应客观的证据,这间接反映了患者的严重焦虑。

3. 信号行为 患者认为发现了一些可能与疾病有关的信息(症状或体征),希望与医生一起讨论或做出诊断。这不仅与患者的医疗知识和健康信念有关,也取决于医疗服务的方便与否。

4. 出于管理上的原因 如就业前体检、开病假条与医疗证明,以及提供民事纠纷的有关医疗信息等。

5. 机会性就医 患者仅仅因其他原因有机会接触医生,而顺便提及自己的某些症状。机会性就医常可以发现一些早期的疾病。

6. 周期性健康体检 出于周期性健康检查或预防、保健的目的,并无任何不适。

7. 随访 患者应全科医生的预约而就诊,主要是一些慢性病患者。

患者对医生的期望是不尽相同的,但大体上可分为两类:

1. 共性的期望 是患者大多具有的期望,如:①对医生医德和服务态度的期望。②患者期望医生能站在自己利益的立场上处理问题。③对医生的医疗技术和能力的期望。④患者对就诊结果的期望。

2. 个性的期望 指患者带有个性特征的期望,或在特定背景、特殊情况下的患者期望,如:①延长病休时间或证明自己健康无病的期望。②欲利用某些卫生资源的期望。③对某些医生的特殊要求。④对医疗机构的某些特殊期望等。

按照美国人本主义心理学家马斯洛(Abraham H. Maslow)的需要层次理论,人的需要呈金字塔形,由低级到高级可分成 5 个层次:生理的需要、安全的需要、社交需要(包括情感归属和爱的需要)、自尊的需要、自我实现的需要。低层次的需要属于基本需要,满足后再逐渐产生高一级的需要。患者在达到基本的生理和安全需要后,还有哪些需要则根据其对自己定位、自己所处的情景不同而不同,应对每个患者的具体需要进行深入分析,正确地适时地加以满足。

(六)详尽、全面、客观、准确地采集病史并了解相关的背景资料

1. 用心倾听,并适时进行确认与反馈 聆听患者的主诉是医生给患者的最初印象,而诉说对患者来说是一种求助性的行为,具有放松和治疗的作用。如果不在意患者的诉说,或无故终止其诉说,

不仅会影响对患者病情的深入了解,而且也使患者对医生产生不满。在患者诉说的时候,要用亲切、同情的目光适当地注视患者,要以关心的表情全神贯注地倾听,而且要有适当的反馈,重要的内容请其说得详细点,结论性的话要加以重复与确认。

2. 开放式的引导　当医生把注意力集中于所假设的疾病上时,就会采用封闭式的问诊方式,例如:你头痛不痛? 大便好不好? 是否有咳嗽等。这种问诊往往有明确的对象和目的,患者的回答多为是或否等。封闭式的问诊易受先入为主的影响而诱导患者,使患者的诉说局限在医生感兴趣的问题上,因而有可能遗漏一些重要的线索,同时,亦忽视了患者的主观需要。为了详尽、全面、客观、准确地采集病史并了解相关的背景资料,全科医生应先采用开放式引导的方法,待患者的问题诉说清楚并集中到某几种假说后,再适当地运用封闭式的问诊方式逐步加以鉴别。

开放式的引导可使患者把自己要讲的话讲完,充分表述其对疾病的印象、感觉、体验和担心。同时,也鼓励患者发表自己的意见和看法。开放式的引导问语常涉及以下几个方面:

(1) 问题发生的自然过程:"请你告诉我问题是怎么发生的?"

(2) 问题所涉及的范围:"你认为问题与哪些因素有关?"

(3) 患者的疾病因果观和健康信念模式:"你认为问题是怎么回事?""你觉得问题严重吗?"

(4) 患者对医生的期望和患者的需要:"你希望医生为你做些什么?""你最希望解决的问题是什么?"等。

全科医生通过开放式问诊可以获得尽可能完整的较为客观的病史,可留给自己思考与梳理病史的机会和时间,有助于从患者和疾病这两个范畴构建病患框架并促进患者参与模式的建立,进而更有效地准确地进行诊断分析。

在培养医生接诊患者和与其交流技能方面,国外许多国家的一些医学院校常采用 Kurtz 等人所提出的《卡尔加里-剑桥观察指南》(Calgary-Cambridge observation guide)这一工具来评价受训学员的实际能力。该工具是由 5 个方面的 55 个条目组成的列表,其一级和二级评价框架如下。

1. 启动应诊
(1) 初步建立融洽关系。
(2) 识别患者就诊的原因。

2. 采集信息
(1) 问题的探索 。
(2) 了解患者的看法。
(3) 提供应诊框架。

3. 建立医患关系
(1) 发展和谐关系。
(2) 患者参与。

4. 解释与计划
(1) 提供适当数量和类型的信息。
(2) 帮助患者准确记忆和理解。
(3) 取得共同的认识:纳入患者的看法。
(4) 临床计划方案:共同决策。

5. 结束接诊过程　可以根据国情借鉴此工具设计培训学生的接诊与交流的技能标准与评估方法。该观察指南详见附录。

(七)全科医生对心理社会资料的收集

有关这类资料,全科医生可借助 BATHE 及 SOAP 问诊方式获得。1986 年,Stuart 和 Lieberman 提出了 BATHE 和 SOAP(to BATHE)的问诊及记录格式。

1. BATHE 问诊方式　这是一种开放式问诊,适宜于全科医生,其格式如下:

B(background):背景,即了解患者的就医背景、患者的心理状况和社会因素等。医生最常问的问题是:"最近你的自我感觉怎么样"、"最近家里情况怎么样"、"最近家里有什么事吗"、"从你觉得不舒服到现在,你的生活有所变化吗"等。

A(affect):情感,即询问了解患者的情绪、情感及其变化。医生常问的问题有:"你觉得家庭生活如何"、"对家庭生活有何感受"、"最近工作、学习情况怎样"等。

T(trouble):烦恼,即主要了解现患问题对患者带来的影响。医生常提的问题是:"你最近的烦恼有哪些"、"您最忧虑的是什么"、"您觉得这些问题对您意味着什么"等。

H(handling):处理,即了解患者的自我管理能力。医生会经常问以下问题:"您打算如何处理这个问题"、"您是怎样处理这一问题的"、"您的家人在处理这一问题时能给您怎样的支持"、"您的同事能给您哪些帮助"等。

E(empathy):换位体验,即移情,也就是对患者的痛苦和不幸表示理解和同情,从而使患者感觉到医生对他的理解、支持和关心。医生常对患者表示真心同情和理解:"是的,您可真不容易啊"、"是的,换了谁都会这样"、"是的,要那样做的确很难"等。

BATHE问诊的语言很朴素,但正是通过这些朴实无华的问诊语言,医生就可以很快了解患者的背景、问题产生的原因,并给了患者以心灵上的抚慰和支持。BATHE问诊使患者能充分敞开心扉,医患交流非常深入,并使全科诊疗服务更为有效。

2. SOAP(to BATHE)问诊方式 该种问诊方式主要用来缓解患者的心理压力和社会压力,最终也能达到 BATHE 问诊的目的。BATHE 问诊和 SOAP(to BATHE)问诊常结合使用,使问诊更体现以人为中心的照顾模式的优点。

S(support):支持,即医生把患者的问题尽量普通化、正常化,以免引起患者的过分恐惧或对解决问题丧失信心。

医生常会对患者说:"其实您的病也算不了什么大病"、"好多人都会遇到像您这样的麻烦"、"您打算从何处入手来处理这一问题呢"等。

O(objectivity):客观,即医生科学地、客观地看待患者的问题,医生须保持适当的职业界限和自控,鼓励患者认清问题的现实性,引导患者客观地对待现实问题,并充分了解他们对问题的担忧,最终医生要给予患者克服解决问题的希望。

医生常会说:"不要紧,我们一起想办法,问题总会解决的"、"别担心,会有解决办法的"、"最糟糕的结果又能会是什么呢? 请相信我"等。

A(acceptance):接受,即鼓励患者接受现患问题和其他现实,对这些现患问题或其他问题不做出判断,但医生要帮助患者树立起对自身、对家人的乐观态度。

医生常说的话是:"对自己不要太苛刻,你已经做得够好的了"、"我们对此完全可以理解"、"没什么大不了的,办法总比困难多"等。

P(present focus):关注现在,即鼓励患者关注眼前,不要一味悲叹过去,也不要担心将来,要做好现在应该做的每一件事。

医生常会说:"如果坚持下去,会有收获的"、"如果换个方式,结果会不会更好些呢"等。

二、做出临床判断与评价

在以人为中心的健康照顾模式中,为患者做出生物医学的评价并着手解决患者的躯体问题是全科医生的一个首要任务。绝大多数到全科医生这里来的患者都是因为某种躯体问题,比如血压高、腹泻、发热、咳嗽、外伤等。全科医生应具备全面的、综合的、更新的医学知识和医学技能,治愈患者的疾病或解除患者的躯体症状是为患者提供全人健康照顾的一个基本前提。即使一个躯体症状看上去很可能是由"心理因素"引起的,全科医生首要的任务还是要先排除躯体的问题。比如一个诉说"胸前区疼痛"的妇女到全科医生这里来看病,她看上去很抑郁,而且她也提到工作和家庭的种种压力,全科医生虽然认为问题很有可能是心理、社会因素等引起,而不是一个器质性的躯体病变,但全科医生首要做的还是心电图等辅助检查以排除心脏病等器质性病变。

全科医生在完成生物医学评价后,还应关注患者的心理需求与社会状况,进行一个心理社会评价。患者的心理状态如焦虑,生活中发生的事件如生活压力,家庭和工作中的问题以及社会动荡变化等对患者的影响与组织、器官的器质性变化对患者的影响一样大,恰当的心理社会评价是全科医生提供全人照顾的一个重要方面。

三、患者参与临床决策

在对患者问题的性质、原因等进行基本判断与评估的基础上,医患双方需要经过协商与讨论,共同制订处置计划,确定健康目标。在传统的生物医学模式指导下,医生是医疗的决策者,患者只得听凭医生的处置。以人为中心的观点认为健康具有相对性,健康目标的设定也应该有多种选择性。设定健康目标与处理计划时,必须衡量每位患者具体的客观需要和主观愿望,因为对某个人来说是最佳的健康目标,不一定适合于另一个人。

随着社会、经济、文化的发展,健康教育知识的普及,患者的健康意识和有关的医学知识也在不断提高与增长,而且患者也是健康目标与处置计划实施的唯一体验者与主要执行者,所以,如果没有患者的参与和认同,再好的健康目标与处置计划也难以成功实施。

很多患者把全科医生看做他们的代言人与权益维护者,故医生必须把患者的利益放在第一位,做出符合患者利益的决策。如果一个患者家境贫寒,就要权衡某种治疗方案对患者和家庭所引起的连锁后果,应力求选择最便宜、最可靠、最方便、最符合患者经济利益的治疗方案,并慎重考虑治疗结果与其不良反应的利弊关系。

四、利用多方资源提供整体性服务

患者的照顾常涉及许多学科的服务,需要医疗卫生服务系统提供防治结合的整体性服务。为此,当全科医生仅靠自己的力量已无法满足患者的需要时,要为患者协调利用多方资源。根据患者全人照顾的需要,首先应依靠团队内部的力量,当需要专科服务时,要从已构建的外部多学科团队中选择适当的专科医生,适时提供转诊服务。

由于医学专科越分越细,许多医院的科室也越分越多,就是内科医生也已缺乏整体内科的知识,只能在本亚科领域提供服务。由此,医疗服务被肢解成许多的碎块,各自画地为牢,出现各种裂隙甚至鸿沟,还造成医生的知识面过窄,以致漏诊、误诊事故频发,且患者常被推来推去而茫然不知所措。全科医生要弥补这种不利于患者就医和诊治的局面。

提供整体服务不能只限于主流医学,根据本人的意愿,必要时还要提供另类医学、传统医学的照顾。对于我国来说,要充分发挥中医药的作用。整体性是中医区别于西医的基本特性之一,中医学的整体观念,不仅是一个单纯的医学概念,而且蕴涵丰富的哲理理念。中医不但强调人体组织结构的内在整体联系,而且强调了人体与自然界天人合一、和谐适应与良性互动,这对我们提供整体性服务是很有帮助的。

(赵拥军 崔树起)

第4节 以患者为中心的四项应诊任务

一、确认并处理现患问题

确认并处理现患问题是全科医生在应诊时的主要任务。根据生物-心理-社会医学模式,1984年,McWhinney 和他的同事提出了一种改革的临床方法——"以患者为中心临床应诊",以区别于传统的仅从医生的角度、根据疾病和病理来解释患者病患的"以医生为中心"的方法。在收集到患者所陈述的问题后,医生要从疾病本身(disease framework-doctor's agenda)和患者(illness framework-patient' agenda)两个方向开始探究。一方面,全科医生要通过症状、体征和辅助检查等考虑疾病诊断和鉴别诊断,即生物医学诊断;另一方面,要从心理、社会的多角度和多层面分析患者的问题,不能忽视心理、社会因素对人类健康的影响。然后,综合这两方面的发现,以患者能够理解和接受的语言向患者解释病情,说明处理方案,了解患者的看法,与患者达成共识,协商、调整处理计划的细节并鼓励其对实施处理计划承担适当的责任,成为医生的"搭档",承担起自我管理的责任。参见图 4-2(Stewart and Roter:Disease-Illness model)。

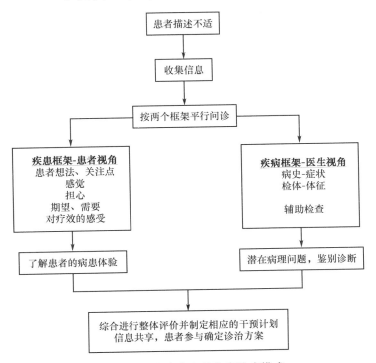

图 4-2 以人为中心的临床诊疗模式

全科医生在处理现患问题时,只有从患者和疾病两个角度着手,才会真正高质量地解决"患者"的问题,给患者提供全人模式的照顾。FIFE 提问模式从情绪、想法、机体功能和期望 4 个方面来评估一个患者的患病感受。

1. F＝feelings 由疾病产生的情绪,尤其是畏惧,有时人们会把他们的恐惧感藏在心里,不告诉医生。

(1) 你最担心的是什么?

(2) 你现在有任何明确的恐惧或担忧的事吗?

(3) 我想你得了这个病后会有许多不同的感受吧?

2. I＝ideas 对病况的了解和想法。

(1) 你了解你的病情吗?

(2) 你知道这个疼痛等不适症状说明什么吗?

(3) 你知道引起这种疾病的原因是什么吗?

3. F＝functioning 疾病对每日生活的影响及功能调适。

(1) 你的疾病对你每日的生活产生怎样的影响?

(2) 由于这种病你不得不放弃什么?

(3) 你现在生活的目标是什么?这种疾病如何影响你的这些目标?

(4) 这种疾病如何影响你生活中重要的人?

4. E＝expectations 对医生的期望和对疾病影响的预见。

(1) 你希望我今天能帮助你什么?

(2) 你期望医生应该如何帮助你?

(3) 你希望这个治疗能帮你解决什么?

(4) 你预料伴随这种疾病可能会发生什么?

全科医生在生物-心理-社会医学模式指导下,确认现患问题的性质及有关心理社会背景之后,要针对患者的具体情况和现患问题的特性制定一个科学合理的处理方案和计划,征得患者同意后予以实施,及时评价实施效果并进行相应的处理。

由于全科医生对现患问题的处理是整体性的、系统性的,并不是单纯从疾病角度出发,没有忽略患者的心理需求和社会功能方面的照顾,所以在确认和处理现患问题时,患者的依从性、遵医率及对全科医生的信任度和满意度都是非常高的。

二、连续性问题的管理

(一)在确认现患问题并制定实施处理方案后,全科医生应对现患问题实施连续性管理

所谓连续性管理就是指在时间上的不间断性管理。连续性管理主要体现在:一是对患者行为生活方式的管理,尤其是与现患问题关系密切的不良行为生活方式的管理,例如,现患问题以原发性高血压病为主的患者,全科医生在完成及时的高血压诊断治疗的同时,应教育劝解患者及其家人控制或减少对食盐的摄入;二是患者心理状态的管理,不良心理状态是构成现患问题的重要因素,也是长期连续性管理的主要内容,例如,原发性高血压患者,在进行管理时,应教育患者保持愉快、轻松和谐的心态;三是注重社会功能方面的长期管理,例如,因现患问题引起患者的休工休学、社会或家庭角色功能的缺失等方面的管理。

有些现患问题尤其是慢性病并非一次短暂的诊治或处理既能解决所有问题,需要长期的、连续性的管理。这种连续性的管理可以覆盖患者的各个生活时期,也可以贯穿于患者的一生。

全科医生对患者的健康负有长期、全面的责任,他还必须警惕暂时性问题对长期性问题的影响。如患者以感冒就诊,要考虑它是否会影响其原有的糖尿病、高血压或哮喘的发作加重?其慢性问题是否得到了规范化管理?其症状和体征乃至并发症是否得到了有效的控制?因病导致的生活、心理及社会压力是否已经适应或缓解?即使患者没有提出任何要求,医生也不应忘记自己在这方面的责任,利用每次应诊的机会对其慢性问题进行适当的检查与评价。对于不熟悉的患者,可利用病历记录查找有关记载。这种管理将会有效地提高患者对医生的信任与合作程度,并改善慢性病的管理状况。

(二)对慢性病与老年病的连续管理

慢性病的定义:由于长期的、低强度的暴露所造成累积作用,使机体发生持久性、甚至不能逆转的病理损害,一般病程在三个月以上的均可称为慢性病。根据 2005 年 WHO 提出的《慢性病创新照护》,慢性病可分类为:

1. 非传染病 恶性肿瘤;高血压、冠心病、风湿性心脏病;COPD、哮喘;糖尿病、骨质疏松症、痛

风、甲亢;尿毒症、类风湿性关节炎、系统性红斑狼疮、再生障碍性贫血;股骨头坏死;帕金森综合征、痴呆;遗传性疾病等。

2. 迁延性传染病 慢性病毒性肝炎、肺结核、艾滋病、血吸虫病等。

3. 长期的精神疾患 抑郁症、精神分裂症等。

4. 进行性的身体/结构损伤 失明、截肢等身体残疾;多种原因造成的持续疼痛;慢性职业病,如矽肺、化学中毒等。

慢性病、老年病是社区常见问题,必须长期连续地得到系统的规范管理。这些病通常是无法根治的,全科医生应努力控制疾病的症状和进程,尽力提高患者的生命质量,维护其躯体上、精神上和社会交往上相对的最佳功能状态。慢性病管理强调患者在管理中的主动地位,全科医生能够系统、有效地对社区慢性病进行管理与评价。慢病管理强调居民健康教育和不良生活习惯的行为干预。

管理过程中要明确:①慢性病是否得到了规范管理和有效控制,主要慢性病的管理率、控制率、危险事件发生率、复发率、再住院率以及致残率、死亡率等管理指标有否改善。②处理暂时性问题时应充分考虑与慢性病的双向影响。③临终关怀与姑息治疗应纳入慢性病和老年病的管理工作中。

(三)以人为中心照顾的常用工具——COOP/WONCA 功能状态量表

为了衡量患者的健康或功能状态,使医疗照顾更为完善、有效,1987～1988 年,世界家庭医生组织(WONCA)分类委员会和科研委员会合作,在美国 Dartmouth 医学院研制的 COOP 量表的基础上形成了 COOP/WONCA 功能状态量表,该量表从 7 个方面让患者对过去 2 周内(其中疼痛为过去 4 周内)的功能进行自我评价(表 4-1)。

表 4-1 COOP/WONCA 功能状态量表

体能	你能承受下列何种运动量并持续 2 分钟以上?
	很大运动量:快跑 大运动量:慢跑 中等运动量:快步行走
	小运动量:中速行走 很小运动量:慢走或不能行走
情绪	你有没有受情绪的困扰,如焦虑、烦躁、抑郁、消沉或悲哀?
	完全没有 轻微 中度 严重 非常严重
日常活动	你的身心健康问题对日常生活或工作造成了多大的困难?
	无困难 轻微困难 有些困难 很困难 做不了
社交活动	你的身心健康问题有没有限制你和家人、朋友、邻居或团体间的交往活动?
	无限制 轻微限制 有些限制 很大限制 极其严重
健康状况	和 2 周前相比,你现在的健康状况是:
	好得多 好一点 大致一样 稍差一点 差很多
整体健康	你的整体健康状况是:
	非常好 很好 还好 不太好 很差
疼痛	在过去 4 周内,你常感到身体上有多大程度的疼痛?
	无 很轻微 轻微 中度 严重

该量表简短、便于操作,并能反映一个人整体的功能现况和生存质量,使全科医生从多维的角度获得了评价患者健康的第一手资料并有利于促进医患互动。

三、适时提供预防性照顾

将临床预防服务与医疗实践相结合是全科医生所面临的另一个挑战。全科医生接诊每一位患者时必须体现预防观念,利用各种与患者接触的机会提供预防服务。医生可以在处理现患问题的同时,根据三级预防的要求,适时地向患者,特别是处于某种健康危险(如特殊生物及社会环境、特定年龄段、特殊人格及心理状态,或特殊历史时期)中的患者提供预防保健服务。例如,给老年慢性病患者进行流感疫苗、肺炎疫苗注射,给育龄妇女做宫颈刮片病理学检查,给 10 岁以上的所有就诊者测量血压,对绝经期妇女进行骨质疏松的评定等。

研究发现,最容易使一个人改变其不良行为方式的时机是其患病时。例如,一位 30 岁的家庭主妇在弯腰抱起一个 3 岁的孩子时感到腰背部疼痛,第二天疼痛越来越重,以至于她不得不把孩子交给丈夫而去全科医生诊所看病。回顾她的医疗记录,医生发现她的主要健康危险因素就是她的体重,她身高 1.65 米,而体重已经达到 80 公斤,且很少运动。体格检查表明,她右侧腰部、脊柱侧面肌群有触痛,但神经检查正常,而且直腿抬高试验结果阴性。这种情况在全科医生诊所是很常见的情况,诊断很容易,其腰背部出现了功能性损伤,解决这个症状可能要用保守治疗。在这次就诊过程中,需要讨论的重要问题包括:第一,医生应与其探讨治疗的方案,可能包括休息、冷敷和止痛药。第二,医生应告诉她提起重物时的正确姿势及正确抱孩子的姿势等,以减少将来腰背部损伤的可能性。医生还应提供给她这方面相应的健康教育资料以及保健建议。另一个需要与患者着重讨论的是她的体重和她腰背部疼痛的关系,她的体重增加了发生腰背部损伤的可能性,劝导患者接受减肥计划。这种一有机会就进行的预防性教育会维护患者的全面健康。全科医生应抓住患者每次就诊机会,进行有关饮食、锻炼、戒烟、限制饮酒等问题的教育,以减少健康危险因素。

四、关注并改善患者的求医、遵医行为

(一)改善患者的求医行为

求医行为是指人们感到不适或觉察到自己可能有某种疾患时,寻求医疗帮助的行为。一般情况下,人们感到有病就会求医,但在现实生活中,由于受到种种原因的影响或干扰,事实并不一定如此。我们也经常会遇到一些已明显患病的人却不表现出求医行为,而另一些确实没病或仅有小恙的人却表现出经常性的求医行为。这种求医过少或过多的现象都不利于患者的健康,全科医生应加以指导和教育。要使患者充分认识疾病性质,合理解决就医困难,知道应该做什么、不该做什么。

1. 求医行为产生的原因　一般而言,患者为满足生理需要、心理需要、社会需要(如传染病)而产生求医行为。根据求医行为是由谁做出的,可将求医行为分为三类。①主动求医行为。②被动求医行为(如幼儿患者、处于休克、昏迷中的患者)。③强制求医行为(按照法律、法规、卫生管理条例的要求)。

2. 影响求医行为的因素

(1)患者对疾病及疾病原因的认识:处于不同社会环境、不同经济状况、享受不同医疗保险政策或待遇、不同文化背景的患者对同一疾病的看法不尽相同,因而造成其求医行为上的差异明显。

(2)患者对疾病症状的理解和判断:主要是对疾病症状出现的频度、症状的轻重以及该疾病可能导致后果的严重性等的认识。

(3)不同年龄的影响:一般而言,婴幼儿和老年人的健康问题多,求医率比较高;青壮年是人的一生中精力最充沛、抗病能力最强的时期,因此,他们的求医行为相对较少。

(4)社会经济地位对求医行为的影响:收入多、社会地位高的人一般更关心自己的健康,并且也有条件求医,所以卫生服务的利用率较高。

(5)文化教育程度的影响:一般来说,文化水平较高的人能更多地懂得疾病带来的危害,意识到防治疾病的重要性,可能求医率较文化程度低的人高。

(6)医疗服务方面的因素:医疗费用负担形式及费用、医生的治疗水平、服务态度、医疗机构距离的远近等都会影响求医行为。

(二)改善患者的遵医行为

遵医行为或称依从性(compliance)是指患者对医护人员的建议、要求遵守的程度,它包括服药、按预约复诊、执行推荐的预防干预措施,例如饮食、运动、戒烟、限酒等生活方式的改变等。遵医行为在全科医疗服务中是一个十分关键的指标和管理环节,若在此环节失控,社区的长期综合性健康管理与慢性病控制就会成为空谈。

在临床实践中,由于种种原因经常出现患者不遵医嘱的行为。资料显示约有 40%~50% 的糖尿病患者和 40% 的高血压患者没有按照医嘱用药。1993 年,WHO 的有关总结报告指出,20%~50% 的患者并不遵照医嘱定期复诊,25%~60% 的患者不按时按量服药。作为一个医生应清楚导致患者不遵医嘱的原因,进而改进患者的遵医行为。

以人为中心的全科医疗要求全科医生在每一次接待患者的过程中,都要把关注并改善患者的求医、遵医行为作为应诊必须的内容之一。当然,在一次就诊中完成上述所有四方面的内容有时也是不现实的,通常的情况是根据患者的需求着重解决某一方面的问题,然后另预约一个时间谈其他问题。

1. 遵医行为的影响因素

(1)患者知识不足:患者对于医生的干预措施不理解、误解常导致用药中断、用药不足或用药过量。医生对此应加强教育。

(2)患者健康信念问题:患者健康信念不正确

会造成遵守医嘱的动力不足,医生应帮助患者激发遵守治疗计划的动机,并和患者一起设定治疗目标,明确患者自己应承担的责任。

(3) 药物处方的特性:服药次数多易忘记,药物毒副作用大患者难以承受,复杂、不便或需要改变患者生活方式的处方亦很难被接受。医生在选择药物及其剂量、剂型时,需要根据患者的情况进行调剂,确需患者忍受一定痛苦时要说明其重要意义和有关对策。

(4) 经济状况和人际支持:患者经济承受能力的强弱直接影响到治疗方案的选择;在慢性病或重病的治疗管理中,家庭和亲友在情绪上、信息上、人力物力上、生活方式或家庭环境改善上的支持也是非常重要的。全科医生在这方面要发挥自己的长处,有针对性地具体解决患者的问题。

(5) 医患关系和医疗照顾方式:良好的医患关系和平等互动的管理机制,能有效地加强患者的参与意识和遵医行为。为此,应促进医患的沟通、交流与合作。

现将影响患者遵医行为的加强因素和减弱因素归纳在表 4-2 中。

表 4-2　影响患者遵医行为的因素

加强因素	对医生的应诊和处理满意
	医患交流清楚、直接、全面,医患关系密切
	战胜疾病的动力充足
	无经济障碍问题
	家庭支持有力
减弱因素	对病程进展或用药方法的误解
	动力不足:不恰当的健康信念所致
	用药剂量大、次数多或不良反应问题
	经济上难以承受
	不满意医生的应诊(接诊时间过短或缺少)
	医患间关系紧张
	缺少家庭支持
	团队成员间目标不一致,与患者沟通不良

2. 改善遵医行为的策略

(1) 医务人员方面:应努力提高自身素质,取信于患者,与患者建立良好的医患关系,关心并督促患者遵从医嘱。医务人员应从各个方面提高自身的业务素质和医德水平,增加患者对他们的信任和满意程度,尊重、关心患者,和患者共商治疗方案和用药计划。改善医患关系,在治疗措施上由患者被动顺从改为医患共同参与、相互合作。医生开处方时要注意主次分明,尽量使用疗效显著、不良反

应小、容易服用的药物,少开辅助性的一般药物,避免患者服错药或省略服药等不遵医行为的发生。

(2) 患者方面:给予耐心解释,采取必要的方法和手段加深对医嘱的理解与记忆,提高他们执行医嘱的能力。首先要提高患者的认知水平,明确告知他们医嘱的主要内容以及不遵医可能带来的危险后果,重要内容必须强调 2～3 遍;其次,医嘱内容要尽量简单明了,通俗易懂,少用专业术语;第三,尽量使医嘱内容具体化,把药物名称、作用、服药次数详细告诉患者;第四,重要的较复杂的内容写在纸上,并让患者复述,以保证其正确理解。

(3) 医疗行政方面:检查该项工作实施情况和教育工作,注意保护患者权益。向医护人员提供医疗行为科学和人际交流训练,使医患间沟通顺畅。适当组织特定患者团体、小组活动(如恶性肿瘤患者沙龙、糖尿病患者俱乐部等),加强医患间的整体交流和患者的自我教育,通过患者间互相交流、互相支持可有效地促进遵医行为的改善。

(赵拥军)

第 5 节　患者管理

一、患者管理原则

患者管理具有高度的个体性和艺术性。全科医疗患者管理的基本原则包括:

1. 充分解释,适当引导　向患者详细说明病情、诊断及治疗的含义及预期后果,并取得同意;处理时考虑患者的个性与健康信念(价值取向),据此进行适当引导。

2. 鼓励患者承担自己的健康责任　通过有针对性的健康教育改善患者和家属自我保健的意识和能力,使其承担自己的健康责任。

3. 及时评价疗效、不良反应及费用,注重提高服务质量、效果　通过评价及时了解药物治疗的不良反应和成本,以及患者的医疗付费方式和经济条件,选择最有效、危害最小且较便宜的药物,并经常评价疗效以及有关的伦理学问题。

4. 合并使用非药物疗法　如改变不良的生活方式与行为,开展康复、营养、群体治疗活动等。

5. 协调利用各类资源提供整体服务　充分利用社区和家庭资源对患者进行督导和合理处置,根据需要协调利用专科服务和医院服务。

6. 尽可能减轻疾病对患者及其家庭的影响

管理过程中，应注意患者健康问题可能给本人与家庭带来的影响，尽力预防或解决这些问题等。

二、患者管理的基本技能

全科医疗的患者管理需要安慰、告诫、处方、转诊、实验诊断、观察和预防等多方面的基本技能做支撑，需要不断加强训练。这 7 个方面的英文字头是 RAPRIOP。

1. 安慰与解释（reassurance and explanation）

患者就诊时往往有不同程度的焦虑、担心，对自己的疾病诊断及预后的想法各式各样。医护人员应首先站在患者的立场上，换位（移情）理解患者的处境、心情，表现出对患者的同情，从医学和心理学角度给予医学信息支持，通过安慰、解释来消除患者的疑虑与担心，纠正患者不利于健康的态度、信念与认识。面临严重疾病时，做好此项工作更为重要，要让患者有信心同医生一道去战胜疾病。医生的解释和心理支持用语应是清晰的、审慎的、有科学依据的，针对患者对医学知识的了解程度和文化水平不同，采用相应深度的内容和适宜的方式及用语。做好此项工作则有赖于医生具有良好的医患交流能力，努力获取患者对医生的信任和对诊疗方案的理解与同意。研究证据表明，做好此项工作可以密切医患关系，取得患者合作，提高患者对服务的满意度以及医疗效果。

2. 告诫或建议（advice） 医护人员可以就有关患者健康的生物、心理、社会各方面的问题对其进行教育，提供经常性咨询服务，进行必要的健康行为干预。应向患者开出有关预防、干预、治疗及合理用药注意事项等医嘱。工作中要注意针对患者的具体情况提出切实可行的有效建议，要与时俱进依据最新的临床指南建议，不可泛泛而谈。告诉患者与其疾病有关的注意事项，什么是必须做或不能做的事情，但说话要留有余地。医护人员应苦练与患者协商解决问题的技巧。

3. 处方（prescription） 开药物处方是医生最基本的工作。全科医生开处方时要遵循国家的有关处方管理规定合理用药。20 世纪 90 年代以来，国际药学界给合理用药的定义是：以当代药物和疾病的系统知识和理论为基础，安全、有效、经济、适当地使用药物。适当用药的含义是：根据患者的实际情况选用药物和相应的剂量、时间、途径、疗程等正确可靠。我国全科医生可首选《国家基本药物目录》的药物，并参考 2009 年 2 月卫生部发布的《中国国家处方集（化学药品与生物制品卷）》等合理用药。

鉴于任何药物都具有两面性，既有治疗作用，又有不良反应，故必须遵循以下用药原则：少而精和个体化；明确用药目的，可用可不用的药物尽量不用；如需用药，能外用解决问题的不要口服，能口服不注射，能注射不输液。要高度注意特殊人群如老年人、小儿、妊娠期和哺乳期妇女等用药特点。对于具体疾病的合理用药可参考有关疾病的临床指南及药物说明书。还应注意药物治疗对疾病的进一步检查和诊断具有正面肯定和负面干扰的影响。

用药时应注意明确下述问题：①临床用药的目的是什么？是预防性的、对因治愈患者的药物治疗还是对症治疗？②有否充足证据证明该药确有疗效？③开药时注意比较使用该药物的利弊，不良反应可否耐受？费用可否承担？有否药物过敏问题？数种药物并用的相互作用问题？有否重复给药问题等？

医生有责任就用药问题对患者进行耐心细致的教育和解释，如为什么开此药物？药物的种类、费用如何？服药的剂量、次数与时间、用药疗程及途经、药物的预期效果如何？药物的禁忌证、可能的毒副作用及其临床表现是什么以及发生时怎么办？如何防止重复用药、过量用药？多种药物同步使用时的注意事项是什么？此外，还应对何时需要更换处方等问题进行指导。对重要的告知内容要确认患者已经清楚并记录在案，要求患者遇到严重的用药问题时，要立即停药并及时报告医生进行鉴别与处理。

应关注并经常监测患者使用药物的依从性和毒副作用如何？应用多种方法努力提高患者的依从性是保证疗效的关键。注意患者用同一种药物的疗程与总剂量，一则防止中毒，二则效果不明显或毒副作用不能耐受时及时换用其他药物。

4. 转诊（referral） 转诊与会诊是全科医生为了患者的健康协调，利用专科医生服务和医院服务的重要工作内容，要建立正规的转诊渠道并进行规范管理，逐步完善转诊指征和标准的建设，加强全科医生转诊能力的培养。转诊过程中应保持患者信息的完整记录和连续管理。转诊过程中对患者照顾的责任从全科医师转移给专科医师，要按照双向转诊的要求保持服务的连续性,不能中断照顾。有关更多内容详见下一节。

5. 实验室检查和其他辅助检查(investigation)

实验室检查或其他辅助检查的目的主要包括:①筛检疾病。②对医生的临床诊断假设进行验证,是在病史、物理检查和临床思维的基础上有针对性进行的疾病实验诊断。③对疾病进行确认或排除。④通过这类检查对患者的临床疗效进行评价。⑤临床准备或其他临床目的。⑥科学研究等。

我们要防止没有明确方向的、不适当的、过度地使用辅助检查。全科医生一般使用的是基本的、适宜在基层操作的检查项目,尤其要掌握和适时运用好望、闻、问、切和视、触、叩、听、嗅基本技能,较复杂或高科技检查项目需转诊到大医院检查。全科医师应能够判读并解释基本的检查项目,要注意任何检查项目都会有假阳性或假阴性结果;要尽可能选用费用相对低且灵敏度和特异度高的检查方法;有些检查对患者是有损伤的,因此要加以防范。

6. 观察(observation)**或随访**(follow up)   随访是由医生预约、患者认可的持续性观察,可在诊室或家中进行。随访需要追踪的健康问题有自限性问题、急重性问题、慢性健康问题和传染病、地方病随访等。随访的目的包括:①通过时间观察以明确诊断的需要。②回顾治疗方法是否得当、有效,患者是否痊愈。③检查患者遵从医嘱等情况。④慢性病管理中尽早识别是否有可能或已发生了并发症。⑤评价患者的生理、心理、社会功能状况并予以支持。⑥根据传染病防控、重点人群保健规范管理实施的有关随访。⑦根据患者具体情况制定的随访。⑧出于职业兴趣或研究的需要等。

7. 预防(prevention and health promotion)全科医生应按照三级预防的要求实施人群社区预防和临床个体预防工作,要体现防治结合、预防为主的工作方针。临床预防的工作内容包括临床咨询、患者教育、疾病风险评价、疾病筛检(特别是机会性筛检以及周期性健康检查)、免疫预防接种、化学预防(重点是药物预防)等。全科医师必须掌握临床预防的各项常用方法,具体内容请见有关章节。

(崔树起　高修银)

第6节　全科医疗中的转诊服务

以患者为中心就要全面满足患者的整体需要,仅有全科医师的服务是不够的,需要时要为患者协调利用专科医疗的服务,这就需要转诊服务。转诊服务是处理患者问题的基本措施之一,全科医师要修炼好转诊指征及时机的掌握等基本功。

一、转诊的概念

转诊(referral)是根据病情的需要而进行的上下级医院间、专科医院间或综合医院与专科医院间的转院诊治过程,转诊又有纵向转诊和横向转诊两种方式。纵向转诊,如下级医院对于超出本院诊治范围的患者或在本院确诊、治疗有困难的患者转至上级医院就医;反之,上级医院对病情得到控制后相对稳定的患者亦可视情况转至下级医院继续治疗。横向转诊,即综合医院可将患者转至同级专科医院治疗、专科医院也可将出现其他症状的患者转至同级综合医院处置;同样,不同的专科医院之间也可进行转诊活动。

双向转诊,主要指依据同一患者照顾的需要在上下两级医疗机构间的双向流动的转诊活动,如社区卫生服务机构根据需要将患者转至上级医疗机构就医;上级医疗机构对病情得到控制、情况相对稳定的患者,可视其情况转至社区卫生服务机构继续治疗和康复。也就是说常见病、多发病在社区卫生服务机构治疗,重症、急症、疑难杂症则转向二级以上的医疗机构;在上级医疗机构确诊后的慢性病治疗和术后的康复则可转至社区卫生服务机构继续照顾。

二、双向转诊的目的与意义

针对目前大医院床位紧张,中小手术等预约,看普通病排长队,看病难和看病贵,而基层医院业务萎缩、门庭冷清的状况,《中共中央国务院关于卫生改革与发展的决定》提出:要把社区卫生服务纳入职工医疗保险,建立双向转诊制度。以双向转诊为突破口,大力发展社区卫生服务,通过发展社区卫生服务实现卫生结构调整和重组,合理配置和有效利用现有卫生资源,形成层次分明、功能定位准确、各负其责、各行其道、有机联系、相互配合的社区卫生服务体系。

新的国家医改文件更加明确地要求:"引导一般诊疗下沉到基层,逐步实现社区首诊、分级医疗和双向转诊。"双向转诊制度成为今后我国医疗卫生改革与发展的方向性问题。双向转诊制度是推行社区首诊制必需的配套措施,可有利于稳定医患关系,促进预防工作的开展,保证服务的连续性;可减少患者就医的盲目性,有效引导患者合理流动,促进卫生资源合理利用;有利于充分发挥社区卫生服务机构的作用,方便群众就医,节省医疗费用,减轻患者负担,控制日益增加的卫生费用;有利于提高卫生服务的社会效益,解决目前老百姓看病难、看病贵的问题;有利于大医院和社区卫生服务机构各司其职,充分合理利用现有医疗资源为居民提供连续性照顾。大医院推行按病种管理的费用预付制改革后,完善的强力的社区卫生服务机构将成为其分解成本压力的基础平台和依托,他们会一改目前现状,积极下转患者到社区卫生服务机构完成患者的后续照顾。

三、转诊患者时应遵循的原则

(一)全科医生转诊患者时应遵循的总原则

1. 保证患者安全原则 从保护患者生命安全角度出发,尽力能识别出有可能威胁患者生命的,即使是少见的潜在的危险病症,并使患者得到及时、恰当的转诊。

2. 患者自愿的原则 从维护患者利益角度出发,充分尊重患者及其亲属的选择权,切实当好患者的参谋。

3. 分级诊治的原则 一般小病、常见病、多发病的常规诊治在社区,危急重难病症诊治在上级医院,一般康复或临终关怀在社区。

4. 就近转诊的原则 根据患者病情和医疗卫生机构服务的可及性,就近转诊患者,做到方便、快捷。

5. 患者病情与医院专科特色相结合的原则 为提高患者疾病诊治的准确性和有效性,转诊时要充分考虑转诊医院的专科、专病特色。

6. 资源共享的原则 做到检查结果通用,不做不必要的重复检查,降低患者的费用。

7. 连续管理的原则 建立起有效、严密、实用、畅通的上下转诊渠道,为患者提供整体性、持续性的医疗照护。

(二)基层医生决策转诊患者时应遵循的上转原则

除急诊抢救外,社区卫生服务机构还应将下列患者上转医院诊疗:

(1)因社区卫生服务机构技术、设备条件限制无法诊断或诊断不明(连续三次门诊不能明确诊断),需要到上一级医院做进一步检查的躯体疾病和精神心理问题。

(2)病情复杂、危重的患者及疑难病例。

(3)诊断明确但门诊治疗和干预条件有限的疾病和问题。

(4)经社区医师诊治后,病情无好转,有进一步加重趋势,需到上级医院诊治者。

(5)有手术指征的危重患者。

(6)严重或较重的损伤、中毒、伤亡事故或者突发临床事件,处置能力受限的病例。

(7)社区医师发现甲类及参照甲类传染病管理的乙类传染病或疑似患者,应立即报告有关单位,迅速转诊到定点收治医院。发现其他乙类传染病及丙类传染病患者,社区医师按有关法律规定,报告有关单位,对需要在定点收治医院进一步诊治的患者转诊到相应医院。

(8)由上级支援医院与受援社区卫生服务中心(站)共同商定的其他转诊患者。

(9)其他原因(如医生水平有限)不能诊断、处理的病例。

(10)超出医疗机构核准诊疗登记科目的,超越社区卫生服务中心诊疗范围的病例。

(11)患者强烈要求转诊的病例。

(12)精神障碍疾病的急性发作期病例。

(13)恶性肿瘤的确诊、系统化疗、介入治疗、手术及其他复杂治疗者。

(14)各种原因致大出血、咯血者。

(15)新生儿、婴儿期(1岁以下)的病例。

(16)按政府法律、法规及管理条例需定向转诊到相应专门防治/防保机构进行管理的患者如职业病等。

(17)新发慢性病患者需到上级医院确诊及评估。

(18)需要到上级医院进行疾病筛检及其他临床预防项目的患者。

(三)上级医疗机构应遵循的患者下转原则

二级以上医疗卫生机构应将下列患者下转到社区卫生服务中心,及具备条件的社区卫生服务站或其他得到认可的服务机构,进行后续治疗和康复训练:

(1)经治疗后病情稳定,具有出院指征的病例;各种危、重症患者经救治后病情稳定或缓解进入康复期者。

（2）已明确诊断和治疗方案,可在社区长期治疗的慢性非传染病患者。

（3）甲类及参照甲类传染病管理的乙类传染病需治愈后才能出院,其他乙类传染病患者及住院治疗的新发传染病患者和丙类传染病患者经治疗后,症状缓解或症状较轻,且解除隔离期者;肺结核病经定点诊疗医院治疗出院后,转到社区实施督导治疗。

（4）各种恶性肿瘤的中、晚期患者的对症支持治疗和临终关怀。

（5）精神障碍疾病恢复期患者。

（6）老年长期护理病例。

（7）需进行社区康复治疗者。

（8）由上级支援医院与受援社区卫生服务中心(站)共同商定的其他转诊患者等。

（9）自愿要求转回社区后续治疗或康复者。

（10）需要社区医疗机构协助进行跟踪、随访或开展患者教育的病例。

四、双向转诊的实施

1. 制定并完善双向转诊政策和措施 各级政府应该做好区域卫生规划和卫生机构设置规划,针对城市医疗服务供大于求、农村和边远地区供不应求的状况,将各个地区的卫生机构及卫生技术力量进行统筹安排、合理配置、组成结构适宜的卫生服务体系,调整好区域卫生服务网络布局,科学合理配置医疗资源,并逐步转变现有医疗卫生机构的服务功能;通过多种形式使上级医疗机构和社区卫生服务机构成为利益共同体,在双方利益一致的情况下,尽量减少上级医疗机构和社区卫生服务机构医护人员的收入差距;将双向转诊制度实施情况纳入医院组织管理和考核指标中,监督社区卫生服务中心与周边上级医院双向转诊制度的实施。

2. 建立统一的全科医生首诊制,充分发挥全科医生的"守门人"作用 除急危重抢救患者外,一般患者经全科医生首诊后,由全科医生决定患者留诊、会诊、转诊。转诊前应及时与转入机构联系,并向需转诊的患者尽可能详细介绍转诊的目的,尽可

能为患者提供帮助和指导,以方便患者进一步就医。同时,双向转诊患者的病历记录、转入转出登记等必须使用规范的两联单,将有关情况及时录入社区家庭健康档案。同时,要加强和促进计算机网络和电子病历建设,促进双向转诊医疗信息共享。

3. 制定完善的双向转诊的各种标准体系和程序 通过制定各病种分级诊断治疗标准、各病种的转诊临床标准和转诊程序,使双向转诊的各方明确各自职能、合作方式、利益关系和转诊程序。但是,由于目前我国各地的卫生资源配置不均衡,诊疗水平不一致,各省市卫生行政部门可根据各级、各类医疗机构的自身特点制定各自不同的诊治范围、诊治标准。

4. 完善相关医疗保险配套措施,完善报销制度 将居民接受社区卫生服务所发生的医疗费用纳入城镇职工或居民基本医疗保险以及新型农村合作医疗支付范围,适当拉开不同级别医疗机构的收费标准和个人自付比例的差距,使社区卫生服务能够以较低的收费和医药费自付比例吸引患者,引导患者合理分流。卫生行政与医疗保险部门共同参与,将行政技术、经济管理结合起来,制约和导向相结合,保证双向转诊健康而通畅的运行,促使患者通过双向转诊合理分流,使 70%～90% 的健康问题解决在社区,节省卫生资源并强化健康管理。引导人们逐步过渡到"小病在社区,大病进医院"的就医新格局。

5. 双向转诊应坚持"以患者为中心",同时兼顾转诊各方的利益 大医院可以通过双向转诊来扩大影响、增加病源、提高病床周转率和院外收入,同时在业务技术上扶持社区卫生服务机构;社区卫生服务中心在医疗技术上有了一定的依靠,解除了后顾之忧,自身业务技术得到提高,这样一来也有利于社区卫生服务的可持续发展。

6. 开展双向转诊的宣传,增加人们对双向转诊的认识 通过政府媒体宣传和长期建立在社区的健康橱窗张贴画报、黑板报,组织居民开展讲座等形式介绍双向转诊制度,使居民了解双向转诊的内容和形式,在观念上逐渐接受双向转诊这种新的医疗服务模式,为双向转诊的顺利实施奠定基础。

（王家骥　王　敏）

第 5 章 以家庭为单元的健康照顾

案例 5-1

患者,男性,63 岁,退休主任医师,患高血压病 14 余年,服用"硝苯地平缓释片",血压控制在 130/80mmHg。近日血压升高"(150~176)/(100~118)mmHg",专科医师调节用药半个月难以控制。到全科诊室,详细了解患者背景及绘制家系图,发现该患者个性刚强、好面子。半个月前因受到单位处分(与领导间的误解)导致失眠,成天闷闷不乐。而且,远渡异乡 7 年、正在攻读博士学位的儿子(31 岁)和儿媳好不容易怀孕,四个月后却胎死腹中。家庭受到双重打击是导致其血压升高的主要原因。协调家人和朋友给予心理支持和安慰,短期服用抗焦虑药物(喜普妙),选择抗交感神经的降压药美托洛尔(倍他乐克,β-受体阻滞剂)50mg/日,血压随即控制在 120/80mmHg。此外,从家系图中发现其 8 个兄妹中有 6 个是高血压,其母也死于高血压脑溢血,其儿子也发现有早期高血压。最后,全科医生还对家族中其他 7 名高血压现患患者的治疗给予了指导,针对患者子女如何预防高血压开具了健康教育处方。

家庭压力事件是影响人健康的重要因素,专科医师只重视患者生物学因素,忽略患者具有生理、心理、社会因素三个基本属性,所以单纯调整药物降压效果不理想。全科医生从家庭角度,按照家庭

周期首先评估患者系空巢期,家庭缺少亲人间即时沟通与关心,退休后生活单调,参加社会活动较少,发现有抑郁情绪。其次,帮助患者分析家庭生活压力事件是导致血压难以控制的根本原因。所以采取心理咨询加短期服用少量抗焦虑药物,恰当使用抗交感神经降压药物美托洛尔(倍他乐克)配合"硝苯地平缓释片"联合降压治疗,收到较好效果。该案例从家庭角度对高血压患者及高血压高危人群进行防治,充分体现了以家庭为单位的健康照顾的全科医学专业特征。以家庭为单元(单位)的健康照顾是全科医学的基本原则之一,是全科医疗服务中最具专业特征的体现,是北美等较多国家把全科医学、全科医疗、全科医生称为家庭医学、家庭医疗、家庭医生的主要原因。

第 1 节 概 述

家庭(family)是个人主要的生活背景和场所,是影响个人健康的重要因素,也是维护个人健康的有效资源。以家庭为单位的服务不仅是把家庭中所有的成员都作为服务对象,而且还要考虑到家庭与个人健康之间的互动关系。只有维护了家庭的健康,才能有效地维护个人的健康,这种以家庭为单位的照顾是全科医学的基本原则之一。

随着社会的变迁和工业化、都市化的不断发展,人们的家庭观念发生了明显的变化,家庭结构日趋简单,核心家庭取代了传统的大家庭,家庭的许多功能逐渐向社会转移,并对社会和医疗服务系统提出了越来越多的要求。家庭与个人健康之间的关系已逐渐引起人们的极大关注。将医疗保健服务引入家庭,提供完整的家庭保健服务已成为现代医学的一个新观念,这也是全科医学产生与发展的重要基础。家庭保健服务的理论与技术是全科医学的核心内容。

全科医生要提供以家庭为单位的健康照顾,就必须用系统论、整体论来全面地了解家庭的基本特征以及个人健康与家庭功能之间的相互关系。

1. 家庭具有整体性 家庭的整体不是构成这

个整体的部分即各个家庭成员的简单相加,家庭的特性和功能不等于所有成员的特征与作用之和。家庭的整体在于家庭成员间的相互作用和相互关系以及家庭生活目的。家庭问题并不是所有成员问题的简单相加,而是家庭成员相互交往方式的问题,即一种关系问题。家庭问题的责任不是个别成员的责任,所有成员都对家庭问题负有一定的责任。同时,家庭成员与家庭之间的关系也是一种部分与整体的关系。在家庭这个整体内,任何家庭成员的问题都将影响到其他成员和家庭的整体功能。

2. 家庭具有开放性 家庭开放的目的是为了与外界保持必要的联系,寻求家庭发展的动力,在发展中求得稳定。家庭作为一个完整的生命系统,与社区、社会系统相互影响、相互依赖,与家庭成员之间也存在着相互影响和相互作用。因此,全科医生除了考察家庭本身的一些特性外,还必须考察家庭的社区、社会背景及其相互之间的影响、相互之间的作用,更应该考察家庭中的每一个成员及其对家庭的作用。

3. 家庭的适应性 健康家庭的一个重要标志就是有能力去适应和解决家庭在不断发展与变化中引发的一系列问题,以保持家庭的完整性和稳定性;反之,家庭便会陷入危机状态,这就会明显地影响家庭发挥其自身的功能,其结果最终将影响个人的健康。

虽然所有全科医生都会在实践中考虑到家庭这一重要因素,但他们提供的却是不同水平的家庭保健服务。Doherty 和 Baird 曾描写了全科医生在不同水平上提供的家庭服务。

(1)第一种水平:即在为个人提供医疗保健服务时,给予家庭最起码的关心。

(2)第二种水平:即向家庭人员提供有关医疗信息和咨询,与家庭人员采取合作的态度,向他们提供充分的医疗信息与可供选择的处理方案等,听取并回答他们所关心的问题,指导家庭对患者的疾患做出适当的反应,帮助患者获得康复。上述两种水平的服务,无须全科医生具备特别的家庭保健服务理论与技术。

(3)第三种水平:即在充分理解疾病对家庭和家庭成员身心影响的基础上,向他们提供同情和支持。如与家庭一起讨论所面临的紧张事件和家庭成员对疾患的情感反应,帮助家庭寻求和利用有效的卫生资源,以维持家庭的正常功能,这有利于患者的康复。

(4)第四种水平:即评价和干预——家庭咨询,全面评价家庭背景对健康和疾患的影响,评价家庭功能的状况,找出家庭危机的根源,与家庭一起讨论应付家庭危机的策略,帮助家庭成员改变角色行为和交往方式,扩大对卫生资源的联络和利用,以便更有效地应付紧张事件。

(5)第五种水平:即家庭治疗,把家庭看成一个完整的系统,把有严重功能障碍的家庭看成一个需要综合性治疗的"患者",运用家庭治疗的原理和方法,提供专业性的家庭治疗服务。

通常只将第三、第四种水平的家庭保健服务纳入全科医生的专业训练范围。第五种水平通常由职业家庭治疗师或受过家庭治疗训练的全科医生来完成,这时"患者"的症状是以家庭功能障碍的直接结果而存在的。一般而言,全科医生的家庭服务重点是促使家庭成员更好地照顾患者和为患者康复创造良好的条件。全科医生由于是对家庭部分成员的长期连续服务,因此,在家庭服务中要尽力避免对家庭的个别或部分成员形成偏见和偏好。

一、家庭的定义、类型、结构、功能

(一)家庭的定义(definition of family)

家庭的定义随着社会结构与功能的不断变化而变化。原始社会,家庭就等于社会时,一个氏族部落就是一个大家庭、一个小社会,这种大家庭有一个强大的权力中心和浓厚的集体观念,却没有约定的婚姻习俗和固定的夫妻关系,因而实行群居群婚制。进入奴隶社会后,家庭与社会开始分离,但仍以氏族大家庭为基础,并产生了明显的等级分化,妇女的地位明显降低,婚姻习俗逐渐形成,一夫一妻和一夫多妻制并存。我国的封建社会经历了两千多年的发展历程,在此期间形成了根深蒂固的传统家庭观念。由于我国是从封建社会直接进入社会主义社会的,资本主义社会的发展阶段极为短暂,因此,封建社会传统的家庭观念对中国当代家庭的影响仍很深刻。同时,我国实施长期的计划生育政策,独生子女家庭将成为中国的主要家庭形式。在评价中国家庭的基本特征时,必须考虑其历史与现实背景因素。

家庭作为社会活动基本单位的地位始终未变,但是至今没有一个家庭的定义能包含当代社会中存在的所有家庭形式。传统上根据家庭的结构和特征,人们将家庭定义为:在同一处居住的,靠血缘、婚姻或收养关系联系在一起的,两个或更多的人所组成的单位。根据我国婚姻制度和"婚姻法"的有关规定,家庭的定义是:一对成年男女,由于相互恋爱,自愿组合在一起生儿育女。这个概念适合我国大多数的家庭,但不包括单亲家庭、独身或独居家庭、同性恋家庭等。随着社会结构和功能的发展变化,家庭的定义和观念也随之发生变化。1997年,Murray 和 Zentner 提出:家庭是通过血缘、婚姻、收养关系联系在一起的,或通过相互协定而生活在一起的两个或更多的人组成的一个社会系统,家庭成员通常共同分享义务、职责、种族繁衍、友爱及归属感。Smilkstein(1980 年)将家庭定义为:能提供社会支持,在其成员遭遇躯体或情感危机时,能向其提供帮助的一些亲密者所组成的团体。

家庭是一种极为普遍的社会现象,存在于任何民族、国家和阶层,是人们在其中生活得最长久的社会组织,是构成社会的基本单位,也是社会制度的缩影。家庭制度是家庭生活中的社会关系与活动的规范体系,它规定了家庭的组成方式,家庭成员的地位、权力、义务和角色行为。家庭的本质有3 个层次:社会关系、物质关系和人口的生产关系,家庭关系基本上是一种终生关系。从家庭的发展历史来看,关系健全的家庭应包含8 种家庭关系:

1. 婚姻关系 传统的家庭都是由成年男女通过合法的婚姻而建立的,姻缘是联结家庭的中心纽带。

2. 血缘关系 血缘关系是最古老的家庭关系,原始社会的氏族家庭就是一种血缘家庭,家庭总是以血缘关系而延续、扩展的。

3. 亲缘关系 家庭以姻缘关系、血缘关系为基础而发展亲缘关系,大家庭中的亲缘关系最为集中和复杂,庞大的亲缘关系也提供了丰富的家庭内部资源。养子、养女、继父、继母、干爹、干妈、岳父、岳母、公公、婆婆等都是以亲缘关系为纽带而联结的家庭关系。

4. 感情关系 婚姻、家庭必须以感情为基础,恩格斯说过:"没有感情的婚姻是不道德的婚姻。"婚姻、家庭一旦失去了感情色彩,便失去了灵魂和其应有的作用。家庭是一个避风港,只有充满温馨和爱心的家庭才能成为避风港。

5. 伙伴关系 夫妻双方既是性生活配偶,又是生活中的伴侣。家庭中的伙伴关系是以感情、爱情为基础的,实际上是一种爱的伙伴。

6. 经济关系 家庭经济是社会经济积累与消费的重要形式,个人消费总是以家庭为单位的,家庭是社会最基本的经济消费团体。

7. 人口生产关系 人口生产是家庭独一无二的功能,任何其他的社会团体都不能承担这一功能。

8. 社会化关系 家庭承担着培养合格的社会成员的责任,存在着榜样与模仿、教育与被教育、影响与被影响的关系。实际上,社会上存在着大量关系不健全的家庭,如单身家庭、单亲家庭、同居家庭、同性恋家庭等。关系不健全的家庭往往存在较多问题。

(二)家庭类型(family type)

家庭是父母及子女彼此相依、共同生活的场所,成员之间在情感及身体上有共同的承诺,它比其他社会团体更重视和爱护感情关系。从家庭的成员及相互关系来看,家庭主要包括以下几种类型:

1. 核心家庭(nuclear families) 核心家庭是由父母及其未婚子女包括养子女组成的家庭,包括没有子女的丁克家庭。特征是规模小、人数少、结构简单、关系单纯,便于做出决定,也便于迁移,但同时可利用的家庭内外资源也少,一旦出现危机,因得到家庭内、外的支持较少而易导致家庭解体,对医护人员依赖性较强,是现代社会中比较理想和主要的类型。据统计,核心家庭占我国城市家庭的80%。

2. 联合家庭(allied families) 联合家庭,又称复合家庭,是父母与已婚子女组成的家庭,其家庭在同代水平上具有两对或两对以上夫妇。其特点是规模大、人数多、结构复杂、关系繁多,难以做出统一的决定。但可利用的家庭内外资源较多,遇到危机时,有利于提高适应能力,家庭成员对医护人员的依赖性不强。

3. 主干家庭(trunk families) 主干家庭是父母与已婚子女组成的家庭,其家庭在垂直的上下代中有两对或两对以上夫妇。其特点是介于核心家庭与复合家庭之间,其中由父母、一对已婚子女及第三代人组成的家庭形式较多见。

4. 其他类型家庭(other family types)

(1)单亲家庭(single-parent families):单亲家庭或称为单身父母家庭,是父母单方及其子女或收养的子女组成的家庭,包括未婚有孩子及未婚领养孩子组成的家庭。

(2)重组家庭(step-families):重组家庭或称

为继父母家庭,由再婚而组成的家庭,包括来自以前婚姻的子女及再婚所生育的子女。

(3)特殊家庭(special families):包括同居家庭、同性恋家庭、抚养家庭、隔代家庭、多个成人组成的家庭等。

(三)家庭的结构(family structure)

家庭结构是指家庭内在的构成和运作机制。家庭作为一个系统,各个成员之间及与外部环境之间有广泛的相互作用和影响。家庭结构充分反映了家庭成员之间的相互作用及相互关系,其主要表现在以下六个方面:家庭界限、家庭角色、权力结构、家庭气氛与生活空间、交往类型、家庭价值观。其中任何一方面受到影响,其他方面也会相应发生变化。

1. 家庭界限 家庭界限相当于细胞膜,是指家庭成员对外活动的共同准则。例如,中国有句俗话:家丑不可外扬,大多数家庭都不允许其成员在外人面前谈论家庭的隐私;有客人时,夫妻避免吵架;夫妻双方必须遵守爱情和性生活专一与排他的原则等。家庭借助于家庭界限来维持它的稳定性。但是家庭要真正维持其稳定性,使家庭成员得到发展,还必须具有一定的开放性。不同的家庭之间,其界限的通透性有很大的差异。

家庭界限过分通透时,家庭过于对外开放,形式十分散漫,缺乏有效的防御机制,家庭成员之间的关系十分淡薄,家庭的外部资源丰富,而内部资源不足。当家庭中某一成员患病时,大多数情况下得不到家庭的有效支持,患者常过分依赖于医生的帮助和家庭外资源的支持。

家庭的界限极端不通透时,家庭与外界隔离,缺乏正常的社会交往和信息交流,家庭成员的独立性往往被剥夺而过分依赖于权力中心,被迫参与家庭活动,家庭成员难以得到正常发展。家庭内部资源丰富,而外部资源缺乏。当家庭中某一成员患病时,能得到家庭的有效支持,家庭能做出适当的反应,但患者及家庭与医生之间的合作较为困难,不易建立信任感。这种家庭在开始阶段问题较少,随着家境的变迁,子女陆续长大成人,家庭矛盾冲突会越来越多,且常伴有家庭成员的身心障碍和行为问题。

2. 家庭角色 角色是一个人行为的社会标准,是社会对个人职能的划分,是一种对每个处在这个位置上的人所期待的、符合规范的行为模式,代表着每个人的身份。角色是社会客观赋予的,而不是自己认定的。家庭角色是家庭成员在家庭中的特定身份,代表着他在家庭中应执行的职能,反映他在家庭中的相对位置以及与其他成员之间的相互关系,如父亲、母亲、儿子、女儿等。每个家庭成员通常在不同的时间、空间里同时扮演着多种不同的角色,如妻子、母亲、媳妇等。角色赋予家庭成员在家庭和社会中一定的权利和责任,如传统观念中母亲的角色是照顾和教育子女、做家务等。然而,随着社会文化、特定的家庭教育等因素的变化,家庭角色也在不断变化。

(1)角色学习:包括学习角色的责任、义务、权利和学习角色的态度与情感。角色学习常因周围环境的积极反应而得以强化和巩固,也会因周围环境的消极反应而对其进行否定或修饰。角色学习是无止境的,需要不断适应角色的转变,如你现在是一个儿子,要学习做儿子的一套行为;到了学校里,你是学生,必须遵守做学生的行为规范;成年结婚后,成了妻子的丈夫、孩子的父亲,就应该学习如何做合格的丈夫和父亲。

(2)角色期待:是指社会或家庭期望在其中扮演某个角色或占有某种地位的人能够表现出来的一组特殊行为,是社会结构与角色行为之间的桥梁。例如,社会和家庭期望一家之主——父亲这一角色能参加工作,挣钱养家糊口,维持家庭在社会上的声誉和地位,教育子女,计划家庭生活,必要时做出明智的决定。角色期待包括两个方面的内容,一方面是传统的角色期待,即在个人没有扮演这一角色之前就已经存在的;另一方面是具体的角色期待,即在个人扮演这一角色之后才出现的。例如,做女儿的一套行为规范是早已存在的,是整个社会所有家庭的子女必须遵守的。而这个家庭的父母对自己的子女还有期望,如努力学习考上大学,将来成为社会的栋梁之才等。可见,角色期待也意味着人们对个体的关心、信任和鞭策,是个人实现某种角色的动力。一旦个体认知并认同了某种角色期待,这种角色期待就会成为个人实现角色的内部动力。在这种情况下,角色成功的可能性更大。当然,角色期待不是一些特殊行为的清单,而是极其复杂的行为模型,包括认知、态度和感情等的总和。

(3)角色认识:是根据一个人所表现出来的行为(言语、表情、姿态)来认识他(她)的地位或身份,包括对角色规范的认知、对所扮演的角色的认知和关于角色扮演是否恰当的判断。我们常将扮演某个角色的人的言行与我们所认同的这一角色的行为规范进行比较,然后判断这个人是军人、农民、学生、教授还是其他身份。同时,评价这个人的言行是否合格。

(4)角色冲突:是指因角色期望的矛盾而使个体在角色扮演上左右为难的现象。这可能是由不同的人对一种角色产生相互矛盾的角色期待所引起的,例如,父亲希望儿子静心读书,少结交朋友,而母亲却希望儿子广交朋友,培养广泛的兴趣、爱好。也可能由一人同时身兼几个角色时引起的冲突,例如,婆媳吵架时,作为儿子和丈夫的男人夹在中间不知所措。也可能由新、旧角色更替引起的冲突,例如,父亲年老退休后,儿子成了主要的养家糊口的人,家庭的权力中心也就发生了转移。儿子要求有更多的自主权去处理内外事务,而父亲却不放心,常过多地干涉儿子的决定。另外,还可能由角色人格与真实人格之间的矛盾引起的冲突,例如,一位思想激进、具有反抗精神的开放女性进入一个旧式家庭做儿媳妇,家庭的传统观念与新女性的反抗精神可引起明显的冲突。

(5)家庭中的角色:在所有家庭成员的身上都存在着家庭其他成员对其所抱有的传统的角色期待,尽管这种角色期待正不断变化着。"妻子和母亲"的传统角色被认为是富于表情或感情的,其角色职能包括生育子女、抚养子女、照顾老人、做家务、性活动、体贴丈夫、为儿童提供"女性"行为的模型。"丈夫和父亲"的传统角色被认为是更有用的,其角色职能包括养家糊口、负责做出重要的决定、最终的权威性、性活动、在某种程度上照顾孩子和老人、抵御外力的侵袭、作为"男性"行为的模型。"儿童"的角色一直被认为是被动的,其角色职能包括孝敬长辈、服从决定、学习技能、完成学业、帮助家长、实现父母的愿望等。但随着社会的发展,儿童角色也正向更积极、主动的方向发展,力求在家庭中找到自己更民主、更积极的位置,以便有利于个性发展。

每个家庭成员在家庭中的一切行为都与各自特定的角色有着密不可分的联系。因此,每个家庭成员都应对自己的家庭角色有所认知,尽力履行家庭和社会所赋予自己的角色行为,同时掌握角色的技巧,适应角色的变化。如父亲因意外伤害而卧床不起,儿子不得不辍学去工作赚钱,承担父亲以前所承担的角色。这时就需要他适应家庭期待的角色转变,维护家庭的正常功能。反之,假如儿子实现不了家庭其他成员对他的角色期待,那么就会发

生角色紧张、角色冲突或角色缺失,进而影响家庭成员的身心健康。

3. 家庭权力中心 家庭权力中心是一个家庭成员影响、控制和支配其他成员现存的和潜在的能力,即一般意义上的一家之主。随着社会的变迁,家庭权力结构越来越受到感情和经济因素的影响,专制的家庭权力形式正逐渐向民主、自由的家庭权力形式转变。没有权力中心的家庭将处于散漫的状态,难以统一行动、无法履行家庭应有的职能。而过于专制,忽视家庭成员个人的愿望与要求,就容易出现对抗和行为问题,不利于家庭成员的个性发展。因此,家庭应该有个理想的权力中心,能及时做出正确的决定,及时组织统一的行动,团结所有成员朝一个共同的目标去努力,又能让每个家庭成员具有一定的独立性和自由度,并充分考虑到家庭成员个性发展的需要。家庭权力结构反映了谁是家庭的决策者以及做出决策时,家庭成员之间相互作用的方式,常见的家庭权力结构有四种类型:

(1)传统权威型:权力来源于家庭所在的社会文化传统,是约定俗成的。例如,在男性主导社会里,父亲通常是一家之主,家庭其他成员把父亲视为权威人物,而不考虑他的社会地位、职业、收入、健康、能力等。

(2)情况权威型:是指权力属于负责供养家庭、掌握经济大权的人的这种情况。如父亲下岗由母亲赚钱供养家庭,权力自然由父亲转移到母亲,母亲被认为是这种家庭的权威人物。

(3)分享权威型:家庭成员分享权力,共同协商决定家庭事务,是现代社会所推崇的类型,这种家庭又称民主家庭。

(4)情感权威型:在家庭感情生活中起决定作用的人被视为权威人物,其他的家庭成员因对他的感情而承认其权威。如中国的"妻管严"家庭,即为此种类型。

家庭权力结构并非一成不变,它随家庭生活周期及社会的变迁而改变。家庭权力结构是全科医生进行家庭评估、家庭干预的重要参考资料。只有了解了家庭的决策者,与之协商,才能有效地提供建议,实施健康干预。

4. 家庭气氛与生活空间 家庭气氛主要指感情气氛,是通过家庭成员之间的交往表现出来的,如说话的语气、表情、动作、交往的频度和深度、交往的内容和形式等。家庭的感情气氛决定于家庭成员间相爱的程度、个人的表现风格、表达能力和

个性以及家庭养成的交往习惯等。生活空间包括居住面积和空间及空间在家庭成员之间的分配。居住面积与个人健康、个人发展、家庭关系和家庭功能之间有着密切关系。正常的家庭生活需要一个合适的共同生活空间。家庭成员在家庭中是否有一块属于自己的空间领地也非常重要。例如，夫妻生活需要一个独立、安静、封闭的空间领地，否则会影响夫妻间的感情交流和性生活质量；孩子也需要一块属于自己的空间领地，可以充分发挥自己的想象力，并避免过早接触成人的世界和秘密；老年人更应该有一块属于自己的空间领地来休息、思考和回忆，以便安度晚年。领地的划分反映着家庭的感情气氛，例如，如果夫妻各占自己的领地而没有共同生活空间则表明夫妻关系不协调等。

5. 家庭沟通类型　家庭成员间的交往方式是家庭成员间交换信息、沟通感情和调控行为的手段，也是维持家庭正常功能的重要途径。交往过程是通过发送者（S）、信息（M）和接受者（R）这一传递轴完成的，问题可能出现于这一系统的任何一个部分，例如，发送者没有清楚地表达出信息，这个信息可能是模棱两可的，或者接受者没有听清楚或没有理解这个信息或对信息产生了误解。Epstein 等描述了家庭中三种水平的交往方式：

（1）根据沟通的内容是否与情感有关，分为情感性沟通与机械性沟通。沟通内容与感情有关，则称为情感性沟通，如"我爱你"。沟通内容仅为传递信息或与居家活动有关，则称之为机械性沟通，如"把盐拿过来"。家庭成员之间的交往以感情交往为主，旨在满足感情需要为目的。

（2）根据沟通时表达信息的清晰程度，分为清晰性沟通与模糊性沟通。前者的表达是清楚、明白的、坦率的，如"我很想你"。后者的表达是掩饰、模棱两可、混淆不清的，如"你不在的时候时间过得很慢"。

（3）根据沟通时信息是否直接指向接受者，分为直接沟通与间接沟通。直接沟通必须清楚地表明所指的接受者，如"我不喜欢你"。间接沟通没有针对某个接受者，而是泛指一些人，而深层的含义是针对某个人，如"我不喜欢不把别人放在眼里的人"，又称掩饰性和替代性沟通。

当家庭成员之间出现交往障碍时，一般感情交往最先受影响，而如果连机械交往也失败了，家庭将陷入困境。家庭交往不同于任何社会场合的交往，家庭成员之间应多采取明白而直接的交往方

式，少采取掩饰而间接的交往方式，有时，家庭问题的根本原因往往就是交往方式的障碍问题。

新婚家庭内部的沟通往往有一个适应过程，因为夫妻双方都带有原来家庭的沟通方式与习惯。经过一段时间的反复沟通、冲突、调整和适应，最终才形成新家庭的沟通方式，并逐渐固定下来。以后，这种方式又影响着下一代家庭成员的沟通方式，而新家庭的沟通方式一定程度上带着上一代家庭的烙印。

6. 家庭的价值观　家庭价值观是家庭判断是非的标准、对事物价值所持有的态度或信念，受传统观念、社会伦理道德和法律规范以及教育水平、社会地位、经济状况等因素的影响。它影响着家庭成员的感觉和思维方式，也规范了家庭成员的行为方式。如每个家庭都有自己的健康观，一个重视健康的家庭，就会在日常生活中采取适当的预防保健措施，摒弃不良生活方式，并积极应对健康问题对家庭功能所造成的影响，维护家庭健康。了解家庭的价值观，特别是健康观，社区医护人员才能确认健康问题在家庭中受重视的程度，制订出切实可行的照护计划，有效地解决健康问题。

二、家庭的功能

家庭是个人与社会联系的最基本单位，同时与这两个方面发生联系，因此家庭具有满足家庭个体需求和社会最基本需求的功能。家庭的功能是指家庭对人类的功用和效能，或者是家庭对人类生存和社会发展所起的作用，具有多样性、独立性并随着社会的发展而变化，但其最基本的功能始终是满足家庭成员各方面的需要、保持家庭的完整性、实现社会对家庭的期望。综上所述，家庭的功能具有两个方面：即对社会的作用和对家庭成员的作用，这两个方面有机地联系在一起。现代家庭的主要功能有以下几个方面：

1. 满足感情需要（affective function）　家庭成员通过相互理解，交流内心的深层情绪与感受，形成共同的感情基础；家庭成员通过相互关怀、支持，享受家庭之外无法得到的精神安慰与寄托，从而缓和与协调个人与社会之间的某些紧张关系；家庭成员通过共同的娱乐活动，调节身心，恢复体力，并增强家庭成员间的亲密程度。

2. 性生活调节功能（sex life regulate function）　性的需要是人类基本的生理需要，大多

数人通过建立家庭满足性欲。家庭是保证合法的、被社会承认的性生活的前提。家庭在保证夫妻正常性生活的同时，又借助法律、道德和习俗的力量来限制家庭之外的各种性行为。

3. 生育功能（the population productive function） 从性爱的要求到两性结合组成家庭，再到生儿育女，已成为自然的家庭行为链条。家庭生育子女、传宗接代是家庭自产生以来所特有的功能。

4. 抚养和赡养功能（bring up and provide for the function） 抚养是指家庭成员之间的相互供养、帮助和救援，这体现了家庭成员相互间应尽的家庭责任和义务。赡养是指子女对家中长辈的供养和照顾，体现了下一代人对上一代人应尽的家庭责任和义务。

5. 经济功能（economy function） 家庭是一个自给自足的自然经济单元，也是社会最基本的消费单位。家庭必须为其成员提供充足的物质资源，如金钱、生活用品、居住空间等。只有具备充足的经济资源，才能满足家庭成员的生理需要和医疗保健、健康促进的需要。

6. 社会化功能（socialization function） 家庭具有把其成员培养成合格的社会成员的社会化功能。每个家庭都在日常生活中向其成员传授社会生活和家庭生活的知识与技能，引导他们学习社会行为规范，树立生活目标，并学会恰如其分地扮演各种社会角色。家庭社会化是个人完成社会化过程的基础，家庭也是完成社会化任务的最合适的场所。

三、家庭对健康的影响

家庭是个人健康和疾病发生、发展的最重要背景，全科医生需要为个人提供医疗保健服务，但全科医生总是在家庭的背景上来观察和处理个人问题。家庭与健康的关系是密切而复杂的，家庭对健康和疾病的影响是多种因素共同作用的结果。家庭可以通过遗传、环境、感情、支持、社会化等途径来影响个人的健康，个人的疾患也可以影响家庭的各方面功能。

（一）家庭对健康和疾病的影响

家庭对健康和疾病的影响可从以下几个方面来考察。

1. 遗传和先天的影响 每个人都是一定的基因与环境之间相互作用的产物，许多先天性疾病是通过基因而继承下来的，如血友病、地中海贫血、G-6-PD 缺乏症、白化病等。一些疾病是由母亲在怀孕期间受到各种因素的影响而产生的。母亲怀孕期间就受到家庭的影响，家庭影响因素通过母亲的情绪——神经内分泌轴而影响胎儿的生长和发育。研究表明，怀孕期间严重焦虑的母亲所生的婴儿有神经活动不稳定的倾向。胎儿分娩过程中使用的一些手术操作也是一种危险因素。由先天性因素（如胎内感染、怀孕期间用药或射线照射等）所致的婴儿残疾，将会给儿童的身心健康造成直接的影响。

2. 家庭对儿童发育及社会化的影响 家庭是人们生活得最长久、也最重要的自然环境和社会环境，个人身心发育的最重要阶段（0～20 岁）大多是在家庭内完成的。儿童躯体和行为方面的异常与家庭病理有密切的关系。例如，父母亲情的长期剥夺与三种精神问题有关：自杀、抑郁和社会病理人格障碍。3 个月至 4 岁这段时间是儿童身心发育的关键时期，父母对儿童的影响也最深刻，全科医生应该劝告家长尽可能避免在此期间与孩子长期分离，当分离不可避免时，就采取一些必要的措施，尽量减少儿童心灵上的创伤。在这一时期，父母的行为对儿童人格的形成有很大的影响，例如，生活在父母因感情不和而经常打架或父亲经常虐待母亲的家庭中的儿童容易形成攻击性人格。

3. 家庭对疾病传播的影响 疾病在家庭中的传播多见于病原体感染和神经质。家庭成员居住在一起，接触比较紧密，接触机会比较多，因此凡是通过接触、空气和水传播的疾病都可以在家庭成员之间传播。

4. 家庭对成年人发病率和死亡率的影响 对于成年人的大部分疾病来说，丧偶、离婚和独居者的死亡率均比结婚者高得多，鳏夫尤其如此。有严重家庭问题的男性产生心绞痛的概率比那些家庭问题较少的人高出 3 倍；在有较高焦虑水平的男性中，能得到他们妻子更多支持和爱的那些人产生心绞痛的危险性明显低于那些得不到妻子支持和爱的人。

5. 家庭对疾病恢复的影响 家庭的支持对各种疾病尤其是慢性病和残疾的治疗与康复有很大的影响。在功能良好的家庭中有慢性疾患的儿童比功能不良家庭中的儿童生活得更愉快，有更好的食欲，这对疾病的康复大有益处。家庭也常影响慢性病患者对医嘱的顺从性，如在糖尿病患者的饮食控制中,家人的合作与监督是最关键的因素;脑中风瘫痪患者的康复,更与家人的支持密切相关。

6. 家庭对求医行为、生活习惯和行为方式的影响 家庭成员的健康信念往往相互影响,一个家庭成员的求医行为受另一个家庭成员或整个家庭的影响。家庭的支持也常影响家庭成员求医的频度,某一家庭成员频繁就医或过分依赖于医生和护士往往表示家庭有严重的功能障碍。家庭中的成员具有相似的生活习惯和行为方式,一些不良的生活习惯和行为方式也常成为家庭成员的"通病",明显影响家庭成员的健康,甚至导致疾病的家族"聚集"现象。

7. 家庭环境对健康的影响 家庭环境中比较重要的因素就是拥挤程度。过分拥挤所引起的家庭成员的身心障碍远比对疾病传播的影响重要得多。过分拥挤可使家庭成员产生压抑感和沉闷感,使家庭成员之间的活动和交往无法保持适当的界限和距离,也常使原有的矛盾激化且不易解决;孩子更容易接触到成人的弱点,难以与父母产生认同;夫妻之间的性活动和感情交流明显受限,可导致多种性功能障碍及关系紧张,如阳痿、早泄、冷阴、性交困难等;儿童过早观察到父母的性活动,可在心理上出现早熟和过分害羞的现象,并影响父母与孩子之间的交往;在拥挤的家庭中长大的儿童常喜欢群居,不喜欢独自追求生活目标;由于家庭中没有足够的活动场所,儿童常喜欢成天在外游荡,较少受父母的约束,不仅影响亲情关系的发展,而且也不利于儿童的社会化(如接受纪律约束并产生责任感)。另外,家庭与邻居的关系、住房的牢固程度、社区环境的卫生和治安情况等都将影响家庭成员的身心健康。

(二)影响的可能机制

1. 生理机制 家庭良好的经济基础、适宜的居住环境和合理的营养、良好的行为生活方式等,不但能保证人们的衣食住行和就医需求,从物质生活方面保证人们的身体健康,增强抵抗力,也能培养家庭成员的良好生活习惯和行为,预防疾病的发生。

2. 心理机制 家庭因素如家庭压力或生活事件等,直接影响个体的情绪状态,从而导致机体发生病理生理变化,出现病态表现。有研究发现,神经系统直接影响机体的免疫功能,引起免疫混乱、疾病增加。

3. 行为机制 家庭影响着个体的健康相关行为,如饮食、锻炼、吸烟、遵医性等,而这些行为又影响着个体的健康。

家庭因素对健康的作用可同时通过上述三条途径发生作用,三条途径之间常相互联系、相互影响。

(三)常见的与健康有关的家庭事件

1. 家庭冲突 任何家庭都有可能发生家庭冲突。家庭如何应付和解决冲突的方式反映了家庭的功能状态。全科医生面对的身体症状、行为与心理问题有时正是家庭冲突的表象和线索。

2. 离婚事件 离婚可引起极大的悲伤或产生愤怒、自我否认等,而孩子是最易受离婚事件影响的成员。据调查 1/2 以上的孩子产生忧虑的情绪并可持续多年,低龄儿童常产生畏缩心理而出现生活问题、学习问题和情感问题。年龄稍大的孩子可能会直接卷入监护权之争而出现人格等方面的问题。

3. 严重疾病与伤残 严重疾病与伤残对家庭生活有着重大影响,对家庭成员来说主要是如何改变各自的行为表现与角色以应付变化,然而这种调整与变化可能会引起家人的身心疲惫和疾患。

4. 丧失亲人 丧失亲人是严重的感情创伤性事件,对身心两方面都可能造成极大影响。

5. 贫困 贫困家庭的发病率与死亡率均较高。在一些贫困地区,由于医疗设施落后、交通不便、过分拥挤、无安全饮用水、卫生意识与卫生条件差等因素的影响,使一些疾病的发病率与死亡率明显增加。

6. 移民或家庭远距离迁移 移民或家庭远距离迁移是家庭重大事件,对家庭成员的身心都可能造成影响。随着我国改革开放及城镇化不断发展,家庭迁移变得更为普遍。

7. 失业 失业意味着失去收入和社会地位的改变及自信心的丢失,家庭收入的主要来源人的失业对个人和家庭的打击更大。

第2节　家庭健康问题评估

一、家庭生活周期

家庭和个体一样,有其产生、发展和消亡的过程。大多数家庭都将经历一定的生活周期,面对一些共同的、可以预测的家庭问题,这种家庭遵循社会与自然的规律所经历的产生、发展与消亡的过程，称为家庭生活周期(living period of family)。

（一）家庭生活周期

家庭生活周期通常经历恋爱、结婚、怀孕、抚养孩子、孩子成年离家、空巢、退休、独居、死亡等阶段。有学者根据家庭结构来分期，可有新婚期、成员增加期、成员扩展期、独立期、退休与死亡期 5 个阶段。Duvall(1957 年)根据家庭的功能将家庭生活周期分为 8 个阶段：新婚期、第一个孩子出生、有学龄前儿童、有学龄儿童、有青少年、孩子离家创业、父母独处(空巢期)和退休(表 5-1)。家庭的生活周期与个体的发育时期交织在一起的。但在一些特殊场合，家庭并不经历生活周期的所有阶段，可在任何一个阶段开始或结束，如离婚和再婚，这种家庭往往存在更多的问题。

表 5-1　家庭生活周期及重要的家庭问题

阶段	时间	定义	家庭问题
新婚	2 年	男女结合	1. 性生活协调 2. 计划生育 3. 双方互相适应及沟通 4. 面对现实的困难 5. 适应新的亲戚关系
第一个孩子出生	2 年 6 个月	最大孩子介于 0~30 个月	1. 父母角色的适应 2. 经济问题 3. 生活节律 4. 照顾幼儿的压力 5. 母亲的产后恢复
有学龄前儿童	3 年 6 个月	最大孩子介于 30 个月到 6 岁	儿童的心身发展问题
有学龄儿童	7 年	最大孩子介于 6~13 岁	儿童的心身发展，上学问题，性教育问题，青春期卫生
有青少年	17 年	最大孩子介于 13~30 岁	青少年的教育与沟通(代沟问题)、社会化，青少年的性教育及与异性的交往、恋爱
孩子离家创业	8 年	最大孩子离家至最小孩子离家	父母与子女的关系改为成人与成人的关系，父母感到孤独，女主人应发展个人社交及兴趣
父母独处(空巢期)	15 年	所有孩子离家至家长退休	恢复仅夫妻两人的生活，女主人特别孤寂难过，计划退休后的生活，在精神和物质上给孩子们支持，重新适应婚姻关系，与孩子的沟通问题，维持上下代的亲戚关系
退休	10~15 年	退休至死亡	经济及生活的依赖性高，老年的各种疾病，衰老和面对死亡(适应丧偶的悲伤)

（二）根据家庭生活周期预测家庭问题

每一个家庭在不同的生活时期都会面临一些共同的问题，尤其是在生活周期的转折阶段，可能会出现一些适应性困难或家庭问题，由于以上问题是可以预测的，因此，家庭可以事先采取预防措施或做好应付准备，以免陷入危机状态。全科医生预测家庭问题的条件是：①掌握有关家庭动力学的知识。②有丰富的家庭生活和家庭保健经验。③了解家庭生活周期及其转变。④了解家庭的结构和功能状态。⑤了解家庭的内外资源。⑥了解家庭的生活事件。

预测问题是全科医生工作的一部分，仅需花极少的时间，却可以收到很好的效果。全科医生可以通过警告处于某一阶段或情景中的个人或家庭将可能遇到什么生活事件，使他们提前了解自己即将面临却还没有意识到的问题，并在应付或解决问题方面提供必要的指导，以便维护个人和家庭的健康。

在 Duvall 提出的家庭生活周期中没有恋爱和丧偶独居这两个阶段，其实这两个阶段对家庭保健来说具有十分重要的意义。恋爱是建立家庭的准备阶段，配偶的选择将直接影响到家庭的内在结构与功能。处于热恋中的男女双方常对未来的家庭生活寄予过高的期望，追求双方在人格、价值观方面的相似，而忽视个性与能力互补的重要性，常过分表现各自的优点，隐藏各自的缺点，对婚后的角色适应、责任、义务、亲戚关系、经济和社交等问题往往认识不足。另外，婚前的性行为、怀孕也将给双方的身体、精神健康带来不良的影响，更影响到未来家庭生活的美满程度。全科医生若能为一对热恋中的或准备结婚的情侣提供一些有关的健康咨询和教育,会使他们充分意识到所存在或潜在的健康问题和即将遇到的困难,从而变得更现实一点。在老年期,丧偶对生者是一个致命的打击。英国的一项调查表明,5500 名 55 岁的寡妇,在丈夫去世后的 6 个月内,有 213 人也相继去世。全科医生可以告诉家庭的其他成员,丧偶者将经历什么样的悲伤时期,家庭为丧偶者提供固定的医疗、经济、精神和社会生活资源的重要性,以便帮助丧偶者顺利地渡过悲伤时期。

(三)根据家庭生活周期提供预防性的家庭保健服务

1. 新婚时期 夫妻双方从不相识走到一起共同生活,首先必须适应角色的转换。Kendel(1977年)提出,婚姻必须面对的适应问题有 7 点:①做出决定的模式。②经济来源与支配。③学习沟通与接纳对方的感受。④在物质与精神上做好为人父母的准备。⑤学习夫妻生活所必需的人际交往技巧,建立共同的社会关系。⑥建立解决问题的共同合作模式。⑦建立共同的生活习惯,分担家务。如何在婚姻生活中保持适当的自主性、合作性和良好的适应性是这个阶段成败的关键。同时,Terman在婚姻成功因素的研究中发现,夫妻双方的家庭背景是决定婚姻成败的主要因素之一。

新婚时期的预防保健应该从婚前检查开始,首先是性生活知识、计划生育指导和遗传性疾病的咨询与教育,还应该介绍家庭与健康的关系,引导他们进入家庭保健系统。婚姻问题是这一阶段心理问题的重心,但不能只考虑到夫妻两方面,必须把他们原来的家庭与人际关系甚至社会因素考虑在内,以便帮助新婚家庭平安地渡过这段既甜蜜又充满危机的时期。

2. 第一个孩子出生 新生儿的预防保健服务包括以下几个方面:①预防接种。②详细的体检:及早发现可以治疗的先天性疾病,观察其病程发展情况。③观察身心发育情况:是否有异常或迟缓的现象。④营养评估:询问母亲的喂养方法,婴儿进食情况,纠正错误的营养习惯。⑤预防意外伤害的发生。⑥维护心理的正常发育:各种感官刺激是婴儿认知发展所必需的动力。

母亲方面:主要是产后的身体恢复与照顾:如产道清洁、伤口愈合、产后活动、避孕方法的选择与使用等;同时注意心理、家庭方面:让母亲学会处理婴儿期的生活与健康问题,减轻母亲的焦虑,以及婆媳关系、夫妻关系的重新适应,提醒母亲不要只注意孩子而冷落了丈夫。

3. 学龄前儿童期 防止意外伤害与感染是这个时期儿童的重点问题。处理上应以一级预防为主,保证家庭环境的安全、营养的均衡调配和良好行为与生活习惯的建立。监测和促进生长发育:身体发育的速度较前减慢,但智能的发育却明显加速。语言学习与智力开发是这个时期儿童的关键性工作。提供足够的感官刺激与人际活动是帮助发展的条件,游戏学习是最佳的途径之一。这一时期是人格发展的重要阶段。模仿是儿童人格发展的最大特征,因此,父母的思想、性格和行为对这个时期的儿童具有重要意义,应提醒父母为儿童提供一个好的榜样和环境。

4. 学龄儿童期

(1)合理社会化:学龄儿童开始离开父母的怀抱,与家庭之外的环境、个人接触,开始学习与适应社会规范、道德观念,与别人沟通,建立父母、家人之外的人际关系,由生硬而渐渐成熟。另外,在认知能力上大有进步,自我中心的成分减少,对现实的知觉增加,自主能力逐渐形成,自尊心明显形成。对道德与良知的判断力是通过家庭、学校到社会一步步学习的。

(2)引导学习:学校不仅是传授知识的地方,更是学习社会化的桥梁。学龄儿童开始努力学习做事,从成果中享受满足。

(3)健康问题:学校与家庭兼顾,以意外事故、感染、身体发育、营养、智力发育等问题为工作重点。

5. 青少年期 青春期教育和性教育是本时期的重点,包括:

(1)心理方面:青少年面对的最大任务是建立自我认同和独立自主的自我形象,要求与家庭重新建立新的人际关系和交往方式(成人的沟通方式)。由于青少年的认知能力已逐渐发展成熟,具有独立思考、判断的能力,但他们的认知能力仍具有自我为中心的色彩,比较执著于理想状态,难以在理想与现实中取得协调,因而造成与家庭或社会产生冲突的矛盾。父母的教养态度与青少年的发展和适应也有很大的关系。权威型与放纵型的父母容易教养出人格有缺陷的青少年;适权型的父母培养出具有自信、自律、独立与负责人格的青少年。

（2）生理方面：青少年在身高、体重、体型（肌肉骨骼的发育与脂肪的分布）上发生重大变化。另外，第二性征出现，性器官发育成熟与性功能开始（月经或遗精）。其他组织脏器也在发育完善中。全科医生除了在性知识方面提供必要的教育与咨询外，还应注意体格发育的个体差异和所产生的心理障碍咨询与干预。

6. 子女离家期 子女离开家庭后，家庭结构和家庭关系均发生较大变化。子女的离开使两代人间的关系松弛，子女对父母的仰仗及父母对子女的支配也相应减少，父母生活重心开始转移，由子女身上重新转移到配偶身上，一些尘封已久的矛盾可能会重新触发而产生新的危机。由于子女的管教与养育大多由母亲承担，这种改变对母亲的影响较大，可产生失落、无奈、无所依靠的感觉，严重时可演变成各种身心疾病。全科医生必须让父母了解"分离"是不可避免的，要协助家庭调整生活的重心及夫妻关系，帮助处理因不良适应而产生的心理症状。

7. 空巢期

（1）定期体检：随着年龄的增长，老化的过程开始被感觉到，中年人大多开始注意身体状况的变化，如体力的减退、食量减少、睡眠时间与性质发生改变、视力听力减退、反应缓慢、记忆力衰退、性功能减退、女性停经等。此时，应该为中年人提供周期性健康检查，特别注意一些与年龄有关的疾病，如心血管疾病、关节炎、骨质疏松、前列腺肥大等。以达到早期发现、早期诊断和早期治疗的目的。

（2）关注心理社会方面问题：中年人开始关心死亡的问题，对死亡的态度会严重影响中年人的健康。①在事业发展方面，大多数中年人会把年轻时的梦想和目前的成就作一个比较，由此产生的压力会引发健康问题。②在婚姻生活上，夫妻关系和性生活的重新适应常出现新的危机。更年期综合征是这一阶段的特征性表现，除了接受精神、行为治疗外，必要时应考虑使用药物预防性治疗。中年期之后便是老年期，为了安享晚年，中年期必须有所准备，经济上的准备是应最先解决的问题。除此之外，最大的问题是苦闷，所以，在中年时期应该开始培养休息、娱乐方面的兴趣与嗜好，并积极参与社会活动，扩大社会联络，增加社会资源，以充实生活，避免将来孤独。

8. 老化家庭期 退休、祖父母的角色、疾病、依赖、失落与孤独是这一阶段的主要问题。面对各种潜在的失望时，维持自我的完整性是这一阶段的主要内容。

（1）退休：在社会中失去生产者的角色、经济收入的减少都可能带来额外的压力，若能继续维持其在家庭中的角色，则对自己退休的适应困难较少。

（2）角色：祖父母身份对老年夫妇是一种重要的经历。看着孙子女的成长使他们重新回忆起以前养儿育女的经历，进而回顾并接受个人以往的生活，特别是为人父母时的满足与成就以及任何期望与失败，祖父母常将其自恋的自我形象投射于孙子女身上，以满足其生存的本能愿望。

（3）疾病与依赖：这是老年人非常关心的问题，害怕身体及精神的异常、慢性疾患的折磨、身体功能的退化，这样的担心常占据他们的心境。这一阶段的疾病大多数为慢性，也较难以康复，而且也可能出现配偶一方患病导致婚姻关系的不平衡。当年老的夫妻感觉到能力的衰减（如生病、记忆力减退）时，依赖在两代关系中逐渐占据重要地位。

（4）失落：这是老年人常面对的问题。朋友和亲戚逐渐去世，配偶一方死亡，剩下的人（大多是妻子）感觉到更加失落、无助和孤独，因此增加了此时的自杀率与死亡率。

二、家庭资源

家庭及个人在发展过程中总会遇到各种困难及各种压力，情况严重时可能会导致家庭危机，这时就需要动员家庭所有成员在物资和精神上予以支持，以维持家庭的基本功能，这种为维持家庭基本功能，应付紧张事件和危机状态所需要的物质和精神上的支持被称为家庭资源（family resources）。家庭资源充足与否，直接关系到家庭及其成员对压力及危机的适应能力。家庭资源可分为家庭内资源和家庭外资源。

（一）家庭内资源

1. 经济支持（financial support） 指提供必需的生活资料、支付医疗保健费用、负担社会活动费用等能力。

2. 维护支持（advocacy） 指家庭对个人的信心、名誉、地位、尊严、权利的维护与支持。

3. 医疗处理（medical management） 指家庭维护个人的健康、做出正确的医疗决定和反应、照顾患病的家庭成员的能力以及家庭成员的健康信念和自我保健能力。

4. 爱的支持（love support） 指家庭的感情气

氛、家庭成员间相爱的程度、相互关怀、相互照顾、满足感情需要、提供精神慰藉的能力。

5. 信息与教育（information and education）家庭成员相互之间存在着潜移默化的影响。家庭要为个人提供必要的信息，培养每个成员的生活与社会活动技能，最终获得个性的发展与成熟。

6. 结构支持（structural support）家庭能够提供适当的空间领地、生活设施和角色位置，提供交往的机会和实践场所，以便满足个人发展的需要。

（二）家庭外资源

1. 社会资源（social resources）社会资源是指亲朋好友、同事、领导和社会团体的关怀、支持与爱护。

2. 文化资源（cultural resources）文化资源是指文化教育、文化传统和文化背景的支持等。

3. 宗教资源（religious resources）宗教资源是指宗教信仰、良心、道德、宗教团体的支持。

4. 经济资源（economic resources）经济资源是指工作、职业、经济来源、社会赞助、保险支持等。

5. 教育资源（educational resources）教育资源是指社会教育制度、教育水平、教育方式和接受教育的程度等。

6. 环境资源（environmental resources）环境资源是指近邻关系、社区设施、空气、水、食品、公共设施、环境控制等。

7. 医疗资源（medical resources）医疗资源是指医疗卫生制度、医疗保健服务的可用性、服务水平、家庭对医疗服务的熟悉程度等。

全科医生可通过与患者、家属会谈或家访等方式，了解患者家庭的资源状况，评估可利用的家庭内、外资源的丰富程度，必要时可将结果记录下来，存入健康档案。当家庭内资源不足或缺乏时，全科医生应充分发挥其协调者的作用，帮助患者及家庭寻找和利用家庭外资源。

三、家 庭 危 机

家庭危机（family crisis）家庭是提供生活资源的重要场所，同时也是绝大多数人遭受压力事件的重要来源。有学者调查了43个最常见的生活压力事件，要求被调查者按事件给个人和家庭形成压力感的大小和适应的难易排序。结果发现，绝大部分生活压力事件都来源于家庭内部。生活压力事件可粗略地被分为四类：

1. 家庭生活事件家庭生活事件如丧偶、离异、家庭成员的健康变化、家庭矛盾与和解、新的家庭成员的加入等。

2. 个人生活事件个人生活事件包括伤病、生活环境与习惯的改变、获得荣誉或违法行为等。

3. 工作生活事件工作生活事件包括退休、失业、下岗、工作调动或调整等。

4. 经济生活事件经济生活事件包括负债、个人破产、贷款及还款等。

压力的大小通常难以测量，可通过观察重要生活事件对家庭、个人及健康状况发生、发展的影响来反映压力的程度。研究发现，令人高兴的生活事件同样可以产生重大压力，而同样的生活事件对不同家庭和个人产生不同的压力，另外，不同的社会文化背景对生活事件的压力会有截然不同的评价。

生活事件的压力作用于个人和家庭就会对其产生影响。Pearlin等（1981年）认为生活事件作为压力源作用于个体和家庭，会导致两者调适不良，发生功能障碍或进入病态。因此，家庭无论功能如何，都将在其发展过程中不断地应付那些威胁家庭完整性、发展甚至生存的紧张事件，称家庭压力事件。家庭对压力事件的认识程度及应付压力事件的家庭资源的多少，决定了家庭对压力的调适能力。如果家庭无法应付紧张事件，家庭的正常功能就会遭到破坏，家庭便陷入危机状态，即家庭危机。家庭危机大多来源于家庭内部的生活压力事件，家庭生活事件是最常见的社会心理因素，主要来源于家庭生活环境及与建立和维护家庭有关的因素，包括恋爱受挫、家庭人际关系不良、生活困难、离婚、家庭成员伤亡等。1973年，Holmes对5000多人进行了社会心理调查，把人们在社会生活中所遭受的事件依据身体的承受力归纳并划分等级，发现在所有的生活事件中，配偶死亡是对人的心理影响最重要的事件。一般来说，家庭危机依照引发因素不同，可大致分为四类：

1. 意外事件性危机意外事件性危机主要指家庭外部的意外事件，如死亡、主要单据被焚毁、孩子遭绑架等，这种危机是不可预见、也不常发生的。

2. 家庭发展性危机家庭发展性危机主要是由家庭生活周期变化带来的，分为无法避免的原因，如结婚、生子、孩子入学、退休、丧偶等；可避免的原因，如未成年子女的性行为、离婚、通奸等，这种是可预见并常发生的。

3. 依赖性危机依赖性危机主要是指长期依

赖于外部力量,如靠救济生活、慢性病患者的家庭等,这种危机经常出现,也可以预见。

4. 家庭结构性危机 家庭结构性危机主要是由家庭内部结构改变引起的,如酗酒家庭、暴力家庭、通奸家庭,及反复用离婚、自杀、离家出走应付普通压力的家庭,这种危机不可预见,反复发作。

家庭对生活压力事件的反应模式如图5-1。家庭危机的常见原因见表5-2。

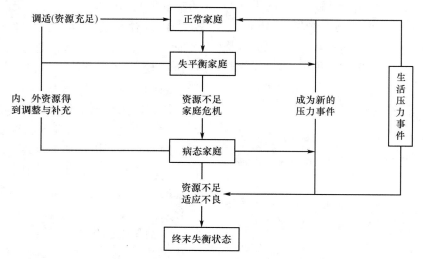

图5-1 家庭对生活压力事件的反应模式

表5-2 家庭危机的常见原因

一般情况	异常情况
家庭成员增加	
结婚、孩子出生、领养幼儿	意外怀孕
亲友搬来同住	继父、继母、继兄弟姐妹搬入
家庭成员减少	
老年家人或朋友死亡	子女离家出走
家人因病住院	家人从事危险活动(如战争)
家人按计划离家(如孩子入学、外出工作等)	夫妻离婚、分居或被抛弃
同龄伙伴搬走	家人猝死或暴力性死亡
不道德事件	
违反社会/社区/家庭的规范	酗酒、吸毒
	对配偶不忠、通奸
	被开除或入狱
地位改变	
家庭生活周期进入新阶段	代表社会地位的生活条件的改变
加薪,提、降职位	(如汽车、住宅、工作环境)
搬家、换工作(单位)、转学	失去自由(如沦为难民、入狱)
事业的成败	失业、失学
政治及其地位的变化	突然出名或发财
退休	患严重疾病、失去工作能力或没有收入

第3节 家庭的健康评估工具

家庭评估(family assessment)是家庭健康照顾的一个重要组成部分,是根据家庭相关资料,对家庭结构、功能、家庭生活周期等做出的评价,其目的是了解家庭的结构和功能状况,分析家庭与个人健康之间的相互作用,掌握家庭健康相关问题的真正来源,为解决个人和家庭的健康问题提供依据。

家庭评估包括家庭结构评估和家庭功能评估两个方面,这两者通常是不可分割的,有什么样的家庭结构就会有与之相应的家庭功能状态,家庭功能也可以反过来影响家庭的内在结构。家庭评估有客观评估和主观评估、分析评估和工具评估等几种类型。客观评估是指对家庭客观的环境、背景、条件、结构和功能进行了解和评价,如家族谱;主观评估是指用自我报告或主观测验等方法分别了解家庭成员对家庭的主观感觉、印象、愿望和反应,如家庭关怀度指数(APGAR 问卷);分析评估是利用家庭动力学原理、家庭系统理论和家庭发展的一般规律来分析家庭的结构和功能状况,推测家庭与个人健康之间的相互作用机制和家庭问题的来龙去脉;工具评估是指利用预先设计好的家庭评估工具来评价家庭结构和功能的状况。

目前,在全科医疗中广泛应用的家庭评估方法有:家庭关怀度指数(APGAR 问卷)、家族谱、家庭圈和家庭评估模型等。家庭关怀度指数和家庭圈主要反映某一家庭成员对家庭功能状态的主观感觉,多用于家庭功能的筛检;家族谱主要反映家庭的客观资料,而 McMaster 家庭评估模型则用于有功能障碍的家庭的整体评估。以上方法虽然都只涉及家庭评估内容的某些方面,但相互之间可以取长补短,全科医生在实际工作中应根据具体需要而加以选择。家庭评估的内容主要有以下几方面。

一、家庭基本资料

1. 家庭的环境

(1)家庭的地理位置:居住地离学校、商店、车站、公路、医院、派出所、邮电局等社区机构的距离。

(2)周围环境:周围环境包括工厂、空气、绿化、用水、土壤、噪声、震动、辐射等。

(3)居家条件:居家条件包括居住面积、空间分配、居住设施、卫生条件、安全程度、舒适程度、潜在的危害、饮用水、厕所、食物来源、厨房设施和烹调方法等。

(4)邻里关系。

(5)社区及卫生服务状况。

2. 每个家庭成员的基本情况　可列表填写,项目包括姓名、性别、年龄、家庭角色、职业、文化程度、婚姻状况、主要健康问题等。

3. 家庭经济状况　家庭的主要经济来源、年总收入、人均收入、年总开支、年积累数额、消费观念、经济目标等。

4. 家庭生活史　主要家庭生活事件、家庭生活周期、家庭问题、家庭成员的健康问题等。

5. 家庭的健康信念和行为

(1)行为生活方式、健康维护和健康促进:例如,吸烟、酗酒、食物和营养、体育锻炼等。

(2)疾病预防:如免疫接种、疾病筛检、预防性口腔保健、儿童保健、妇女保健、老年保健、计划生育等。

(3)是否有能力提供主要疾患的自我保健。

(4)如何选择卫生保健的类型以及得到这种保健的经济能力。

(5)对健康的关心程度、是否能及时做出求医决定、家庭是否能对个人的疾患做出适当反应、家庭照顾患者的能力如何。

(6)医疗保健服务的可用性、可及性、熟悉程度和利用程度。

二、家庭关怀度指数

Smilkstain(1978 年)根据家庭功能的特征,设计了"家庭关怀度指数"(APGAR 问卷)量表,问卷分两个部分:

第一部分　测量个人对家庭功能的整体满意度,共 5 个题目,每个题目代表一项家庭功能,简称 APGAR 问卷。

(1)适应度(adaptation):主要反映家庭遭遇危机时,个人和家庭利用家庭内外资源的情况如何。问题:当我遇到问题时,可以从家人那里得到满意的帮助。

(2)合作度(partnership):主要反映家庭成员间互相分担责任和做出决定的方式如何。问题:我很满意家人与我讨论各种事情以及分担问题的方式。

(3)成长度(growth):主要反映家庭成员在身心发展与自我实现方面如何获得家庭其他成员的支持和指导。问题:当我希望从事新的活动或发展时,家人都能接受且给予支持。

(4)情感度(affection):主要反映家庭成员间相互关爱的程度。问题:我很满意家人对我表达感情的方式以及对我情绪(如愤怒、悲伤、爱)的反应。

(5)亲密度(resolve):主要反映家庭成员间共享相聚时光、金钱和空间的情况。问题:我很满意家人与我共度时光的方式。

以上 5 个问题有 3 个答案可供选择，若答"经常这样"得 2 分，"有时这样"得 1 分，"几乎很少"得 0 分。将 5 个问题得分相加，总分 7～10 分表示家庭功能良好，4～6 分表示家庭功能中度障碍，0～3 分表示家庭功能严重障碍。另外，通过分析每个问题的得分情况，可以粗略了解家庭功能障碍的基本原因，即哪一方面的家庭功能出了问题。

第二部分 了解受测者与家庭其他成员间的个别关系，分良好、较差、恶劣 3 种程度。

以上方法属于患者自我评价的一种类型，主要反映个别家庭成员对家庭功能的主观满意度。这种方法简便易行，可在 5 分钟内完成，一般用于门诊患者的家庭功能筛检。"家庭关怀度指数"可以帮助全科医生了解患者可能得到的家庭照顾或支持的程度，"关怀指数"较高表明患者能得到良好的家庭照顾或支持；相反，患者将更依赖于医疗保健服务。应该注意的是，个人对家庭的满意度不能完全反映家庭功能的实际状况；儿童与父母对家庭的期望和满意程度明显不一致；婚姻满意度会随着家庭生活周期的转变而变化。

三、家 族 谱

家族谱（a genealogical table）是反映家庭结构、家庭健康史、家庭成员间的疾病有无遗传联系及社会资料的家族树状图谱。家族谱一般由三代人组成，从上到下辈分降低，从左到右年龄降低，夫妻关系一般男左女右。由符号旁边注上年龄、婚姻状况、出生或死亡日期、遗传病或慢性病等资料，还可以根据需要，在家族谱上标明家庭成员的职业、文化程度、家庭的决策者、养家糊口的人、照顾患者的人、家庭中的重要事件及成员的主要健康问题等资料。一般可从家族谱中获得以下几个方面的资料：家庭人数；家庭的结构类型；家庭生活周期；家庭关系；居住情况；遗传病的发病情况；家庭成员的基本资料。家族谱由于变化较小，是了解家庭客观资料的最佳工具，是家庭档案的重要组成部分，一般可在 5～15 分钟内完成，其内容可不断积累、修改，在全科医疗中有较高的实用价值。详见"第 7 章 全科医疗的健康档案"。

四、家 庭 圈

家庭圈（family circle）是作为一种家庭功能评估方法，由某一家庭成员自己画的关于家庭结构与家庭关系的图谱，主要反映一个家庭成员对家庭关系的感性认识、情感倾向、家庭成员间关系的亲密程度以及与重要社会网络的联系。全科医生先让患者画一个大圆圈，表示患者所处的家庭，在大圆圈的适当位置上（代表患者在家庭中的地位）画一个小圈表示患者自己，然后在其周围的合适位置上画几个小圆圈或其他标志代表家庭中的其他成员，圈的大小代表家庭成员的权威性或重要性的大小，圈与圈之间的距离代表相互之间关系的亲疏程度。全科医生必须向患者做出保证，家庭圈无所谓对或错。在患者画圈的时候，医生可离开房间，一般只需要 10～15 分钟，画完后，要求患者解释家庭圈的含义，同时，全科医生可询问一些与家庭关系有关的特殊问题，如距离与亲密度的关系、决定权、角色关系、交往方式、个人界限以及家庭生活史的变化情况等。通过家庭圈的讨论，全科医生可以了解患者的情感反应和可能存在的与家庭有关的心理、社会问题。家庭圈所反映的只是患者当前对家庭关系的主观感觉，是极易变化的，尤其是在家庭生活周期的转变阶段或家庭成员发生严重疾病时。家庭圈是一种了解家庭结构与功能的简单方法，可作为拜访功能障碍家庭的出发点。如图 5-2 反映，这个家庭中父亲是家庭中最重要的人物，其次是母亲，患者与母亲的关系较为紧密，与父亲的关系较疏远。

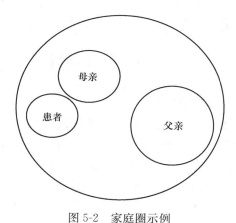

图 5-2 家庭圈示例

五、McMaster 家庭评估模型

McMaster 模型阐明了一个家庭维持正常功能活动的基本条件和过程。这一模型认为，每一个家庭都必须执行一些基本的任务，如将食物摆在桌子上、提供休息场所和养育子女等。要完成以上任务，家庭必须具备以下几个方面的能力（图 5-3）：首

先是有能力解决面临的各种各样的问题,家庭应该是解决问题的有效单位;要解决问题,家庭成员必须进行成功的交流,并通过分派角色任务,使大家去做他们应该做的事;在解决问题的过程中,家庭成员还必须用家庭中特有的方式进行感情交流,并相互关心和照顾,而且考虑到家庭成员个性发展的需要;家庭必须有能力适当地控制其成员的行为。以上任何一个环节出现问题时,均可导致家庭出现功能障碍。McMaster 模型为我们提供了家庭功能整体性评估的一种基本思路,可供全科医生评价家庭功能时作为参考体系。

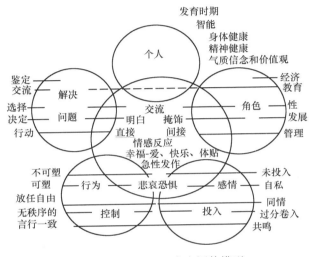

图 5-3　McMaster 家庭评估模型

六、家庭外资源评估——ECO-MAP 图

把家庭作为对象,调查家庭外资源有关成分的有和无,有多少,并记录各种成分与家庭的联系强度,然后进行归类汇总,可以用 ECO-MAP 图来表示(图 5-4)。图中圈的大小表示资源的多少,不同的连线表示联系的强度。

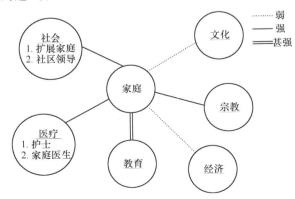

图 5-4　评价家庭外资源的 ECO-MAP 图

七、家庭动力学评估

根据家庭动力学的基本原理,对组成家庭内在结构的各个部分分别进行评价,最终找出家庭问题的根源。

1. 家庭界限评估　家庭与外界的联系、外人进入家庭的难易程度、家庭对外部资源的利用程度、对环境变化做出反应的能力等。

2. 家庭的权力结构　通常由谁来做出决定、做出决定的方式、家庭统一行动的能力、做出决定的能力、解决问题的能力、家庭成员的独立性和自由度有多大、个性发展的要求是否被考虑在内等。

3. 家庭角色　家庭角色的扮演情况、角色的适应性和弹性、角色的行为标准和认同。

4. 家庭的空间领地和感情气氛　是否有足够的空间、是否有各自的领地、睡眠安排和保密程度怎样、是否能满足个性发展的需要;家庭成员相互关爱的程度、表达方式、投入程度、共鸣程度、感情满足程度等。

5. 交往方式　感情交往的方式、是否采取明白而直接的方式、感情交往是否有障碍、家庭成员的交往能力怎样。

6. 家庭资源　家庭内外资源是否充足、是否能充分利用、缺乏什么资源、缺乏的程度如何等。

7. 价值观与生活目的　一个人的价值观决定其个人的生活态度,进而影响到生活的方方面面。

第4节　全科医疗服务中常见家庭问题及处理原则

一、根据家庭生活周期预测家庭问题

Medalie(1979 年)认为,家庭在每一个发展阶段都有特定的发展课题(specific developmental tasks)。当然,也存在特定的、可预见的家庭问题。家庭问题的出现一般有 3 个时期:①预测时期:问题还未发生,但根据家庭所处周期和一般规律及相关理论,问题是可以被预见的,且这种预测是有根据的,事情的来龙去脉也相当清楚。②筛检时期:问题正在发生,但还不明了,可以通过各种有效的检测手段显示出来(如通过家庭功能的 APGAR 评估、家庭圈等)。③有症状期:问题已经比较严重,常通过明显的家庭功能障碍或家庭成员的躯体症状、情绪反应、社会适应不良等表现出来。

每一个家庭在不同的生活时期都会面临一些共同的问题，尤其是在生活周期的转折阶段，可能会出现一些适应困难或家庭问题，因为生活周期的每一次转折对家庭来说都是一种紧张刺激，每一个家庭都必须应付这些紧张刺激。由于以上问题是可以预测的，因此，家庭可以事先采取预防措施或做好应付准备，以免陷入危机状态。预测问题常是全科医生行医的部分工作，这仅需花费极少的时间，却可以收到很好的效果。

二、寻找家庭功能障碍的线索

寻找家庭功能障碍的线索包括：

（1）全科医生应该对反映家庭功能障碍的重要线索保持高度敏感性。

（2）认真询问家庭生活史，如家庭生活周期和家庭生活事件并预测家庭问题。

（3）从患者的就医行为推测家庭问题的存在，如下：

1）患者对医生过分依赖。

2）执行医嘱困难。

3）经常因轻微的症状反复就诊。

4）症状的严重性与痛苦程度不相符。

5）患者的症状或疾患无法用生物医学原理来解释。

6）有明显的精神障碍或行为问题。

7）经常由其他家庭成员陪同就诊。

8）儿童和青少年出现不良行为，如自杀、酗酒、偷窃等。

（4）与父母行为（parenting）有关的线索：如儿童期有对父母的不满体验，早婚、单身父子、母子等；父母有精神疾患或有某方面的不成熟行为，父母有犯罪记录；早熟儿童，残疾儿童，母亲意外怀孕而出生的儿童、过分爱哭的婴儿等。

（5）慢性疾患不明原因地加重或病情一直得不到有效控制。

三、处 理 原 则

（一）完整背景的处理原则

脱离背景的问题往往是令人费解的，同样的问题在不同的背景下将会有不同的意义。例如，孤零零的一条长椅，很难说清它的用途，放在公园里是

供游人坐的，放在会议室里是供开会的人坐的，放在食堂里是供吃饭时坐的。只有把问题放回到它原来的背景下，才能得到一幅完整的图画，问题的来龙去脉才能一目了然。脱离背景去观察问题，不仅难以把握问题的本质，更难理解问题的意义。William James 指出，"为了正确地理解一件事情，我们有必要在它所处的环境之中和之外去观察它，以掌握事物的整个变异范围"。患者的完整背景应该包括社会背景、社区背景、家庭背景、个人背景和疾患背景。这些背景资料大部分都已记录在健康档案中或留在全科医生的印象中，患者就诊时，全科医生只需花几分钟的时间去复习或回忆，便可获得关于患者的完整印象。在转诊时，这些背景资料应提供给专科医生作为参考。

（二）以家庭为单位的处理原则

"以家庭为单位"（family as a unit of care）的原则是全科医学作为一门独特学科的重要基础，如果忽视"家庭"这一要素，全科医学便丧失了它鲜明的专业性特征。家庭与个人健康的关系已越来越密切，健康的个人应该生活在一个健康的家庭中。21世纪的中国家庭大多是由独生子女夫妇组成的家庭，这是一种"问题家庭"或"超负荷家庭"。一对本身就有诸多人格缺陷的独生子女夫妇不仅要照顾4～6个老人和一个独生子女，而且要应付更紧张的生活、工作和社会压力。为了维护这些家庭及其成员的健康，全科医生走进家庭已成必然趋势。而且具有十分重要的社会意义。因此，"以家庭为单位"的健康照顾将是我国21世纪医学的重要特征。以家庭为单位的理由是：

1. 家庭是一个完整的系统，家庭内的所有成员之间相互影响 一个家庭成员的健康问题必将影响家庭的其他成员。例如，妻子在夜间频繁咳嗽使丈夫无法入睡，休息不好使丈夫的高血压变得难以控制。许多疾病可以在家庭中流行，如流感、肺结核、肝炎、寄生虫病、神经质等。有时，来看病的不一定是真正的患者，而只是受患病的家庭成员影响最深的人，真正的患者是家庭的其他成员或整个家庭。例如，丈夫因严重的焦虑症频繁就医，最终的原因却是其妻得了甲亢，妻子的易怒、暴躁和夫妻关系的突然紧张使丈夫产生了严重的焦虑。因此，只有以家庭为单位，才能发现真正的病因和真正的患者。

2. 个人与家庭之间存在相互作用 家庭是个人最重要的生活环境，也是个人疾患的重要背景。

家庭可以通过遗传、社会化、环境和情感反应等途径影响个人的健康或疾病的发生、发展和转归;个人的健康问题也可影响整个家庭的内在结构和功能。例如,养家糊口的人得了绝症,家庭便处于一种危机状态。有时,个别成员的健康问题可能是家庭功能障碍的一种反应。例如,儿童的非特异性腹痛可能是夫妻关系不和的一种表现。这时,如果不解决家庭问题,就无法从根本上解决个别成员的健康问题。

3. 家庭如"患者"(family as a patient) 家庭是一个完整的系统,当它有严重的功能障碍或处于一种危机状态时,就像一个患者一样。家庭问题往往不是个别成员的问题,而是所有成员的共同问题,每一个成员对家庭问题都负有一定的责任。家庭问题也将对所有的成员产生不良的影响。

4. 家庭是解决个人健康问题的重要场所和有效资源 患病的成员往往要求家庭做出一定的反应,如适当改变家庭角色、生活习惯、空间分配、感情交流方式等。家庭的支持可以增加患者对医嘱的依从性,家庭还可以提供有关疾患的重要线索。例如,婴幼儿患病时主要由家人提供线索。

5. 其他 以家庭为单位可以扩大全科医生的服务范围,提高全科医生的服务效益和服务水平。

第5节 以家庭为单位的健康照顾

一、家 庭 咨 询

咨询(counseling)是通过人际交往和人际关系而完成的一种帮助过程、教育过程和增长过程,它不是要代替人们做出明智的决定,而是帮助人们做出明智的决定。首先,咨询是一种面对面的交往过程,咨询者(counselor)通过运用自己的交往技巧和相关的知识来帮助人们认识问题,做出正确决定,最终有效地解决问题。其次,咨询需要建立一种相互信任、平等相处的人际关系,咨询者不是以权威、决定者、解决者的身份从事咨询活动的,而以朋友、帮助者、教育者的身份从事咨询活动,咨询者不可能代替被咨询者去解决问题,问题最终还是要靠被咨询者自己去解决。因此,不能把被咨询者放在过于被动的位置上,而应充分发挥他们的主观能动性。另外,咨询包含一系列相关的支持活动,要运用各种不同的交往手段,最终产生多种效应,例如,咨询者可能用自己的亲身经历去感化对方;咨询者

可能用丰富的知识和形象的比喻去说服对方;咨询者可能用同情、关心和感情上的共鸣去取得对方的信任;咨询者可能用自己的期望和无微不至的关怀去激励对方改变自己的行为。因此,咨询是一种综合性的服务,而且也是一种更具艺术性的服务。

家庭咨询(family consultation)的对象是整个家庭,而不是家庭中的某个人。家庭咨询的内容是家庭问题,家庭问题不是某个或几个成员的问题,而是所有成员的共同问题,往往是一种家庭关系问题。这种关系问题往往有一个核心,这个核心可能是家庭中的某种关系,如夫妻关系、婆媳关系、父子关系、母女关系等。核心之外还有一个影响面,这就包括家庭的所有关系和所有成员。引起家庭冲突的原因是多种多样的,而且,往往是多种因素共同作用的结果。然而,家庭问题的根本原因往往是家庭成员间的交往方式问题,其他原因可能是:①缺乏知识;②缺乏技能;③认知错误;④资源缺乏;⑤感情危机;遭遇紧张事件。当家庭处于良好的功能状态时,家庭本身可以有效地解决家庭问题。当家庭处于功能障碍状态时(如家庭成员之间不能有效地交流),家庭本身就无法有效地解决家庭问题,往往会使家庭处于危机状态。另一种情景是外界或内部的干扰超出了功能状态良好的家庭的应付能力,这也会使家庭处于危机之中。处于危机状态的家庭便需要全科医生提供必要的帮助,这种帮助可能就是家庭咨询,也可能是家庭治疗。实际上,家庭咨询和家庭治疗是一个不可分割的、连续的过程。通常进行的家庭咨询内容包括:

1. 家庭遗传学咨询 包括遗传病在家族中发病的规律、婚姻限制、生育限制、预测家庭成员的患病可能等。

2. 婚姻咨询 夫妻之间的相互适应问题、感情发展问题、性生活问题、角色扮演问题、生育问题等。

3. 其他家庭关系问题 如婆媳关系、父子关系、母女关系、兄弟姐妹关系、继父、继母、领养子女关系等。

4. 家庭生活问题 孩子出生、孩子离家、退休、丧偶、独居等。

5. 子女教育和父母与子女的关系问题 儿童青春期的生长发育问题、与父母的关系适应问题、角色适应与交往方式问题、独立性与依赖性的平衡问题、人生发展与父母期望问题等。

6. 患病成员的家庭照顾问题 家庭成员患病

的过程和预后、家庭应做出什么反应、家庭照顾的作用和质量等。

7. 严重的家庭功能障碍 往往是家庭成员间的交往方式问题或家庭遭遇重大的生活事件。

家庭咨询的作用包括：

1. 教育（education） 全科医生虽然一直扮演教育者的角色，但在家庭咨询中的教育不是针对个别患者的，而是针对所有的家庭成员，针对整个家庭。在解决家庭问题时，针对家庭的教育才更有效。家庭教育的内容包括家庭动力学、儿童发育、应付家庭生活中的紧张事件、处理精神或躯体疾患、与家庭讨论他们的问题、对成员的疾患做出反应等。

2. 预防（prevention） 通过超前的教育来预防问题的产生，超前教育使家庭提前做好了应付准备，不致到时出现家庭危机。家庭在任何一个生活周期内，都会遇到一些特殊的、需要应付的问题，全科医生完全可以预测到这些问题，因此，对家庭进行预防性的教育是具有针对性的、完全有必要的，而且往往非常有效。

3. 支持（support） 支持是家庭咨询的核心功能，它与家庭咨询的另外 3 种功能都有关。处于危机状态的家庭最需要的帮助就是全科医生的有效支持，这种支持可以体现在多个方面、多种形式上，例如，帮助家庭预测问题并做好准备、倾听家庭成员诉说、帮助家庭成员表达感情、帮助家庭成员进行有效的交往、指导家庭组织起来克服困难等。

4. 激励或鞭策（challenge） 家庭咨询的另一个重要功能就是激励家庭改变不良的行为生活方式或交往方式。

二、家庭治疗

家庭治疗（family therapy）包括家庭咨询的所有内容，但比家庭咨询更广泛、更全面，家庭咨询是在家庭治疗的基础上发展起来的。与家庭咨询一样，家庭治疗也涉及教育、预防、支持和激励，但家庭治疗更着重于家庭成员间相互作用方式的重新形成过程，着重于帮助家庭应付在改变相互作用方式中遇到的抵触，实际上，当家庭咨询未能解决这种抵触时，就必须启动家庭治疗了。

从本质上看，家庭治疗是一种综合性的、广泛的家庭关系治疗，治疗者通过采取有效的干预措施，影响家庭动力学的各个方面，从而使家庭建立

新型的相互作用方式，改善家庭关系，最终维护家庭的整体功能。全科医生要提供家庭治疗服务，必须接受专门的训练，而家庭治疗一般不作为全科医生的训练内容，全科医生只需掌握家庭咨询的技能。然而，了解家庭治疗的基本框架和基本原理，是开展家庭咨询服务的重要基础。

家庭缓冲三角（family buffer triangle）：大多数家庭关系紧张都相对集中于家庭中的一对人或两个家庭成员身上，如婆媳关系紧张、夫妻关系紧张、父子关系紧张等。而且，大多数家庭关系紧张都有一种要涉及第三者的倾向，否则，这种关系紧张就很难得以缓解。这个第三者通常也是家庭中的一个成员，他的作用相当于一种缓冲剂或调和者，可暂时将家庭关系紧张的焦点从一对人身上转移到第三者身上，从而减轻紧张的程度，这种倾向使家庭关系紧张在家庭中形成一种三角结构，这是家庭解决自身关系问题的一种结构形式。由于家庭内的三角结构可以暂时缓解家庭关系紧张，家庭成员常不知不觉地重复利用它，并希望以此来维护家庭的正常功能。在传统的大家庭中，这种三角结构很容易形成，因此家庭关系紧张比较容易被缓解。而在核心家庭中，这种三角结构很不容易形成，如果家庭中只有一对夫妇，没有第三个人，就不可能形成三角结构，这是核心家庭的关系紧张不容易得到缓解的重要原因。在核心家庭中，儿童往往成为夫妻关系紧张的"挽救者"，但儿童也因此成为最大的受害者。实际上，在家庭系统中形成的三角结构通常是一种无效的应付机制，关系紧张只是被暂时转移或暂时缓解而已，并不能被完全消除，其结果不利于家庭问题的彻底解决。例如，夫妻吵架时，孩子开始摔东西或诉说腹痛，出于无奈，夫妻暂时停止争吵。儿童的身心障碍常是夫妻痛苦关系的挽救者，但这种三角结构只是暂时把夫妻的注意力从他们自身的痛苦关系上转移到有问题的孩子身上，并没有真正解决夫妻之间的关系问题。家庭内三角结构的有效性也决定于第三者的缓解能力，例如，婆媳关系紧张时，往往涉及作为儿子和丈夫的男人身上，如果他能有效地调解婆媳关系，则可暂时缓解婆媳关系紧张；若他没有能力调解这种关系，那么，他自己会成为婆媳关系紧张的最直接受害者。因此，家庭中的这种三角结构在缓解关系紧张时常要付出惨重的代价。实际上，第三者、挽救者本身也是受害者，而且往往是受影响最严重的家庭成员。全科医生在诊所中接触到的很多患者都

可能是家庭三角结构的第三者,有人称之为家庭关系紧张的"替罪羊"。来看病的人往往是受家庭关系紧张影响最深的第三者,而真正的"患者"却是家庭中的另两个人或整个家庭。

家庭治疗三角(triangulation of family therapy):家庭在遭遇关系紧张时,另一个倾向是在家庭之外寻找第三者,尤其是核心家庭。帮助核心家庭中的夫妇解决关系紧张的第三者往往是他们双方都比较信任的一位朋友、领导、亲戚、邻居或同事。当紧张关系中的一方或家庭三角结构中的第三者出现症状、疾患或疾病时,家庭或个人会主动寻求医生的帮助,大部分医生都只把注意力集中于个人的疾病或疾患上,并不关心其背后的家庭关系紧张问题。全科医生或家庭治疗者会主动去寻找患者背后的家庭问题。而如果医生要成为家庭紧张关系的挽救者,就必须与家庭建立一种有效的、立体的治疗三角,即医生或家庭治疗者作为家庭寻找的第三者。家庭治疗三角不同于家庭内的缓冲三角,缓冲三角是一种平面三角,三方均处于家庭内的同一个平面上,无法清楚地认识家庭系统内部的问题,就像一起走进一个迷宫一样。而家庭治疗三角是一种立体三角,治疗者或医生站在家庭平面之外,作为家庭问题的"旁观者",对于家庭问题来说,往往是"旁观者清,当事者迷"。治疗者站在一个俯视的角度上,可以清楚地观察到家庭问题的来龙去脉,这是家庭治疗者成功地帮助家庭解决问题的重要基础。建立治疗三角的关键是与家庭建立相互信任、平等合作的关系,而治疗三角的有效性部分决定于治疗者的知识、技能、态度和品质。

家庭治疗也是治疗者与家庭面对面交往的过程,通过交往,治疗者了解家庭的动力学过程,评价家庭的功能状况,鉴定家庭问题的性质和原因,然后帮助家庭制订干预计划,并与家庭合作,实施干预计划,最后评价干预的效果,及时调整干预计划和措施。家庭治疗的过程可归结为以下 5 个基本的方面:会谈(interview)、观察(observation)、家庭评估(family assessment)、干预(intervention)和评价(evaluation)。家庭治疗是以上过程交替进行、逐渐达到改善家庭功能之目的的一种系统支持程序。

1. 观察 观察就是治疗者用心去看、去听、去感受的过程。观察有两种类型,一种是诊断性的,目的是进行家庭结构和功能评估;另一种是评价性的,即评价干预的效果。

2. 会谈 会谈是家庭治疗的核心,它既可以是诊断性的,也可以是治疗性的,还可以是评价性的,有时会谈是为了配合观察。

3. 家庭结构和功能评估 治疗者可以通过观察来了解家庭的客观资料,通过交谈来了解家庭的主观资料和每个成员对家庭的主观满意度,最后利用一些评估工具对家庭的结构和功能进行全面、综合的评估,并对家庭问题做出临床判断:家庭问题的性质、原因、来龙去脉以及各种影响因素和反应。

4. 干预 干预是治疗者与家庭就同一个目标而进行的有效合作。

5. 评价 指干预效果的评价。通过观察、会谈和家庭评估,了解家庭治疗的效果。同时,还应了解家庭在转变过程中遇到的抵触和困难,并及时调整家庭治疗计划,采取更有效的干预措施。

三、家　　访

家访(home visit)是全科医生主动服务于个人和家庭的重要途径,家访是全科医生经常而重要的服务方式,对全科医生具有特别重要的意义和作用。

(1)通过家访,全科医生能接触到没有就诊的患者和健康的家庭成员,接触早期的健康问题或全面评价个人的健康危险因素,有利于全科医生做出早期诊断并提供综合性的预防保健服务;了解到客观、真实的家庭背景资料;鼓励家庭对个人的疾患做出适当的反应。

(2)家访可以满足一些特殊患者(如老年人、残疾人、长期卧床的患者、不愿住院的患者、临终患者等)及其家庭对医疗保健服务的需求,方便了群众,降低了医疗费用,而且往往能取得比住院更理想的效果。

(3)家访有利于观察患者对治疗的反应、患者执行医嘱的情况,有利于评价家庭照顾的质量,有利于指导患者在家庭中获得康复,而以上活动可以丰富全科医生的实践经验。

家访的适应证包括:

1. 急性疾患的评估和处理 例如:一过性的严重疾患,如重感冒;搬动会加重疼痛的疾患,如坐骨神经痛;年龄太大、生活不能自理的患者;活动有加剧病情的危险;转诊到医院之前需要进行一些治疗的患者,如减轻疼痛、复苏、心源性哮喘的处理;

传染病患者:有些疾患在家访时就可以做出诊断,而且在家庭中使用抗生素效果可能会更好。对急性疾患患者进行家访的另一目的是评估患者的家庭条件和家庭支持情况,以便决定是否需要住院,尤其是对儿童和老年患者更有必要。

2. 出院患者的评估和继续治疗 大多数住院患者在恢复期的早期阶段就出院了,这些患者仍需要在家庭中接受继续治疗,并在家庭的照顾下逐渐康复。通过家访,全科医生可以正确评估患者的适应或恢复情况以及所遇到的问题、对医嘱的顺从性、对药物的反应情况等,以便及时调整治疗方案。

3. 慢性病患者的处理 许多慢性病患者的活动范围常局限于家庭之中,如类风湿性关节炎、充血性心力衰竭、多发性硬化症、脑卒中偏瘫等。医生的定期家访不仅有利于慢性病患者的治疗和康复,也减轻了家庭的负担。

4. 为临终患者及其家庭提供服务 临终患者在自己熟悉的家庭环境中面对死亡会显得更平静。全科医生可以在家访时为临终患者提供必要的医疗服务和临终关怀服务,还可以为处于悲伤、混乱中的家庭成员和处于危机中的整个家庭提供必要的指导、援助和保健。

5. 家庭结构和功能的评价 在诊所中评价家庭的功能常不如在家庭中评价那样准确和全面。患者在家庭中能更轻松地表达他们的感情,会揭示出一些深层的感情矛盾和家庭危机。只有通过家访,全科医生才能发现另一个人的存在和患者尚未注意到的问题。

6. 实施家庭咨询和治疗 系统的家庭治疗常涉及家庭的每一个成员,只有在全体成员共同参与的情况下才能取得理想效果。家庭治疗在家庭原有的环境中进行最理想。因此,家访是实施家庭治疗的最有效手段。

7. 有新生儿的家庭 为新生儿提供家庭照顾服务并提供预防保健服务。

四、家庭预防

全科医生可以通过多种方式开展家庭预防(family prevention)。家庭预防工作的内容与疾病的三级预防一致,常见的家庭预防工作内容见表5-3。

表5-3 家庭预防工作内容

预防级别	家庭预防工作内容
一级预防	预防生活方式疾病,如不合理饮食、吸烟、酗酒、缺乏体育锻炼
	健康维护,如免疫接种、健康筛查、健康监测
	家庭咨询,如指导性生活、婚姻指导、产前保健、老年人保健
二级预防	医生同患者共同监测健康
	医生鼓励患者及时就医,及早发现、诊断和治疗
	监督患者合理及时用药及用药安全
三级预防	对患慢性病的家庭成员,督促其遵医嘱,提高生活质量
	指导家庭成员适应患慢性病所带来的变化
	对家人患重病或临终所带来的家庭危机做出调适

五、家庭病床

家庭病床(family sickbed)对于特殊人群(如老年人、儿童、妇女、残疾人等)和特殊疾病(如老年病、慢性病、精神病等)的治疗和康复具有方便、经济、有效等特点。一些简单方便、费用上家庭能承受的项目,通过家庭病床都可以开展。常见的家庭病床服务项目分类见表5-4。

表5-4 家庭病床服务项目分类

分类	举例	分类	举例
药物治疗	口服、肌内注射、静脉滴注等	物理疗法	热疗、磁疗等
饮食疗法	糖尿病、肝脏病、肾脏病等的营养治疗	运动疗法	指导开展适于患者的各种体育锻炼
心理咨询治疗	特殊人群和某些疾病的心理咨询和心理治疗	临床检查	如脑电图、理化检验
中医治疗	针灸、按摩、拔火罐等		
家庭护理	精神病患者、残疾人等的护理	自我治疗	指导患者自我护理、自我监督

六、家庭康复

对临床治疗后或急性期后慢性病患者以及老年人、残疾人,在家庭提供一些适宜、及时的家庭康复(rehabilitation at home)服务,可控制或延缓残疾的发展,减少残疾带来的生理、心理、社会功能的负面影响,提高生活自理能力和生命质量。家庭康复不同于医院康复,它是由全科医生在家庭环境中开展的,不涉及复杂的技术,而是充分利用现有资源,对患者进行康复训练,其目的是使患者疾病好转或痊愈,生理功能得到康复,心理障碍得到解除,使残疾者能更多地获得生活和劳动能力,达到全面康复。因此,家庭康复是全面康复,其主要内容有:

(1) 开展宣传教育,提高家庭成员对康复的认识,同时激发社区居民、患者及其家属参与康复的意识。

(2) 以社区和家庭为基础,对需要康复的患者采取相应的康复措施,包括运动训练、生活自理能力训练、劳动技能训练、语言能力训练、体能训练和物理治疗,以及开展心理咨询、家庭保健及社会服务等,改善生活自理能力和劳动能力,提高其生命质量。

(3) 协调社区有关部门,开展教育康复、职业康复、社会康复,促进全面康复的实现。

家庭康复应遵循以下原则:①对象需考虑不同种类、不同程度的残疾者。②以患者及其家属为中心,主要场所为患者家庭。③康复工作越早开始效果越好。④应用正确的康复知识和技术。

七、家庭护理

全科医疗中常采取用家庭护理完成其居家患者的照顾,通过家庭护理(family nursing)可以向家庭传递有关健康的知识、技能,满足家庭的需要,维持家庭的正常结构和功能状态,使家庭及其成员达到最佳的健康水平。家庭护理的内容有如下方面:

(1) 观察病情变化:根据病情,测量生命体征并记录。

(2) 保持各种管道畅通,做好记录。

(3) 熟悉患者的病情、治疗及护理措施。

(4) 做好家庭基础护理,要求做到"六洁"、"五防"、"三无"、"一管理"。"六洁"指的是口腔、脸及头发、手足、皮肤、会阴、床单清洁;"五防"指的是防褥疮、防体位性低血压、防呼吸系统感染、防泌尿系统感染、防交叉感染;"三无"指的是无坠床、无烫伤、无粪石;"一管理"即膳食管理。

(5) 必要时家庭里要备一些常用的急救药品及设备,用品要定时更换消毒,并严格执行无菌技术操作。

(6) 记录各项护理内容,以备查询。

(何 坪 张朝鸿)

第 6 章 以社区为基础的健康照顾

以门诊为基础,以人为中心,以家庭为单位,以社区为范围,以预防为导向,追求团队合作是全科医学的核心,也是全科医学的精髓。以社区为基础的健康照顾是一种把以个人为单位、治疗为目的的基层医疗与以社区为单位、重视预防保健的社区医疗相结合的基层照顾工作模式。其要求在基层医疗中,重视社区、环境、行为等因素与健康问题的关系,把服务的范围由狭小的临床治疗,扩大到站在流行病学和社区的观点上来提供照顾。

以社区为基础的健康照顾是在传统的医疗实践中产生的,是基层医疗实践与流行病学、社区医学的有机结合,它体现了多学科间的相互交叉与融合,打破原来基层医疗仅为主动求医的个体患者提供诊疗服务的传统医疗模式,拓宽了基层医疗的范围,基层医生首先要搜集社区的健康信息,通过社区诊断发现社区的主要健康问题,分析社区内影响这些问题的各种因素,设计可行的解决方案,动员基层医疗单位和社区力量实施并开展评价。以社区为基础的健康照顾对现代的基层医生提出了新的要求,要求一线的基层医生必须以生物-心理-社会医学模式为指导,通过提供以社区为基础的健康照顾,全面了解社区居民健康问题的本质,从而合理利用有限的卫生资源,有效地控制各种疾病在社区中的流行,有效地维护和提高社区全体居民的健康。

随着社会经济的发展与医学的进步,慢性非传染性疾病逐渐取代传染性疾病,成为影响人们健康的主要因素,因此,需要全科医生采用社区预防的手段,通过对吸烟、饮食习惯、喝酒等不良生活方式与行为的预防干预,实现对社区群体的健康照顾,

达到保护、促进和维护社区人群健康的目的。全科医生倡导"以社区为基础的健康照顾"服务模式,必须在了解患者与患者的就医背景的基础上来理解患者的健康问题,并做出相应的处理,有效地解决患者的健康问题。

第 1 节 社区与健康

一、社区与健康社区的概念

(一) 社区的概念

关于社区(community)的概念,不同的学者与社会组织有着不同的理解。早在 19 世纪 80 年代,德国学者汤尼斯(F. Tonnies)曾给社区定义为:社区是以家庭为基础的历史共同体,是血缘共同体和地缘共同体的结合。20 世纪 30 年代,我国著名社会学家费孝通给社区下的定义是:社区是若干社会群体(家庭、氏族)或社会组织(机关、团体)聚集在某一地域里形成一个生活上相互关联的大集体。世界卫生组织(WHO)在前苏联阿拉木图召开的初级卫生保健国际会议上指出:社区是以某种经济的、文化的、种族的或某种社会的凝集力,使人们生活在一起的一种社会组织。

社区不等同于"行政区域",两者有联系也有区别。有联系的是,有的行政区与社区在地域上可能是重合的,如我国城市街道和农村的乡镇,它们是行政区;又由于它们的主要社会生活是同类型的,所以,常把它们称为社区。但行政区是为了实施社会管理,依据政治、经济、历史文化等因素,人为地划定的,边界比较清楚。而社区则是人们在长期共同的社会生产和生活中自然形成的,其边界比较模糊。有时同一社区可划分为不同的行政区,而同一行政区也可包含不同的社区。社区的大小往往因时、因地、因需要的不同而有不同界定,WHO 认为,一个有代表性的社区,人口数大约在 10~30 万人之间,面积在 0.5~5 万平方公里之间。而在我国一般将社区分为城市社区与农村社区,城市社区又可以分为两部分,一部分是功能社区,主要由企、

事业单位或机关和学校等构成；另一部分是生活社区，即由若干居民家庭构成，也包括机关或企、事业单位的家属区和居民生活区。生活社区一般是指街道、居委会；农村社区一般是指乡镇、村。

社区是由一定数量的人群组成，这群人具有共同的地理环境、共同的文化、共同的信仰、共同的利益、共同的问题和共同的需求等，社区是社会的缩影，相当于一个"小社会"，社区人群间的认同感、归属感和凝聚力形成了社区人群的社区意识。社区意识是社区得以存在和发展的内在要素，它是人们在社区这个特定的地域性社会生活共同体中长期从事物质与精神活动的结晶，它渗入到社区生活的各个方面，不仅体现在人们的物质生活中，更深入地反映在人们的精神生活中。一个社区的风土人情、风俗习惯、管理方式，社区成员的心理特质、行为模式、价值观念等都体现着社区意识。以社区意识为基础，将社区组织起来，形成开展各类活动的内在动力，采取集体行动，以求共同发展，从而满足社区居民的共同需要。

尽管不同社区的人口规模、地域大小不同，社区的构成一般都包括下列五个基本要素：①人群；②地域；③生活服务设施；④特有的文化背景、生活方式和认同意识；⑤一定的生活制度和管理机构。

（二）健康社区的概念

"人人健康"的基础是"健康社区"。健康社区（healthy community）是指一个能不断地创造安全、舒适、满意、愉悦和健康的生活、工作、休闲条件，充分利用社区资源鼓励人们参与健康管理，为社区居民提供方便高效的社区健康服务，引导健康消费，建立健康家庭，减少和消除不健康的行为与生活方式，使社区居民互相支持以发挥自身最大潜能的社区。健康是人全面发展的基础，关系千家万户的幸福，健康也是国家文明的标志、社会和谐的象征。通过建立健康社区，倡导"人人为健康、健康为人人"的健康社区新理念，以社区为单位提高人类健康水平和生活质量，有利于提高全民族的健康素质。创建健康社区是以人为本的系统工程，其终极目标就是促进人的全面发展。

美国学者 Hancock 及 Duhl 提出理想的健康社区应至少包括下列 11 项条件（Hancock and Minkler 1999）：

（1）干净、安全、高品质的生活环境。
（2）稳定且可持续的生态系统。
（3）强而有力且互相支持的社区。

（4）对影响生活和福利等决策有高度的参与。
（5）能满足城市居民的基本需求。
（6）能通过多种渠道获得不同的经验及资源。
（7）多元化且具有活力及创新的都市经济活动。
（8）能保留历史古迹并尊重地方文化。
（9）具有城市远景，是一个有特色的城市。
（10）提供市民有品质的卫生与医疗服务系统。
（11）市民有良好的健康状况。

二、社区与健康的关系

社区是个人及其家庭日常生活、社会活动和维护自身健康的重要场所和可用资源，也是影响个人及其家庭健康的重要因素。社区环境条件的优劣直接影响人的健康，甚至影响到许多疾病的传播和流行，全科医生是提供"以社区为基础的健康照顾"的主要执行者。了解社区的物质环境与社会环境因素对社区居民健康的影响，便于全科医生去发现与挖掘社区人群的健康问题。通过社区服务网络，能有组织地动员群众参与，依靠社区群众自身的力量，改善社区的卫生环境，加强有利于群体健康发展的措施，达到提高社区居民健康水平的目的。为使全科医生更好地理解社区与健康的关系，现介绍部分社区环境因素对健康的影响。

（一）社区人口与健康

人口不仅是构成社区的最基本要素，而且与社区人群的健康息息相关。人口的数量、人口的构成、区域的分布、人口的流动，既取决于生育率、死亡率、机械变动，又对社区的健康及卫生服务工作有着十分重要的影响。

1. 人口的数量与健康　社区人口的数量与健康是密不可分的，衡量一个社区人口数量多少的常用指标是人口密度，人口密度过大意味着空气与环境污染相对严重，环境污染不仅影响人群的健康，而且还会影响人类社会的可持续发展，在城市还可能存在因人口拥挤而带来的心理影响。高密度人口还可能加重社会负担，加重教育与卫生事业的负担，进而影响到人口的质量。人口稀少地区亦不能很好地保护居民健康，这些地区往往经济落后，交通不发达，自然环境恶劣。由于经济实力及成本效应因素，这些地区往往缺乏文化教育以及卫生服务设施。

2. 人口的结构与健康 人口的结构主要指人口的性别、年龄、婚姻、受教育水平、职业等结构。

（1）人口的性别结构是指男性与女性人口分别在总人口中所占的百分比，还可以用人口性别比来评价人口的性别结构，如人口性别比＝100×男性人口数/女性人口数，性别比大于100说明男性人口多于女性人口；小于100说明女性人口多于男性。性别比平衡是社会安定的基础因素之一，性别比例失调则是滋生社会问题的根源之一。由于性别文化的差异，男性的意外死亡大大高于女性，男性的吸烟、饮酒、婚外性行为似乎被社会所默认；"贤妻良母"的社会角色冲突极大地增加了女性的应激，追求美貌而节食和减肥似乎是现代社会赋予女性的特有文化，因化妆品过敏、美容手术的不良反应、过度节食而致的营养不良等疾病已在女性身上司空见惯。由于男女在许多疾病的发病、患病及疾病的预后方面存在显著差别，从而影响居民的健康状况。

（2）人口的年龄结构是指不同年龄组的人口分别占总人口中的百分比。不同年龄组人群的生理功能、心理特征、所承担的社会角色与功能、生育观念、风俗习惯等各不相同，这将影响不同年龄组的健康状况。许多疾病的分布与年龄具有极为密切的关系，如心血管疾病、脑血管病及大多数癌症都多见于年龄比较大的人，而消化性溃疡等则多见于中青年人。人口老龄化的出现，带来老年期疾病的患病率明显增加。可见，社区人群的年龄构成影响到社区的整体健康状况，全科医生了解所负责社区人群的年龄构成，有利于掌握社区居民健康状况的规律性，为健康干预计划的制订提供依据。

（3）婚姻状况主要包括未婚、已婚、丧偶、离异几种形式，许多疾病的患病率与死亡率在不同的婚姻状况下分布不同，如多数精神疾病的发病率在离婚者中最高，单身者次之，丧偶者又次之，已婚者最低。稳定的婚姻状况为夫妻双方提供了更多的社会支持，使其有归属感，双方在经济上也相互支持，且有可能改变一些不良的生活习惯与行为。受教育水平在我国主要分为文盲、小学、初中、高中、中专、大专、本科、硕士和博士。从一定程度上讲，受教育程度不同，人的生活方式、健康观、价值观也存在着差异，从而影响人群健康状况。有研究证明，不同受教育水平的国家，其居民平均期望寿命有显著差异，受教育水平越高，平均期望寿命越高。美国的一项调查发现，受教育水平越低的人，其结核、

肿瘤、脑血管病等包括全死因的死亡率均明显高于受教育水平高者。职业构成也影响到社区的健康状况，不同职业者其工作方式和工作环境不同，人们在不同的职业场所接触到有害、有毒物质不一样，且不同职业带来的职业紧张程度也不同，进而影响到人们的心理和精神状态。可见，职业构成是影响一个社区居民健康的重要因素。

3. 人口流动与健康 人口流动主要是指人口在地理空间位置上的水平变动和社会阶层上的垂直变动。人口流动是我国现代社会经常发生和普遍存在的一种社会现象，随着改革开放的深入，城市社区的人口流动会更加频繁，人口流动对居民健康造成的影响程度及性质取决于社区环境、自然条件及人口特点，流动人口的一些特殊卫生问题，给社区卫生服务工作提出了新的要求，如传染病的控制、计划生育工作等。

（二）社区经济状况与健康

社区经济状况是社区居民赖以生存和保持健康的基本条件。一定的经济条件是人们获取包括衣、食、住、行以及卫生保健服务和教育的物质基础，同时，社区经济因素通过影响与人群健康状况有关的其他社会因素，如工作条件、生活条件、营养状况、文化教育、卫生服务等影响人群的健康。人群健康与社区经济的发展具有相互促进的双向作用：一方面，社区经济的发展促进人群健康水平的提高；另一方面，社区经济的发展必须以人群健康水平的提高为先决条件。居民健康状况的改善可以大大减少医疗卫生费用，减少因病带来的经济损失，提高劳动生产效率。

1. 经济发展水平与健康 社区经济发展水平的高低影响着社区居民的生活水平和生活质量。社区经济发展水平越高，居民的生活工作条件、卫生状况、保健水平也随之明显改善。在疾病谱上，主要表现为传染病、营养缺乏性疾病、寄生虫病和地方病的发病率明显下降；在健康指标上，主要表现为出生率、死亡率、婴儿死亡率、孕产妇死亡率下降，而平均期望寿命显著增加。社区经济发展在促进居民健康水平提高的同时，也带来了新的健康问题，如环境污染和破坏严重、不良行为和心理压力突出、社会负性事件增多、社区人口流动增加等。新型有毒有害物质、城市拥挤、人际关系紧张等为不利于健康的负面影响。

2. 社会阶层与健康 社会阶层（social class）是指一个人在社会上相对于其他人所处的地位。

阶层主要是指社会经济阶层,从社会学的角度分析,阶层主要由个人经济收入、受教育程度、价值观念、工种、卫生服务的利用、生活习惯及环境等因素来决定。一般来说,社会阶层越低的群体,其健康状况越差,其主要原因是社会阶层较低的人群收入低,生活贫困,居住条件、卫生条件和环境安全都较差,他们比高阶层的人群遭受更多的负性社会因素影响,在遭受精神刺激时又不能获得足够的社会支持与帮助。低阶层的人其教育水平普遍低于高阶层人群,这影响了他们处理应激的能力,同时也较难形成良好的卫生习惯。低阶层者接受医疗卫生保健的机会少,容易造成疾病病程的延长,影响其健康水平。随着我国经济水平的整体提高,社会发展的不平衡,不同社区群体之间的职业、经济收入、文化程度和生活方式的差别将逐渐扩大,其对健康的影响也显得日益重要,作为全科医生,有必要加强社会阶层与健康问题间的关系探讨,这对于改善卫生服务,提高社区人群整体健康水平具有针对性意义。

(三) 社区文化与健康

世界卫生组织在第六次报告中指出,"一旦人们的生活水平达到或超过起码的需求,有条件决定生活资料的使用方式,文化因素对健康的作用就越来越重要了"。社会文化因素主要包括风俗习惯、思想意识、宗教、生活方式、价值观、行为规范、道德法律以及文化教育。每个社区都有其特征性的文化背景,这种文化背景在某种程度上决定着人群对健康和疾病的信念、就医行为和对健康维护的态度,也影响人群的生活习惯、行为方式和自我保健能力。

1. 风俗习惯与健康 风俗(custom)是特定地域的特定人群在长期日常生活中自然形成的、时代沿袭的习惯性行为模式。风俗习惯与人的日常生活联系极为密切,贯穿于人们的衣、食、住、行、娱乐、体育、卫生等各个环节,对健康的影响非常广泛。其作用是潜移默化的,然而却又是很强大的。习俗对健康有正反两方面的影响。有些文化能促进健康,例如,我国人民长期以来遵从的优良习俗"黎明即起,洒扫庭院,要内外整洁"就有利于居民养成良好的生活规律,提供干净整齐的生活环境。但是有些文化危害居民健康,如我国不少地区盛行宴请宾客带强制性地敬酒,且必须一饮到醉,否则不足以体现"诚意"和"友谊",此种行为实属陋习,既严重危害自己也严重伤害他人健康。所以在社

区范围内可以通过各种手段弘扬良好的风俗习惯,去除有损健康的陋习。

2. 思想意识与健康 思想意识是人们对客观世界认识的理性化产物,其核心是世界观。它决定人们其他观念的形成,如人生观、道德观和价值观等。个体思想意识的形成,一方面来源于其生活经历和实践;另一方面受社区观念的影响,因此思想意识具有个别性和社会普遍性。一个有着崇高理想和明确生活目标、朝气蓬勃、积极进取、充满乐观精神、敢于承担责任与义务、不怕困难与挫折、富于理性的人,必定选择有利健康的行为并身体力行。一个大力提倡健康、公益、积极、进取、集体主义思想意识的社区,其成员的基本行为取向必定倾向于促进健康的行为;相反,一个颓废的、思想意识混乱的、急功近利的、丧失崇高远大理想的社区,其成员中必定存在大量危害健康的行为,如吸毒、未婚先孕、自杀等。

3. 宗教信仰与健康 宗教是人类在自然和社会特定的条件下产生的信仰体系,是以神的崇拜和旨意为核心的信仰和行为准则的总和。宗教伦理和教义以观念意识注入人的思想,强烈地影响人的心理过程及行为。宗教宣扬的是唯心主义,但不可否认的是,不同的宗教宣扬的人生观不同,对健康产生的影响也不相同,如虔诚的基督教徒患者往往能坦然面对绝症,从而减轻了疾病带来的精神压力;佛教的坐禅、道教的内丹和印度的瑜伽均可以使人放松身心、处于极佳的宁静状态,有助于一些疾病的治疗和康复,也有助于提高生活质量。很多宗教提倡禁欲,反对婚外性行为,有利于性病的控制。

(四) 社区行为与健康

人类的行为是具有认识、思维能力的人,对环境刺激所做出的反映,也是人类为了满足自身需要,在心理动机的支配下所进行的有意识的活动。人们的行为和生活方式是在社会发展中形成的,并且随着社会发展而不断改变。由于经济、政治、文化、居住地区和民族的差别,人的行为存在明显的个体差异。随着人们对疾病认识的逐渐深入,行为与健康的关系越来越清晰并显示其重要性。近年来,心脑血管疾病、恶性肿瘤等与行为生活方式有关的疾病,已成为威胁人类健康的主要疾病。据世界卫生组织的最新报告,全球50%以上死亡与不良行为生活方式有关,绝大多数慢性病、失能和早死,都是由于环境和行为因素造成的。健康相关行

为可分为促进健康的行为和危害健康的行为,大量的医学研究表明,对人体影响较大的不良行为有吸烟、酗酒、饮食不当、缺乏运动、赌博、性行为紊乱等。

世界卫生组织曾把吸烟称为"20 世纪的瘟疫",是损害人类健康最大的一种不良行为的生活方式。目前,世界每年约有 500 万人死于与吸烟有关的疾病,预计到 2030 年将增加到 1000 万。与吸烟有关的疾病有:肺癌、支气管炎、肺气肿、冠心病等。被动吸烟者对烟中有害物质的抵抗解毒能力比经常吸烟的人要差,因而吸烟"害人"的作用比"害己"的作用更大。孕妇吸烟及被动吸烟可以影响宫内胎儿正常发育,甚至产生畸形胎儿。

酗酒是指长期过量地饮酒。酗酒对健康的危害主要分为急性和慢性两类。急性危害主要有急性乙醇中毒、车祸、犯罪、打架、家庭不和等;慢性危害主要有乙醇依赖综合征、脂肪肝、肝硬化、乙醇性脑病、心血管疾病、神经精神疾病等。饮酒与口腔、食管、直肠等部位肿瘤的发生有明显关系。妊娠妇女饮酒,可导致自发性流产、胎儿低出生体重、胎儿发育不良、先天性畸形等不良的妊娠结局发生率增加。

不良饮食行为与健康的关系也是现代社会普遍关注的焦点。合理营养和平衡膳食是科学的饮食观,其关键取决于个人的营养知识、食物的选择与控制等因素,不偏食、饮食的多样化是合理营养的明智行为。损害健康的饮食行为主要有:饮食过度,高脂、高糖、高盐饮食,低纤维素饮食,偏食,喜食烟熏烤、腌制食物,食入过酸、过冷、过热、过硬的食物,就餐不规律,爱吃零食,饮食不卫生等。吃得明智可以保护和促进健康;反之,则影响健康,营养不良、肥胖、贫血、糖尿病、心血管疾病等均已被证实与不良饮食行为高度相关。

生命在于运动,健康在于锻炼已经成为许多人的养生之道。适度的运动可以增强体质,使机体处于充满活力的状态,同时还可以陶冶情操,促进心理健康,达到防病甚至治病的作用。有调查表明,我国 70% 的成年人缺乏体育锻炼,长期运动不足可诱发或加重高血压、冠心病、肥胖病、心肌梗死等疾病。近年来的研究表明,久坐的生活方式是乳腺癌、结肠癌、直肠癌发病的危险因素。根据自己的爱好、兴趣、场地设施和身体条件制订适合于自己的运动计划,量力而行,循序渐进,持之以恒,是取得良好效果的必要条件,对于维护健康具有重要作用。

(五)社区人际关系与健康

社区人际关系是社区居民在生产与生活中结成的人与人之间的关系。社区的每个人通过家庭关系、邻里关系、朋友关系、工作团体关系等相互联系在一起,这些关系共同构成了个人的社会网络,人们从社会网络中获得社会支持。社会支持(social support)是一个人从社会网络中获得的情感、物质和生活上的帮助。社区居民获得社会支持的多少主要与社区凝聚力、居民关系网络的大小、关系的密切程度有关。有研究表明,社会支持越多,总死亡率越低,妊娠妇女并发症越少,分娩时间越短,冠心病的发病率越低。同时,社会支持有利于疾病的康复,有利于生命质量的提高。

(六)社区物质环境与健康

物质环境是人类赖以生存的基础,自然环境中存在的各种各样的环境有害物质直接影响到人类的健康和疾病。物质环境中的有害因素主要包括物理的、化学的和生物的三类,广泛存在于人们的生活环境、劳动职业环境中。噪声、振动、电离辐射、光线、冷热等均属于物理因素;化学因素如汞、砷、铅、二氧化硫、甲醛、有机磷、二噁英等;生物因素包括细菌、真菌、病毒、寄生虫;其他因素包括植物花粉、真菌孢子、尘螨和动物皮屑等。

第2节 以社区为基础的基层照顾

一、COPC 的定义

以社区为导向的基层保健(community-oriented primary care,COPC)是一种把以个人为单位、治疗为目的的基层医疗与以社区为单位、重视预防保健的社区医疗相结合的基层照顾工作模式。COPC 要求在基层医疗中,重视社区、环境、行为等因素与健康问题的关系,把服务的范围由狭小的临床治疗,扩大到站在流行病学和社区的观点上来提供照顾。

COPC 的概念最早由 Sidney 提出。20 世纪50 年代,Sidney 在南非政府资金的支持下,通过对多种医疗相关从业人员进行有计划的培训,组织医疗团队,提供包含医疗、保健、预防医学等多层面的医疗服务,证实 COPC 的医疗模式可以有效促进社区居民的健康状态。Sidney 认为,社区的健康问题与社区的生物性、文化性、社会性特征密切相关,健康服务不应局限在患者和疾病上,而应注意与社区环境和行为的关系。20世纪70年代以后,COPC的发展主要局限在美国,多所著名大学医学院在政府基金的支持下,在亚利桑那州的印第安人保留区,肯塔基州、密西西比州、马萨诸塞州的贫穷社区进行COPC的大型研究计划,都证实有显著成效。之后,作为基层医疗的成功经验被推广使用。

COPC是在传统的医疗实践中产生的,是基层医疗实践与流行病学、社区医学的有机结合,它体现了多学科间的相互交叉与融合,打破原来基层医疗仅为个人主动求医的患者提供诊疗服务的传统医疗模式,拓宽了基层医疗的范围,基层医生在执行COPC时,首先要搜集社区的健康信息,通过社区诊断发现社区的主要健康问题,分析社区内影响该问题的各种因素,设计可行的解决方案,动员基层医疗单位和社区的力量实施并评价。COPC对现代的基层医生提出了新的要求,要求一线的基层医生必须以生物-心理-社会医学模式为指导,必须掌握临床医学、流行病学、社区医学、卫生统计学、社会医学、卫生经济学和社会科学等多种相关学科的方法与技术,立足于社区,针对社区的健康问题,以预防为导向,同时关心就医者和未就医者,强调对社区全体居民的长效健康照顾责任制。

二、COPC的概念与基本要素

COPC的模式一般包括三个基本要素:基层医疗单位、特定的人群和确定及解决社区主要健康问题的过程。

全科医学是以全科医生为骨干,以门诊为基础,以人为中心,以家庭为单位,以社区为范围,以预防为导向的综合性健康照顾。全科医学是整合了生物医学、行为科学和社会科学的最新研究成果而产生的一门具有独特价值观与方法论的综合性临床医学学科,体现了多学科的交叉与融合。全科医生是社区居民的首诊医生,其处在基层医疗单位,是社区居民进入卫生服务系统的门户,为其所辖社区范围内的全体社区居民提供预防、医疗、保健、康复等综合、连续、协调性卫生服务,合理利用有限的卫生资源,有效地控制各种疾病在社区中的流行,维护和提高社区全体居民的健康。全科医生提供的服务模式完全满足COPC模式的基本要

素,可见,倡导"以社区为基础的健康照顾"全科医学服务模式具有十分重要的意义。同时,贯彻COPC全科医学服务模式,有利于全科医生同时关心社区范围内的求医者、未求医的患者和健康的人,更有效的维护社区全体居民的健康;有利于全科医生在掌握社区背景的基础上观察健康问题,完整系统的理解个人及其家庭的健康和疾患,找到真正的患者是谁和患者健康问题本质,保证个性化全科医学服务的提供;有利于全科医生更好地贯彻以预防为先导的健康照顾,有效控制社区范围内各种疾病的发生、发展与流行;有利于全科医生合理利用卫生资源,最大限度地满足社区居民追求健康生活的要求,有效地维护和提高群体的健康水平,真正体现全科医学的价值观。

COPC的良好开展除要满足其基本要素外,还满足其他相应条件,如社区基层医疗必须发展出能独立自主、具有经济效益的组织架构;参与的医师要具有使命感以及勇于接受挑战的决心;包含医师及相关医护人员的多种专业团队合作精神;开发COPC适用且容易学习应用的工具,以方便如社区调查、公共卫生研究等工作的进行。

三、实施COPC的基本步骤

COPC的实施就是从个人疾病的诊疗活动扩大到社区医学服务的过程。COPC的实施要遵循以需要为导向的原则,进行社区诊断,确定健康问题的重点,寻求解决问题的方法,并根据自己所拥有的资源制定适合于自己社区特点的健康项目,在执行项目过程中加强监测和评价。全科医生实施COPC的基本步骤为6个相互联系的阶段:确定基层服务单位及社区服务对象、社区诊断、确定需优先解决的健康问题、制定社区健康的工作计划、社区健康工作计划的组织实施、评价(图6-1)。

(一)确定基层服务单位及社区服务对象

按照COPC的基本要素,在实施COPC过程中,首先要确定一个基层医疗保健单位,该医疗单位最好是全科医疗单位,在我国全科医学体系中,可以确定为社区卫生服务机构,基层服务机构是提供卫生服务的基本组织,是COPC的实施的前提与基础,也是COPC的主要承担方及依托方。其次要确定这个基层医疗保健单位服务的范围及覆盖的人群,社区服务的范围可以是某个街道、居委会、乡、镇、村委会等范围内的人群,既为某一特定

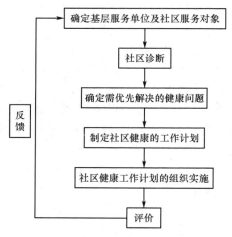

图6-1 实施COPC的基本步骤

的社区人群；COPC的社区服务对象应该是社区范围内的整个人群，特别是不常来看病的人群，而不是仅仅为常来就诊的患者。基层服务单位及社区服务对象的确定是全科医生提供COPC的必要条件。

（二）开展社区诊断

社区诊断是用流行病学、社会医学和卫生统计学的方法评价社区内的健康状况，确定该社区的人群健康问题和主要危险因素、卫生服务状况和可以利用的卫生资源，确定优先解决的健康问题。例如，A社区有人口71218人，男性占51.9%，女性占48.1%，经调查发现：该社区居民前5位死因分别是脑血管疾病、心血管疾病、恶性肿瘤、呼吸系统疾病、意外伤亡。社区居民前5位疾病分别是高血压、糖尿病、慢性支气管炎、脑卒中、冠心病。社区35岁以上人群高血压患病率为20.5%，管理率35%；糖尿病患病率为12%，管理率为23%。经分析，影响社区居民整体健康水平的主要因素是居民对高血压、糖尿病知识的知晓率低，体育锻炼率不高，吸烟率高等。社区诊断实际上就是对社区范围内的居民进行健康需要与需求评估的过程，确保COPC工作以居民的客观需求为导向。

（三）确定需优先解决的健康问题

通过社区诊断，可以发现一个社区在一定时期内面临着众多的健康问题需要解决，卫生服务的供方由于卫生资源的限制，大多数的社区都不具备同时解决所有人群所有健康问题的人力、物力及财

力，所以，必须根据一定的原则来明确某些优先解决的健康问题，针对需要优先解决的健康问题，集中有限的资源来全面综合地解决其中的一个或者几个健康问题，只有这样，才能最大限度的发挥有限资源的作用。确定需优先解决的健康问题时应遵循下列原则：

1. 普遍性 某健康问题在社区中是否普遍存在，通常以某种问题发生频率来表示，即从发病率或患病率的高低来评价，如上述A社区，居民的高血压和糖尿病患病率分列前二位，已成为该社区普遍存在的健康问题。

2. 重要性 根据健康问题造成危害的严重程度和意义来判断其重要性，决定是否需要在近期内解决；也可把政府强烈关注并出台了相关政策的健康问题列为优先解决的问题。如上述A社区，高血压与糖尿病对社区居民健康状况影响很大，居民对高血压和糖尿病知识的知晓率、管理率均较低，此状况带来的后果较为严重。

3. 可行性 判断是否为优先解决的健康问题，还要考虑其可行性，一方面要求问题可以干预，即能够通过某些特定的措施或活动加以解决或改善，可以将影响优先解决的健康问题的主要因素列表，进一步考虑在这些主要因素中哪些可以通过干预得以改变或易改变；另一方面要求现有的人力、物力及财力等资源充足，且干预方法与目前的民族、文化、宏观政策等没有明显冲突。如上述A社区的高血压与糖尿病的问题，有成熟的干预方法，资源要求不是很高。

4. 效益性 在相对固定的资源条件下，解决某健康问题可取得明显的社会效益与经济效益，如上述A社区的高血压与糖尿病的问题，干预成本不高，且易取得较好的效益，如平均期望寿命延长、患者生命质量提高、并发症减少、医药费用下降等。可见，A社区人群高血压与糖尿病干预应作为优先问题。

（四）制定社区健康相关的工作计划

社区健康工作计划是指依据现代卫生管理学的理论与方法，以达到保护、促进和维护目标人群的健康为目的，针对社区内影响居民健康的主要卫生问题，规划与配置社区内的社会资源和卫生服务资源，明确工作的步骤、措施等过程。制定工作计划是为了使预定的工作目标得以实现，为了使工作更具有效率与成效，有助于提高项目的科学化管理水平，制定工作计划应包括确定目标与指标、确定

干预的目标人群、确定实现目标的策略、确定项目实施的场所、确定影响因素、设计时间进度与资源配置。

1. 确定目标与指标 目标是指所要进行的健康干预活动要达到的最终结果和效果。确定目标是工作计划的关键环节，它有助于认识到你想取得什么样的结果。制定目标时应注意：要有详细明确的结果，让人十分清楚你的工作方向及目标，易于理解接受；要确实可行和可达到，同时要有一定的难度，即实现这一目标的挑战性；要标明达到目标的年月或多长时间内可以达到，短期目标一般要求在一到两年内实现，如知识、态度和行为的改变，中期目标一般要求在五年内实现，如高血压规范管理率、孕产妇死亡率等，长期目标一般要求在 10 到 20 年内实现，如反映社区居民的总体健康状况的平均期望寿命、婴儿死亡率、总死亡率、疾病别死亡率等；要注意目标的可测量性，测量一个目标是否达到，一般选择合适可靠的指标来表达，指标是用数值定量地表达所预期的目标达到的程度。指标的设立是为目标而服务的，常用的指标如健康教育覆盖率、健康知识知晓率、不良健康行为控制率、健康行为形成率、慢性病管理率、诊断正确率、儿童系统管理率、老年人管理率、社区人群平均年医疗费用下降率、年人均医疗费用、次均门诊费用、社区卫生服务机构年业务收入、首诊测血压率、计划免疫覆盖率、传染病发病率等。

2. 确定干预的目标人群 在确定了优先解决的健康问题后，应根据本次干预计划，确定应该干预的目标人群。如要在社区范围内进行高血压病患者的管理，则工作的目标人群为社区范围内所有的高血压病患者。对目标人群的选择不仅仅是理论上的，有时还要考虑到各种可能影响他们参与到社区健康工作的因素，如要找到容易接触的目标人群的机会和方式，争取得到目标人群的认同与支持，目标人群的心理接受能力等。目标人群是选择社区全体成员还是高危人群应视具体的项目干预目的而定。

3. 确定实现目标的策略 策略是实现既定目标而采取的一系列措施的原则。为了使 COPC 工作的效果更加切实有效，社区健康照顾工作计划应采用健康教育和健康促进、社会政策和环境政策等三种策略。①实施健康教育和健康促进策略的主要方法有信息传播（如大众传播媒介、小组专题讨论、宣传材料的发放、视听资料的播放、健康教育讲座等）、行为互动（如经验交流、行为展示、专题培训等）以及技能培训（如开展技能培训班、举办专题知识竞赛、举办社区有奖竞赛、观摩学习等）等；②社会政策策略包括相应的法规和政策规定；③环境政策策略包括营造自然环境和社会环境，如对老年人的健康干预活动，可在社区兴建老年人的活动场所，购置相应的老年人用的活动器材和图书，丰富老年人的生活，提高生活质量。实践证明，综合性的社区策略是行之有效的，因为这三种策略之间是相互依赖和相互促进的，所以要加强这三者间的作用。如果要通过健康教育和健康促进手段来促使社区居民改善生活行为方式，但社会或环境政策不支持其行为的改变，社区健康照顾计划不会收到预期的效果。如要教育社区居民不要随地乱扔废弃物，但社区范围内没有设置垃圾箱，或没有制定相应的奖励或惩罚措施，工作效果就达不到理想状态。

4. 项目实施的场所 只有在适当的场所，COPC 才会发挥最大的效果。这些场所既是沟通目标人群的渠道，又是实施教育、政策、环境策略的场所，COPC 实施的场所不一定仅限于社区卫生服务机构或全科诊所，还应包括社区内其他可以利用的场所，如学校、卫生保健机构、工作场所、居民生活区、公共场所等。要根据不同的项目活动、针对不同目标人群来选择适宜的实施场所。

5. 确定影响因素 多数的社区健康问题都直接或间接与人的行为有关，进行社区居民的行为干预是 COPC 不可缺少的环节，为了干预某一健康问题，必须确定促使影响健康问题的危险因子的增加或减少的因素，即影响行为的因素，要根据倾向因素、促成因素和强化因素 3 类影响因素，应用列表的形式分析它们正向和负向的影响。然后确定哪些因素是最容易通过干预能改变和显效的，以及应采取哪些干预措施和活动，为开展社区健康促进活动提供明确的方向。

6. 设计时间进度与资源备置 有效的活动计划应指明每个具体活动的时间安排，应制定一张各项活动的时间表，将各项活动时间表结合在一起组成总时间表，注意活动时间的协调，不要使之相互抵触。同时注明完成各项活动的主要承担者。如要开展一次社区卫生服务基线调查活动，其时间分配详见表 6-1。

表 6-1　社区项目活动时间分配表

项目活动	承担人	3月	4月	5月	6月	7月	8月	9月
基线调查设计与开题	项目负责人	√						
选择调查员	项目组成员	√						
培训调查员	项目组成员	√						
预调查	课题组成员		√					
完善调查设计	项目负责人和专家		√					
正式调查的实施	项目组成员、协调员、调查员等			√	√	√	√	
数据整理与分析	项目组成员等					√	√	
调查报告的撰写	项目负责人							√

　　资源配置计划包括对人力、物力和经费的安排,其中最重要的是经费预算计划。一项活动是否可以按照原计划进行并达到预期的目标,在一定程度上取决于项目的费用计划是否合理可行,多数情况下,经费的数额是事先确定的,并为一固定数额,这时更需要强调经费的合理使用,如果经费不足,负责人要考虑整个项目过程,减少不必要的开支或适当减少某些次要的活动,或想办法筹集资金,保证整个项目的顺利进行。

(五)社区健康工作计划的组织实施

　　1. 社区动员　社区动员(community mobilization)是指通过发动社区居民的广泛参与,让他们依靠自己的力量实现特定社区健康发展目标的群众性运动。群众的参与和支持,是任何一项事业成功的基础。因此,要解决社区的健康问题,首先要宣传动员那些在社区和家庭起关键作用的人,让他们了解社区预防服务项目的意义,然后通过自身的积极参与,来促进社区健康的发展。社区动员始于COPC的第一阶段,并贯穿在COPC整个过程中。是持续不断进行的行为。社区动员是一个在社会各阶层、各部门之间建立对话机制,建立伙伴式的合作共事关系的过程。其中动员必要的社会资源,有效的信息传递,争取跨部门的合作,建立多学科的联盟,是社区动员成败的关键。它包括确定需要参与的部门和社区成员、与社区建立关系、建立参与机制、明确各自的职责及任务、对需要解决的问题达成共识。

　　2. 社区健康照顾的实施者　根据时间与地点、社区的要求、服务的性质、卫生人力构成等不同,社区健康照顾的实施者也不相同,一般情况下,社区健康照顾的实施者包括社区医师(包括全科医师、公共卫生医师、康复医师、心理医师、口腔医师、营养医师、中医师等)、社区护士、社会工作者、健康

教育工作者等,不同的社区健康照顾的实施者在实施COPC的项目中所承担的工作和任务各有侧重,他们以基层卫生机构为"大本营",在整个COPC实施过程中分工合理、协调配合,团结一致,为COPC的共同目标齐心协力,逐渐形成了实施COPC的有效团队。

　　全科医生是实施COPC团队的核心与骨干,一般来说,他们均是COPC项目负责人,负责社区健康问题的发现、健康计划的制定、执行和评估。他们具有较强的临床诊断能力、流行病学及社区健康诊断能力,是健康与疾病的咨询者,也是健康教育的专家和卫生服务的协调者。

　　社区护士是COPC项目的主要实施者之一,是全科医生完成COPC工作的主要助手,她们在家庭、诊所、健康中心、学校、社区中心等场所开展患者护理、疾病的健康教育、助产、生活方式指导、慢性病的管理、家庭访视与家庭护理、部分健康咨询、健康调查、定期简便的健康检查、预防接种、孕产妇与儿童保健等工作。她们是COPC项目具体实施的主力军。

　　社会工作者和医师、护士一样可以在个体、家庭和社区三个不同的层次上发挥作用,是COPC团队的重要组成部分。他们的主要工作包括收集社区诊断资料、实施健康教育、必要时做饮食指导和营养咨询、宣传社区与健康服务的功能、协调各相关部门的关系、健康监测、计划执行情况的评估等。在以社区为基础的基层健康照顾中,社会工作者承担了大量组织协调工作,离不开社会工作者的参与及贡献。

　　3. 监督与控制　COPC方案的实施过程重点是要加强监控,提高干预的质量。在干预开始前建立监督的技术和评价方法,COPC实施后要及时追踪计划的实施情况,根据预先制定的COPC计划/

方案,对COPC活动的进展情况及质量进行测量,如COPC计划的活动是否顺利开展?进展的方向是否正确?是否针对目标人群?服务/活动完成的质量如何?目标人群是否满意?在实施COPC过程中遇到的困难及应对措施如何?监督与控制应贯穿于COPC整个活动的每一个阶段,其目的是发现问题,为决策者和参与者提供有价值的反馈信息,以改进和调整项目的实施,以保证COPC项目健康有序地开展。

(六)评价

1. 评价的概念和目的 评价(evaluation)是指判断某些事情价值的过程。COPC最后一步是项目评价,评价是针对计划而言的,以计划的目标为标准,对整个项目的各项活动的发展和实施、适合程度、效率、效果、费用等进行分析比较,判断项目中设定的目标是否达到以及达到的程度,为决策者和参与者提供有价值的反馈信息,以改进和调整项目的实施。COPC项目的评价是整个项目的一个重要组成部分,它贯穿于项目的每一个阶段之中。其目的是通过监测和评价各实施阶段活动的进展情况,干预活动的效果,进行信息反馈,这对及时了解项目实施的进展,调整不符合实际的计划,以保证COPC项目健康有序的开展。评价工作不是简单的评比,需要卫生管理学、卫生经济学、社会学等多门学科的理论与方法的密切结合。评价工作既需要严格的科学设计,又要根据实际情况灵活运用,做到原则性与灵活性相结合。评价本身不是目的,而是通过评价进一步改进和调整项目的活动,用成功的信息鼓励参与者,使更多的人投入到干预活动中来。

2. 评价的类型 评价主要包括3种类型。

(1) 形成评价(formative evaluation):形成评价也称适宜度评价,是在实施方案已基本确定,但实施尚未开始时,对实施方案的合理性、可行性以及科学性进行评价。COPC计划中涉及的形成评价如:拟解决的优先问题及其目标与社区居民的客观需求是否相适应;运用的技术是否经济、可行;经费的预算是否满足项目的实施需要等。

(2) 过程评价(process evaluation):是在计划开始实施到总结评价之前进行的,对计划的实施进度与过程进行监督与控制,以了解项目确定的目标以及工作计划与实际执行过程是否一致,通过评价及时发现问题反馈给决策者,以保证项目计划的顺利实施,必要时对项目计划及时进行调整。评价的内容是检查计划的实施与落实情况、资源的提供与利用情况,以及影响项目计划实施的有关因素。

(3) 效果评价(effect evaluation):包括近期影响评价(impact evaluation)和远期效果评价(outcome evaluation)。近期影响评价的目的是确定项目实施后对中期目标如行为或政策改变的作用,即项目执行后的直接效果。远期效果评价的目的是评价项目实施后对最终目的或结果的作用,即项目执行的长期效果。如患病率或健康状况的改变,人们的生命质量是否得到改进等。在效果评价的同时,又要进一步发现社区范围内新的健康问题,为下一个COPC项目做准备。

3. COPC的工作评估 由传统的被动医疗服务进展到COPC模式需要有一定的过程,社区卫生服务提供者需要做观念和知识的转变和更新。根据COPC推行的情况,来判断全科医学机构的COPC工作开展的好坏,一般把COPC分为5个发展阶段或等级:

0级:无社区的概念,不了解所在社区的健康问题,只对就医的患者提供非连续性的照顾。

1级:对所在社区的健康有所了解,缺乏社区内个人的资料,根据医生本人的主观印象来确定问题的优先顺序及解决方案。

2级:对所在社区的健康有进一步的了解,有间接调查得到的二手资料,具备计划和评价的能力。

3级:通过社区调查或建立的档案资料能掌握所辖社区90%以上居民的健康状况,针对社区内的健康问题采取对策,但缺乏有效的预防策略。

4级:对社区内每一个居民建立健康档案,掌握个人的健康及基本情况,采取有效的预防保健和疾病治疗措施,建立社区内健康问题收集的正式渠道和评价系统,具备解决问题的能力和协调管理社区资源的能力。

0级是COPC的原始阶段,4级是COPC的理想阶段,也是COPC的目标。

第3节 社区诊断

一、社区诊断的概念

全科医疗的一个突出特点是在社区场所向居民提供"长期负责式的照顾"。这要求全科医生在实践中通过社区诊断,全面了解社区居民健康问题的本质,从而合理利用有限的卫生资源,有效地控制各种疾病在社区中的流行,有效地维护和提高社区全体居民的健康。

（一）社区诊断的定义

社区诊断（community diagnosis）是由社区卫生工作者运用社会学、人类学和流行病学的研究方法，全面收集社区有关健康问题的资料和社区卫生资源及卫生服务的提供与利用情况，找出社区存在的主要健康问题及其影响因素，为制定社区干预计划提供依据的过程。社区诊断是制订社区卫生服务计划、组织社区开展预防保健活动的前提。全科医生进入一个社区开展全科医疗服务时，首先必须了解这个社区，获得组织社区卫生保健和为了个人及其家庭提供服务所需要的社区基础资料。只有通过社区诊断才能确定社区中的主要健康问题和资源的可利用程度，确定社区健康问题的优先顺序和策略。

（二）社区诊断与临床诊断的异同

社区诊断是借用临床诊断这个名词，与临床诊断的思路基本相似，但是在观念、方法和内容上有明显的不同，其根本的区别在于临床诊断是在个体疾病发生之后，临床医生对患者开展物理检查和实验室检查后得出的综合判断，其主要研究对象是患者个体，临床诊疗无法解决社会发展带来的群体健康问题。而社区诊断则是社区卫生工作者利用科学的方法收集社区内人群健康状况、社区内可利用的卫生资源以及卫生资源的利用情况等资料来对社区健康状态进行描述，并确定社区内需要优先解决的主要卫生问题的过程。社区诊断是医学发展的一个标志，它以社区人群及其生产、生活环境为对象，以社区人群健康促进为目的，其在内容和方法上已完全超越生物医学的范畴，体现了社会-心理-生物医学模式的战略思想（表6-2）。

表6-2　社区诊断与个体临床诊断的比较

项目	个体临床诊断	社区诊断
1.对象	个人	社区＝人群＋环境
2.问题表现	症状、体征	事件、反映和健康状况
3.方法	临床推理	人口统计方法
		流行病学方法
		卫生统计方法
		行为测量法
		社区文献资料
4.资料来源	询问病史	居民自发反映
	体格检查	健康档案记录
	实验室检查	日常医疗活动日志

续表

项目	个体临床诊断	社区诊断
		社区调查
		社区筛查
5.结果	确定疾病名称 找出原因	发现社区主要健康问题和可利用资源，找出问题的主要影响因素，确定解决问题的优先顺序，制定社区卫生计划
	制定个人综合性服务计划	

二、社区诊断的目的

如同医生治疗患者一样，全科医疗服务团队首先要有一个正确、完整的社区诊断，才可能合理地制定有效的 COPC 的实施计划，合理配置与科学利用社区的有限卫生资源，有针对性地开展社区卫生服务。一般来说，社区诊断的目的主要包括：

（1）发现社区存在的主要健康问题，确定社区居民的需要和需求，从而掌握卫生服务的方向。

（2）寻找造成主要健康问题的可能原因和影响因素，是提供有效的具有针对性的健康干预项目的基础。

（3）了解和发掘社区资源，评价社区解决问题的能力，作为以后提供特定社区卫生服务项目的可行性分析依据。

（4）根据社区主要健康问题，社区的卫生需要和需求状况，影响社区主要卫生问题的可能原因和影响因素，以及解决问题的能力，确定社区综合防治的优先健康问题与重点干预人群及因素。

（5）为制订符合社区需要的卫生计划提供必要的参考资料。

（6）为社区综合防治效果的评价提供基线数据。

（7）动员和争取社区各方面的力量参与社区卫生服务项目等。

三、社区诊断的步骤

社区诊断的步骤包括：

第一步，确定社区诊断的内容或信息。在明确了社区诊断的目的之后，社区卫生服务工作者依据影响健康的相关因素进行多角度、系统的分析，找出影响该社区居民健康的关键问题，并选择不同的诊断内容。即对于不同的地区和层次的居民来说，社区诊断的内容是有差异的。

第二步，信息的收集。明确了社区诊断的内容后，像临床诊断一样，社区卫生服务工作者需要收集从个人、家庭到社区各个层面多角度的信息，作为制订社区卫生政策和措施的依据。

第三步，分析所获的信息。主要是对信息进行卫生统计分析、流行病学分析、归纳综合分析。

第四步，社区诊断报告。社区诊断报告必须包括社区优先卫生问题、社区重点干预对象、社区重点干预因素、社区综合防治策略和措施等。

具体操作流程可参见图 6-2。

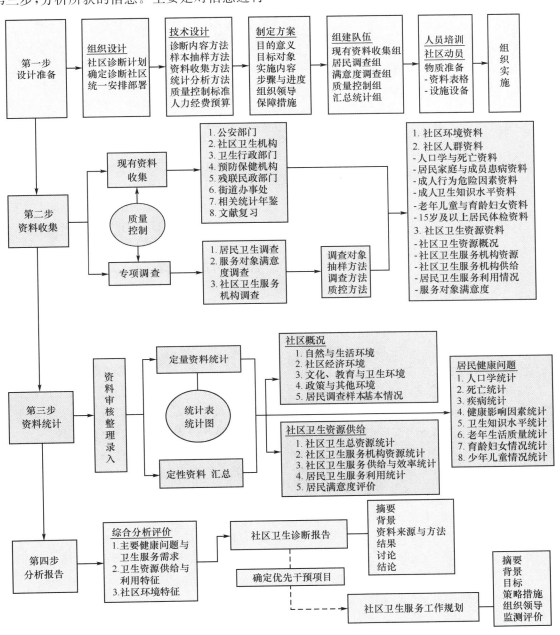

图 6-2　社区卫生诊断流程图

四、社区诊断的基本内容

社区诊断的主要目的是发现社区的主要健康问题及其影响因素，并分析出社区内可利用的资源，为制定社区卫生服务计划提供依据。进行社区诊断所需资料主要包括：

（一）社区的概况

社区所在地的地形、地貌、地理位置、气候，社区的安全饮用水普及率、环境污染（大气及土壤环境等)、家庭居住环境与工作学习环境、职业环境状况等;社区整体的经济发展水平、产业构成、公共设施及交通状况,社区居民的年人均收入、年户均收入、国内生产总值以及医疗费用负担形式等内容。社区的概况资料可以从统计部门或政府相关部门获得。社区的概况通过各种途径在总体上影响居民健康。

(二)社区的人口学资料

社区的人口学资料包括人口绝对数、人口构成和动态人口变化情况。人口绝对数包括社区居民的户数、总人口数、常住人口总数、流动人口数等;人口构成主要包括年龄、性别、职业、文化程度、民族、婚姻状况、就业、抚养等方面;动态人口主要包括社区居民出生率、死亡率、生育率、迁入率、迁出率、人口增长率、人口自然增长率等。社区人口学资料可通过人口统计部门、统计局、公安部门、单位人事部门等渠道获得。全科医生一般可从社区的社会人口学角度对社区的健康状况有个初步的、整体性的了解。

(三)社区居民健康状况

社区居民健康状况主要从以下几个方面来反映,发病情况如发病率、患病率、年龄别性别发病率或患病率、疾病别发病率或患病率、疾病谱、影响疾病的因素等;死亡情况如总死亡率、年龄别性别死亡率、新生儿死亡率、婴儿死亡率、孕产妇死亡率、疾病别死亡率、死因构成和死因顺位等。疾病负担情况如平均期望寿命、不同病因的寿命损失年、残疾生存人年、残疾调整生存人年、生命质量、人均卫生服务费用等。社区居民卫生服务需要、需求与利用情况如两周患病率、慢性病患病率、平均休工或休学天数、就诊率、住院率、平均住院天数、预防接种率、妇女儿童系统管理率等。影响居民健康状况的因素如社区居民关于社区主要健康问题的知识、态度、行为现状,吸烟、酗酒、超重、不参加体育锻炼、不合理膳食结构、高血压、高血脂、生活与工作的紧张度、不良的防御机制、缺乏定期健康检查、性格特征等。

(四)社区的资源与潜力

它是指社区解决问题、满足需求或需要的能力,包括:

1. 社会经济资源 社会经济资源的多寡和分布直接影响着卫生保健服务的提供、利用和服务质量。社会经济资源如社会的结构、经济发展水平、公共设施、交通状况、医疗保健制度等。

2. 机构资源 机构资源的利用和开发有利于社区卫生服务的供给,也有利于社区成员的积极参与,为全科医生提供连续性、协调性服务提供了基础。机构资源包括卫生机构和非卫生机构两方面。卫生机构指卫生行政机构,各级医疗机构(医院、卫生院、诊所)和防保机构(疾病预防控制中心、妇幼保健所、健康教育所),另外还有疗养院,红十字站及私立诊所等。非卫生机构主要指社会福利机构、慈善机构、文化机构、教育机构,以及社会团体,如工会、各种协会和宗教团体等。分析这些机构实施干预项目的意愿及其实施后的利益和损失,有无实践经验和组织能力、经费和可能的来源、时间、工作人时数、相关技能、组织的承诺、为项目活动提供的空间及其他附属设施,干预项目与本社区卫生规划的关系,政府卫生行政部门对干预项目的重视程度和资源投入状况,有利于在卫生服务计划中设置合理的激励和控制点。

3. 人力资源 人力资源是指提供社区卫生服务的基本保证,卫生人力的数量、质量、工作效率对维持社区人群健康水平起决定性作用。人力资源包括医生(专科医生、全科医生、公共卫生医生、康复医生),护士,技师,药剂师,健康教育师及营养师等卫生服务专业人员;也包括热心于社区卫生服务的其他人士,如志愿者、街道与居委会成员、教师、宗教团体成员等。

4. 社区行动潜力 社区行动潜力是决定实施社区健康行动计划成功与否的力量所在,也是增强居民自我保健意识与健康促进的根本。社区健康行动潜力主要包括社区信念、社区意识、社区权力结构及作用、社区组织的活动、社区民众对卫生事业的关心程度、社区行动方式、社区人口素质与经济能力等。

(五)管理和政策诊断

管理诊断的核心内容是评估现有的组织和资源情况。政策诊断即评估现有政策对执行项目活动的支持或障碍。管理和政策诊断总体上是为了对未来社区干预的组织和管理能力、资源、时间安排、政策的受益面及实际覆盖面等方面有比较清楚的把握,有利于完善组织与政策。管理和政策主要包括:社会经济发展政策,现有社区发展政策,社区卫生政策等。

五、社区诊断资料的来源与收集方法

收集社区诊断资料,是为了明确社区中主要的危害人群的健康问题,并为以后制定社区卫生服务计划提供科学依据。为确保社区诊断结果的正确性,资料收集必须是原始的、真实的、可靠的,且收集的资料必须具有代表性、地域性和灵敏性。全科医疗服务提供者可以从不同渠道收集不同的资料,一般通过以下渠道来获得。

(一)现成的资料

现成的资料包括统计报表、经常性工作记录和既往做过的调查研究,可以从卫生行政部门、卫生服务机构、民政部门、公安部门、科研院校等机构收集。利用现有统计资料的优点是方便、易得,但在针对性、完整性、准确性等方面不能完全满足社区诊断的需要,只适用于社区的初步诊断。统计报表如法定传染病报表、职业病报表、医院工作报表、疾病监测资料、生命统计资料等;经常性工作记录如卫生机构的门诊诊疗日志、病历、医学检查记录、个人及健康档案、健康查体资料等,公安部门的人口、出生、死亡资料和交通事故等伤害登记资料;卫生行政部门疾病现患率资料、卫生统计信息、卫生年鉴、有关政策、组织、机构的有关文件等均可作为社区诊断资料。既往做过的调查研究如科研院校的疾病现患及危险因素的调查和研究结果、统计部门的人口普查资料、既往的社区筛检结果等。

(二)非现成的资料

非现成的资料也称一时性资料,是指在现有资料无法满足社区诊断需要时,全科医疗提供者需要进行一次社区筛检、专题调查来充实信息。社区筛查是指用简便、易行的工具和方法,早期发现临床前期的疾病或危险因子,以达到早期治疗,或去除、改变危险因子的目的。筛查的结果可帮助了解社区的一些健康现象,但花费较大,而且非所有的疾病或危险因子都可适用于筛查,筛检出的疾病也不一定能得到较好的追踪和治疗,而筛检出的假阳性和假阴性其危害更大。专题调查优点是可以对特定的问题及其影响因素进行深入细致的研究,缺点是要耗费大量的人力、物力和财力,容易因设计失误而导致偏倚。专题调查的方法视定量资料和定性资料的不同采用的方法也不相同:

1. 定量资料的获得方法 定量资料一般通过调查问卷获得,根据收集资料时具体方法的不同,可分为问卷访谈法和自填法两类。问卷访谈法是由调查者根据事先设计的调查问卷对调查对象逐一进行询问来收集资料,访谈法又可以分为面对面访谈和电话访谈。访谈法的优点是调查员可以解释问卷中易误解或不理解的内容,使调查结果的针对性更强,问卷的回收率也很高,缺点是非常耗费时间和人力、物力。自填问卷法是调查者将问卷当面发给或邮寄给调查对象,调查对象按要求填写完后交给或寄回给调查者;其优点是比较节省时间和费用,缺点是被调查者遇到问题时无法得到准确的回答,调查的质量得不到较好的保证,问卷的回收率低。根据研究者想了解总体或样本信息,调查方法还可以分为普查和抽样调查,普查也称全面调查,是将组成总体的所有观察单位全部加以调查。其优点是可以得到总体参数,没有抽样误差,缺点为工作量大,耗资多。抽样调查是从全部调查对象中抽取一部分观察单位进行调查,并根据样本的结果对总体做出估计和推断的一种调查方法。其优点是节省时间、人力和财力,缺点是存在抽样误差,具体抽样的设计、计算较繁琐。

2. 定性资料的获得方法 定性资料的收集方法主要包括观察法、深入访谈法和专题小组讨论。

(1)观察法:是观察者根据研究课题,有目的地用眼睛、耳朵等感觉器官,直接或间接地对研究对象进行观察来收集有关资料的方法。依据观察者是否参与观察对象的活动可以分为参与性观察和非参与性观察。其优点是能够获得比较真实、生动、及时的资料,收集到一些无法言表的材料,但其受时间、观察对象及其自身的限制,不适应于大面积调查。观察者只能观察外表现象和某些物质结构,不能直接观察到事物的本质和人们的思想意识。观察研究常常难获得"有说服力"的统计量,以致观察研究的结果不能外推。

(2)访谈法:是根据访谈提纲,通过与研究对象的交谈了解其对某些问题的想法、感觉和行为。访谈对象主要包括社区行政领导中的关键人物、主管领导、医务人员、专家与学者,即主要是掌握本社区卫生事业的开展中所需要的重要资源的人。其优点为操作非常简单和方便可行、信息量大、灵活性高、使用范围广、控制性强;主要缺点是成本较高、时间长、结果难以进行定量研究、隐蔽性差、受访谈对象周围环境影响大。

(3)专题小组讨论:是通过召集一小组(通常

为 6～12 人)同类人员,对某一研究专题进行无结构的讨论,得出深入结论的一种定性研究方法。专题小组讨论对象可以是本社区卫生人员、本社区的居民代表、本社区的行政管理工作人员等。该方法经济、易行,能在相对短的时间内直接听取目标人群的意见,反馈及时,从而获取对一些有关问题的深入了解。但是易受被访者心理因素及环境影响,比较费时。参加者不具有代表性,且保密性差,在发言时容易受其他人的影响,所说的话不一定代表每个参加者自己的意见。

六、社区诊断资料的整理分析

对收集到的社区诊断资料,在开始分析之前应先完成收集资料的质量评价工作。也就是说,先评价收集到数据的可靠性,并通过数据的整理,逻辑检错,垃圾数据处理等手段,把原始的、分散的无序资料条理化、系统化,变为可供分析的数据库。

1. 定量资料 发病和死亡资料通常按年龄、性别、种族、年代及其他有关死亡的变量分组后进行分析,并与相类似社区、省市和全国的资料进行比较。分析整理行为危险因素资料时,要特别注意在本社区中存在的较其他省市或全国普遍高的不良生活行为,或导致较高死亡、伤残和疾病原因的有关行为。

2. 定性资料 对定性资料按内容进行分类,在每一类中再根据问题被提出的频率来简单确定问题的严重程度,并分出层次。

七、社区诊断报告

社区诊断报告一般包括如下内容:社区的基本情况;调查的目的、内容、资料来源、方法及调查人群;调查的结果和分析;诊断出现的主要健康问题及其危险因素;社区可利用的资源;解决这些主要健康问题的策略和方法。因为社区诊断报告是进一步制订和实施社区卫生服务计划的基础,全科医疗是具有人格性、协调性、社区参与性的服务,所以,在撰写社区诊断报告时要注意:采取形象生动的方式,尽可能地让更多的人了解情况;健康问题影响的人群及其分布情况,严重程度,干预措施,以及需要相关部门提供的帮助和支持等问题要具体清楚。另外,针对不同的对象,报告内容要有所区别。例如,写给卫生服务人员和卫生管理人员,报告要求专业性较强,调查与分析方法要写详细;写给居民、居委会和其他的政府部门的报告要求简化调查分析情况的介绍,而强调诊断结果的内容。具体内容见附录。

(袁兆康 周小军 王培席)

第 7 章　全科医疗健康档案

学习目标

1. 掌握居民健康档案的内容
2. 熟悉居民健康档案的基本要求
3. 了解健康档案的计算机管理

第1节　信息化与健康档案

一、全科医疗信息概念和特征

信息是指在日常生活中具有新知识、新内容的消息。现代科学所研究的信息与消息有联系,但不完全等同。它泛指各种消息、情报、知识、指令、数据、代码等。信息与人类任何有目的活动息息相关,是人们发现、分析和最终解决问题所必不可少的。人们在获得这种信息之后,就能消除某种认识上的不确定性,改变原有的知识状态。

全科医疗信息指的是蕴含于各种数据、符号、信号、实物等中的有助于消除全科医疗内外环境把握方面的不确定性的一种存在,它是相关卫生工作者发现、分析和解决全科医疗与管理问题必不可少的。

信息有两个重要特征,一是可传递性,语言、文字、电波是基本的信息载体。二是可测量性,利用数学方法研究信息的计量、传递交换和存储的科学,就叫信息论。信息论的基本思想,是把系统的一个运动过程看做是信息传递和转换的过程,通过对信息流程的分析和处理,达到对这一复杂系统运动过程的规律性的认识。

二、全科医疗信息作用

1. 信息是决策和计划的基础　制定决策与计划是管理中最重要的职能和任务。但科学的决策与计划,必须以全面反映客观实际的信息为依据。从一定意义上说,决策的水平和质量取决于信息工作的水平和质量。如要制订全科医疗工作年度计划,就必须以近几年全科医疗工作开展情况为依据,结合未来可能发生的主客观因素的影响加以分析,然后才能做出计划。

2. 信息是控制和监督各项工作的依据　任何一项任务的完成,都或多或少会遇到一些意想不到的外部因素的干扰,使工作不可能完全按照决策和计划实施,需要实施协调和控制,这就必须了解偏差和消除这种偏差,为此必须依靠信息的传递来实现。

"检查"是一种管理职能,它是实施控制的一个方面。检查工作的目的,是衡量目前的工作成绩,找出影响工作效率的因素,以期达到预定的目标,实际上这是一种信息及反馈调节,检查就是要取得工作实际情况的信息,再加以衡量,从而促进工作。

控制的基础是信息,一切信息传递都是为了控制,而任何控制又都需要通过信息反馈来实现,没有反馈,就无法实现控制。

3. 信息是评价系统实现目标的手段　决策与规划(计划)的制定需要以可靠、有效的信息为依据,为了实现规划(计划)的预期目标,必须对规划的执行过程进行科学管理,即实行监督和评价,这也必须有信息的支持。全科医疗评价是总结计划实施后的全科医疗所取得的成效和工作经验,找出存在的问题,吸取教训,改进工作的系统工程。评价工作不仅是在全科医疗计划完成之后,而且在计划的实施过程中便开始。通过评价工作可以鉴定全科医疗计划实施的进度、效果和效益,以及对控制社区疾病和促进社区健康所取得的影响和效果,并以此说明全科医疗的合理性、价值和需要的程度。评价工作是计划的延续和发展,它保证全科医疗计划的实施得以顺利进行,同时对发现的问题、存在的矛盾以及失误、遗漏和不完善、不可行的内容,随时进行评价并予以修订和调整。

4. 信息是沟通系统内部和外部联系的纽带　为使系统内部各层次、各部门的活动协调,必须借助于信息来实现上下左右的联系,沟通系统内部和外部各方面的情况。如果没有一个四通八达的信息网,就无法实现有效的管理。社区卫生服务系统内部,机关与科室联系、科室与科室之间的联系都是靠信息传递来实现的。领导通过现场调查、听取汇报、召开会议等方法来与科室保持联系。科与科之间的工作关系是通过有关的规章制度如接诊、会诊等制度来实现(规章制度本身即是一种相对固定的信息),信息的传递则通过会诊通知、会诊意见书等形式来实现。

5. 信息是研究工作延续的保证 人类几千年文明史证明,今天的知识是前人劳动的成果,我们是在巨人的肩膀上腾飞的。目前信息量随着时代的进步和科学技术的发展越来越大,以至达到所谓"信息爆炸"的程度。随着信息科学的发展,加强对全科医疗各种信息的管理已成为全科医疗管理的一个重要组成部分。

三、全科医疗信息内容

全科医疗信息内容极其广泛,涉及的关系错综复杂。主要信息概括如下:

1. 社区环境信息

(1)人口状况:人口总数及年龄与性别构成,人口的迁移与流动等。

(2)经济状况:当地工农业生产总值,财政收入与支出,人均收入水平及收入差距,主要收入来源等。

(3)文化观念:居民的受教育程度,当地的风俗习惯,居民对健康与疾病的看法及对各种卫生服务的认识与态度等。

(4)社会环境:当地婚姻状况、家庭结构及成员关系,以及社会支持系统状况,行政区划、学校及其他组织状况,政府对卫生工作的支持与社会技术资源(如电力供应、通讯设施等)状况等。

(5)自然环境:当地地理特征与气候状况,住房、供水源、食物可得性、排泄物处理设施等。

(6)科技环境:医学及相关科学与技术的发展动态等,远程辅助医学诊断与远程医学教育信息管理等,药品、制剂、器械、新技术新方法等。

(7)政策环境:卫生政策、法规及改革方针,财务、工商、物价管理等。

2. 居民健康状况信息

(1)总体健康:总死亡率、婴儿死亡率、孕产妇死亡率、期望寿命等。

(2)身体健康:传染病、地方病、职业病及癌症、心脑血管疾病等的发病(患病)与死亡情况等。

(3)心理健康:主要精神疾病(紧张、抑郁症等)的患病情况等。

(4)社会健康:社会交往与人际关系障碍情况以及社会适应能力等。

3. 居民卫生行为信息

(1)吸烟行为:吸烟总人数及其人群分布,以及吸烟量大小、开始吸烟的年龄、吸烟时间长短等。

(2)饮酒行为:饮酒人数与分布,饮酒量与频度,饮酒起始年龄与时间长短等。

(3)饮食习惯:居民的主食品种、口味,以及偏食和烟熏等食品的摄入情况等。

(4)吸毒与性乱:有无吸毒现象存在,有无同性恋、性关系混乱、商业性性服务等现象的存在等。

(5)就医行为:居民计划免疫、妇幼保健等服务的接受与参与程度,居民生病后就医的及时程度及对医嘱的依从性大小等。

4. 卫生资源信息

(1)人力资源:卫生人员的数量与种类、年龄结构、专业分布与构成等。

(2)经费资源:财政拨款、专项建设费用、业务收入及各项支出等。

(3)物质资源:药房、诊所、病房等的数量、状况与分布等;药品的供应情况,诊疗仪器、床位、交通工具等的数量、完好状况与利用率等。

(4)信息资源:书籍与手册、记录与报告、社区调查研究资料等的拥有量、质量与利用等。

5. 卫生服务信息

(1)医疗服务:不同地区、不同层次提供的医疗服务的种类、数量和质量等。

(2)预防服务:计划免疫、健康教育、改水改厕等的开展情况。

(3)保健服务:孕产妇系统管理、妇女常见病防治及儿童生长发育监测工作情况等。

(4)康复服务:残疾人的治疗、设施提供及社区康复工作开展情况等。

6. 卫生产出信息

(1)效率与效果:不同社区卫生服务机构所提供的卫生服务的数量与质量;各类卫生服务的成本效益大小等。

(2)公平性:不同人群对卫生服务的利用情况等。

(3)满意度:居民对卫生服务的满意度状况、意见和要求等。

7. 卫生管理信息

（1）目标计划：组织的功能、使命与目标；组织的规划与计划机制和过程等。

（2）组织制度：组织的管理体制、制度等。

（3）监督控制：上级对下级的技术与管理指导等。

四、建立居民健康档案的意义

居民健康档案（health record）可简单定义为：记录有关居民健康信息的系统化文件，包括病历记录、健康检查记录、保健卡片以及个人和家庭一般情况记录档案等。它是全科医疗工作中收集、记录社区居民健康信息的重要工具。

居民健康档案的重要性已广为医界人士所认同，它在医学教育、科研、服务及司法工作等方面都占有相当重要的地位。

1. 作为社区卫生规划的资料来源 完整的健康档案不仅记载了居民健康状况以及与之相关的健康信息，还记载了有关社区卫生机构、卫生人力等社区资源的信息，从而为社区诊断、制定社区卫生服务计划提供基础资料。

2. 是全科医生全面掌握居民健康状况的基本工具 全科医生在实施社区卫生服务中，要为社区居民提供连续性、综合性、协调性和高质量的医疗保健服务，正确理解和鉴定居民或患者所提出的问题，就必须充分了解居民个人和家庭的背景资料。通过掌握和了解社区居民的情况，主动挖掘个人、家庭的问题。

3. 是全科医疗教学的重要参考资料 健康档案是对社区居民以问题为中心的健康记录，反映了生物、心理和社会方面的问题，具有连续性、逻辑性，可运用于医学教学，有利于培养医学生的临床思维能力和处理问题的能力。

4. 规范的居民健康档案是宝贵的科研资料 准确、完整、规范和连续性的居民健康档案为前瞻性研究居民健康状况，探讨危险因素提供了理想的资料。

5. 可用于考核全科医生技术水平 以问题为中心的健康记录，强调完整性、逻辑性、准确性，有利于考核全科医生处理各种问题的医疗质量和技术水平。

6. 完整的居民健康档案还是司法工作的重要参考资料。

第2节　社区卫生服务管理系统中的健康档案

社区卫生服务包括公共卫生服务和基本医疗服务，居民健康档案不仅对基本医疗（全科医疗）重要，而且对公共卫生服务也非常重要，在现实工作中两项服务的档案是共同的，是彼此联系在一起的整体。

一、居民健康档案编写要求

目前，我国的居民健康档案大体包括门诊病历、住院病历、保健卡片等几个彼此孤立的部分。一般由医院保健部门或门诊部门有关科室保存。就总体来说，现行健康档案的有关材料在内容上不够完整，在管理上条块分割，相互间缺乏良好的协调，因而整体利用价值不大。尤其不适合用于基层医疗保健，不能满足全科医疗的需要，无法体现出全科医疗连续性、综合性和协调性的特征。特别要强调的是，缺乏逻辑性和连贯性的病历，就像孤立的环，无法连成一条链，这不利于提供连续性的保健。

因此，全科医疗中居民健康档案的内容应取决于建立健康档案的目的，满足医疗保健、教学、科研、法律等方面的需要，能体现出全科医疗的原则和特点。这就要求健康档案在形式上统一、简明、实用；在内容上应具备完整性、逻辑性、准确性、严肃性和规范化。

1. 原则 灵活性、结构化。为适应计算机管理，居民健康档案的内容编排要结构化，像积木块一样可灵活移动。

2. 形式 统一、简明、实用。应结合社区卫生服务工作开展情况，满足实际工作需要为第一目的，尽量做到简单、通俗、实用，至少在一个区（县）内要统一。

3. 要求 完整性、逻辑性、准确性、严肃性和规范化。

（1）完整性即内容应能反映：①病情、患病背景和潜在的健康危险因素，为诊治疾病和促进健康提供依据；②病情的发生、发展过程，以利教学；③要反映生物、心理、社会三个层次。

（2）逻辑性是指内容的安排、取舍应考虑是否符合逻辑，是否便于归纳、推理。逻辑性强的健康档案便于医生对病情做出正确的判断,进而制定出未来的健康干预计划,有利于培养医生的临床思维能力。

(3)准确性是一切资料可用的前提,不具备准确性的健康档案就没有说服力,不能作为教学、法律工作的依据,亦不可能达到建立健康档案的目的。

(4)严肃性是指健康档案记录需有严肃认真的态度,只有保证严肃性方可保证以上几个方面的要求;另一方面,审视健康档案也可洞悉医生或其他医务人员的工作态度及品质。

(5)规范化是健康档案交流、传递、评价的必要条件,从而有利于有关的评估。

二、居民健康档案的内容

就目前社区卫生服务工作而言,居民健康档案应包括个人健康档案、家庭健康档案和社区健康档案。

(一)个人健康档案

个人健康档案,包括以问题为中心的个人健康问题记录和以预防为导向的周期性健康检查记录,以及长期用药记录、辅助检查记录、住院记录、转诊记录、会诊记录等。这些记录主要以表格形式出现。

1. 个人健康问题记录 目前,全科医疗中个人健康问题记录多采取以问题为中心的医疗记录(problem-oriented medical record,POMR)。POMR由基本资料、问题目录、问题描述、病情流程表等组成。

(1)基本资料:基本资料一般包括人口学资料(如年龄、性别、教育程度、职业、婚姻、种族、社会经济状况等),行为资料(如吸烟、饮酒、饮食习惯、运动、就医行为等),个人史(药物过敏、月经史等)。

(2)问题目录:问题目录中所记录的问题是指过去影响、现在正在影响或将来还要影响患者健康的异常情况。可以是明确的或不明确的诊断,可以是无法解释的症状、体征或实验室检查结果,也可以是社会、经济、心理、行为问题(如失业及偏异行为等)。问题目录常以表格形式记录,将确认后的问题按发生的年代顺序逐一编号记入表中。分主要问题目录和暂时性问题目录,前者多列慢性问题及尚未解决的问题,后者则列急性问题。

(3)问题描述及问题进展记录:问题描述将问题表中的每一问题依序号逐一以"S-O-A-P"的形式进行描述(表7-1):

S:代表患者的主观资料(subjective data):主观资料是由患者提供的主诉、症状、病史、家族史等,医生的主观看法不可加入其中,要求尽量用患者的语言来描述。

O:代表客观资料(objective data):是医生诊疗过程中观察到的患者的资料,包括体检所见之体征、实验室检查、X线等检查的资料以及患者的态度、行为等。

A:代表评估(assessment):评估是 SOAP 中最重要、最困难的一部分,完整的评估应包括诊断、鉴别诊断与其他问题的关系、问题的轻重程度及预后等。

P:代表计划(plan):计划也称与问题相关的计划,是针对问题而提出的,每一问题都有相应的计划,包括诊断计划、治疗计划、患者指导等健康干预计划等。

表 7-1 POMR 中的 SOAP 书写范例

问题 1:糖尿病

  S:乏力、多尿两个半月

    既往有消化性溃疡史

    父亲患有糖尿病,母亲死于脑卒中

  O:身高 175cm,体重 62.5kg

    血压 18.6/12kPa(140/90mmHg)

    尿糖＋＋＋,空腹血糖 8.9mmol/L(160mg/dl)

  A:根据以上资料,该患者可解释为成年型糖尿病,但应排除其他原因引起的尿糖。本病可能并发多种感染、动脉硬化、肾脏病变、神经病变、酮症酸中毒等

  P:诊断计划

    (1)测定尿糖、尿酮体

    (2)测定血糖、血脂、血酮体

    (3)检查眼底

    (4)检查尿常规、肾功能

    治疗计划

    (1)糖尿病饮食

    (2)体重监测

    (3)使用口服类降糖药物

    (4)使用胰岛素(在应激、感染等情况下使用)

    (5)注意皮肤护理,防止感染

    (6)定期监测血糖、尿糖

    患者指导干预计划

    (1)介绍有关糖尿病常识

    (2)避免加重糖尿病病情的各种因素(包括饮食、心理因素)

    (3)介绍控制饮食的方法和意义

    (4)预防或减少并发症发生的措施(如注意个人卫生)

    (5)注意血糖控制,帮助患者学会自查尿糖

    (6)介绍使用降糖药物的注意事项

    (7)对子女进行血糖、尿糖检查

（4）病情流程表：流程表以列表的形式描述病情（或其他问题）在一段时间内的变化情况，包括症状、体征、检验、用药、行为等的动态观察。流程表通常在病情（或问题）进展一段时间后，将资料做一图表化的总结回顾，可以概括出清晰的轮廓，及时掌握病情，修订治疗计划、患者教育计划等。长期积累之，于教学、科研益处匪浅，也是自我学习提高的良好教材。

需要指出的是：并非所有患者的健康档案均有必要设计、记录病情流程表，而是对于患有各种慢性病或某些特殊疾病的患者，或患有医生感兴趣的病种的患者时，才有必要使用病情流程表。除按表格记录病情流程外，也可按 SOAP 描述。

2. 长期用药记录 记录建档人长期、主要用药名称、用量、用法、开始用药时间，用药后的不良反应以及变更情况等。

3. 辅助检查记录 记录实验检查、超声检查、X 线检查等项目名称、检查结果及结果描述。

4. 住院记录 记录住院病历号、医院名称、科别、诊断和处理及结果等。

5. 会诊和转诊记录

（1）转诊：即把患者某一问题的部分照顾责任暂时转给别的医生。

（2）会诊：是指某一医生为患者的问题请教别的医生。

转诊和会诊是全科医生与专科医生协调合作，为患者提供连续性、完整性照顾的过程，会诊时全科医生对患者负有全部责任，转诊也只是把患者照顾的责任部分地转移，全科医生把会诊和转诊作为服务的有效方式，通过组织、利用社区其他卫生机构或人力，保证患者照顾的连续性、完整性。

6. 家庭病床记录 居民因病需要在家建立病床，由社区卫生服务机构派医护人员上门服务。记录问题名称、发生日期、建床日期、撤床日期和患者转归等。

7. 周期性健康检查记录 周期性健康检查记录内容包括有计划的健康普查（如测血压、乳房检查、胃镜检查、尿液检查等）、计划免疫（预防免疫接种等）和健康教育等。

8. 特殊人群保健记录

（1）儿童保健记录：为社区 7 岁以下的儿童建立保健记录，包括一般情况、预防接种记录、婴（幼）儿询问记录、婴（幼）儿、儿童体格检查记录、缺点矫治及异常情况处理记录等。

（2）老人保健记录：为社区 60 岁以上的老人建立保健记录，包括生活行为与习惯、生活能力、慢性病史、体检记录等。

（3）妇女保健记录：为社区已婚妇女或 20 岁以上的未婚妇女建立有关围婚期、围产期、围绝经期保健记录，包括一般情况、围产期保健（妊娠情况、分娩情况、产后访视）、妇科检查记录等。

9. 慢性病随访记录 根据社区居民慢性病发病情况，建立主要慢性病随访监测记录，为实施慢性病干预措施提供依据，内容包括症状、体征、实验室检查、并发症、转诊、指导用药和不良行为生活方式改变情况等。

（二）家庭健康档案

家庭是个人生活的主要环境之一，它影响到个人的遗传和生长发育，影响疾病的发生、发展、传播及康复，家庭与居民的健康息息相关。因此，家庭健康档案是居民健康档案的重要组成部分。全科医疗中的家庭健康档案包括家庭的基本资料、家系图、家庭生活周期、家庭卫生保健、家庭主要问题目录及问题描述和家庭各成员的健康档案（其形式与内容见个人健康档案），是全科医生实施以家庭为单位的保健的重要参考资料。

1. 家庭基本资料 家庭基本资料包括家庭住址、人数及每人的基本资料、建档医生和护士姓名、建档日期等。

2. 家系图 家系图以绘图的方式表示家庭结构及各成员的健康状况和社会资料，是简明的家庭综合资料（包括家庭各成员的医疗史、疾病间的遗传联系及重要事件等），其使用符号有一定规定（参见第 4 章以家庭为单位的卫生服务）。

3. 家庭生活周期 家庭生活周期可分为八个阶段（新婚、第一个孩子出生、有学龄前儿童、有学龄儿童、有青少年、孩子离家创业、空巢期和退休），每一阶段均有其特定的发展内容及相应的问题，包括生物学、行为学、社会学等方面的正常转变及意料之外和待协调的危机。全科医生需对每个家庭所处的阶段及存在的问题做出判断，并预测可能出现的转变和危机，进而制订适宜的处理计划并实施之。

4. 家庭卫生保健记录 记录家庭环境的卫生状况、居住条件、生活起居方式，为评价家庭功能，确定健康状况提供参考资料。

5. 家庭主要问题目录及其描述 记载家庭生活压力事件及危机的发生日期、问题描述及结果等。家庭主要问题目录中所列的问题可依编号按 POMR 中的 SOAP 方式描述。

(三)社区健康档案

社区健康档案包括社区的自然资源、居住环境、经济状况、人口数量和结构、健康状况、交通通讯，以及卫生资源与利用等。

1. 社区基本资料

(1)社区地理位置、自然和人文环境特征等。

(2)社区产业及经济状况。

(3)社区组织现状，即社区内部各种组织及其相互关系等。

2. 社区卫生服务资源

(1)卫生服务机构：包括卫生行政机构、各级医院、卫生院、诊所、防疫站、妇幼保健院以及疗养院等；

(2)卫生人力资源：医生、护士、技师、药剂师等人员的数量及结构状况。

3. 社区卫生服务状况 包括各类卫生服务机构的门诊及住院服务情况。

4. 居民健康状况

(1)社会人口学资料：包括人口数量、年龄结构、性别分布、文化构成、婚姻类型构成、职业状况、出生率、死亡率和自然增长率等；

(2)患病和死亡资料：包括社区疾病谱、主要疾病分布、死因谱等。

三、居民健康档案的建立与使用

居民健康档案记载了居民一生中有关健康问题的全部，应集中存放，专人负责，居民每次就诊时，调档、就诊、登记、归档。有条件的单位应逐步实现计算机化管理。

1. 建立健全制度 为使健康档案完整、准确、全面地反映一个人一生的健康状况，有必要制定有关健康档案的建立、保管、使用、保密等制度，完善相应的设备，配备专职人员，妥善保管健康档案。

2. 居民健康档案的建立 社区居民要每人建一份个人健康档案，根据居民类别(儿童、妇女和老人)在前述个人健康档案的基础上相应地建立保健记录，有慢性病者还要建立慢性病随访记录。

居民就诊时，医务人员要认真书写，按规定格式要求完整记录。会诊时，由全科医师调档、记录有关会诊情况。转诊或住院时，事后要及时将有关转诊、住院期间的问题、处理经过及结果等录入健

康档案。如转诊、住院医院与社区卫生服务机构建立了微机联网，应由经治医师调档、记录相应健康问题等。

家庭健康档案，一般在首次建档时，完成其主要内容的记录，待家庭发生变动或结合社区实际情况再补充或增加有关内容。家庭主要问题目录随时记录。

3. 居民健康档案的保管和使用 健康档案要统一编号，集中放在社区卫生服务中心(站)(或全科医疗门诊部)，由专人负责保管。

居民每次就诊时凭就诊卡向档案室调取个人健康档案，就诊完后迅速将档案归还档案室，换回就诊卡。

居民健康档案建立后要定期或不定期地分析其间的有关内容，及时发现个人、家庭和社区的主要健康问题，有针对性地提出防治措施，做到物尽其用，充分发挥健康档案在提高居民健康水平中的作用。

第3节 社区卫生服务信息管理技术

一、社区卫生服务信息收集方法

社区卫生服务信息可通过收集常规资料、问卷调查和个别访谈等而获得。

1. 常规资料的收集 常规资料是医疗、卫生、防疫、保健部门日常工作记录、报告卡和有目的的统计报表。它包括两类：一类是日常工作记录与报告卡；另一类是定期归纳整理出来的统计报表。

(1)日常工作记录和报告卡：①医院日常工作记录和报告卡，如医院的门诊病历、住院病历，病理或其他医学检验记录等。这部分资料可在医院病案室或相应的科室及医学检验，影像诊断等部门获取。医院常规的报告卡分为传染病、职业病、地方病报告卡，除此之外，还有恶性肿瘤发病或死亡报告卡、出生报告卡和死亡报告单等。②卫生防疫部门日常工作记录和报告卡，如疫情报告、死亡报告、出生资料、传染病发病资料、慢性病及肿瘤监测的资料。③其他部门的日常工作记录，如工业记录、学生保健记录、商业部门及气象部门的记录等。

收集和使用上述三种资料时，要特别注意它们的完整性和正确性。因为这类记录和报告卡的填写者涉及很多人，这些人往往不固定，又是在一个

相当长的时期内不断填写出来的,所以这部分资料经常会出现重复、漏项、填写不清,乃至错误。其中,报告卡最容易出现重复和填错。因此,对于常规资料要经常检查与核对,及时纠正错误,而不能等到大量积累后,或面临分析时才核实纠正,届时已为时晚矣。

（2）统计报表:它来自医疗卫生单位和非医疗卫生单位两方面。它们是国家规定的报告制度,由医疗卫生机构和非医疗卫生机构将日常工作记录与报告卡定期整理逐级上报。统计报表有旬报、月报、季报、年报等。

2. 问卷调查　为了解某种疾病或健康状况在特定时间、地区及人群中的分布,了解人群的某些特征与疾病或健康状态之间的联系,了解人群的健康水平,找出卫生防疫和保健方面应该开展的工作等。通过普查或抽样调查的方法,对特定人群中某种疾病或健康状况及有关因素的情况进行调查,从而描述该病或健康状况的分布及其与相关因素的关系（具体方法见流行病学）。

在调查分析过程中,基本人口资料是不可缺少的,因为它是计算各种率的基础,如发病率、患病率、死亡率的分布。最常使用的人口资料是人口总数,按性别、年龄、民族、职业、文化水平等特征分组的不同时期的人口数。在不同地区进行率的比较时,需要根据世界或中国的标准人口年龄构成,即各年龄组人口占总人口的百分比进行率的标准化。人口资料是由原始的卡片或登记表整理统计出来的。常规资料主要依靠户籍制度所得,一时性资料典型来源就是人口普查。全国人口普查填写特别设计的人口普查登记表,户籍的人口统计则依靠户口卡片、生命统计资料,如出生、死产、活产、结婚和死亡等。

3. 访谈法　也称访问法,是指调查员通过有计划地与被调查对象进行口头交谈,以了解有关信息的一种方法。交谈有两种基本形式,一种是由调查员提问,被调查者根据要求回答;另一种是调查员与被调查者围绕专题进行讨论。

由于访谈是一种社会交往过程,调查者只有在社会互动中与被调查者建立起相互信任、相互理解的关系,才能使被调查者愿意积极提供资料,这就需要调查者认真地做好访谈前的准备工作。第一要选择适当的访谈方法,掌握与调查内容有关的知识;第二要尽可能了解被访者的有关情况,并将调查主题事先通知调查对象;第三要选好访谈的具体时间、地点和场合。

访谈技术是调查员在进行访谈过程中为克服交谈障碍和获得真实资料所采取的一些方法。谈话技术首先是提问的技术,提问成功与否是访问能否顺利进行的一个关键。因此,在提问过程中,访问员要做到问题明确具体,有礼貌耐心听,不要给调查对象以任何暗示,同时还要注意访谈中非语言交流。

在访谈过程中,不仅要提问,而且需要引导与追问。引导的目的是为了帮助被访者正确地理解和回答已经提出的问题;追问则是为了使访问者能真实、具体、准确、完整地了解或理解被访者所回答的问题。

二、社区卫生服务信息加工处理方法

"信息处理"这个概念是计算机的应用发展到一定阶段时出现的。计算机的功能已不是如一开始所想象的那样单纯地进行计算,而是实现对信息的处理,进行系统分析和设计,直至系统的自动化。因此,信息处理是计算机科学中有特定含义的概念。在1989年世界第十一届计算机学术大会上,与会学者考虑到计算机科学内涵的扩延,一致同意更名为信息科学或信息学。信息科学研究的是信息源、信息的产生、获取、识别、转换、存储、处理、检索、评价和信息提供有关的理论和方法。这些研究对象也主要是信息处理包含的内容。信息处理是信息学的重要组成部分。医学信息学则是信息学的一个分支。

信息处理的内容,包括信息的获取、加工、传输、存储、检索和输出等项。

1. 信息的获取　首先明确工作中需要什么信息,其次要明确信息可以从哪里获得。信息来源常有三种途径:一是通过请示、汇报和各类报表所反映的情况;二是图书资料和其他材料中记载的情况;三是通过实际调查了解的情况。再次,要明确信息获取的方法。

2. 信息加工　这是信息处理的关键环节,即用科学的方法,对大量的原始信息进行筛选、分类、排序、比较和计算,去粗取精,去伪存真,使之条理化,以便保管、传递和使用,提高管理效能。信息加工还包括信息分析,即通过对大量信息资料的研究,及时发现问题的苗头和系统活动的规律。

3. 信息传递　信息只有从信息源及时传递到

使用者那里,才能起到应有的作用。信息能否及时发生和到达,取决于信息的传输效率,这主要表现在传输的速度和质量上。前者是指信息从信息源到接收者手中的时间,后者指信息传输过程中是否失真。信息的传递方式常用的有口头传达、电讯传输和书刊杂志等几种形式,它们各有利弊,应根据具体情况适当选择。

4. 信息存储 信息到达接收者手中,有的并非立即就用,有的随即使用但还需留作以后参考,因此需要把信息存储起来。人类的知识就是信息不断积累的结果。信息存储是一项长期性的工作,有些信息在当时看来没有多大用处,但以后可能会产生作用。因此,对这项工作要有长期和全面的规划。

5. 信息检索 为对大量存储的信息查找方便,就要有一套科学的信息检索方法,如病案索引、文献资料索引等。

6. 信息输出 这是将处理的信息,以不同方式(荧屏显示或打印),显示或编印出各种报表文件。

信息处理必须符合及时、准确、适用和通畅的要求。①及时,就是指负责执行信息处理的工作人员要有明确的时间规定。医疗工作涉及人的健康和安危,特别是危重患者的抢救和处理,时间性很强,如有延误,常会造成严重后果。要求能迅速收集信息,快速加工、传输和反馈。管理信息也同样如此,如果报表不及时就毫无意义。②准确,是要求信息能如实反映情况,不夸大、不缩小,否则就会贻误诊断治疗或其他工作。保证信息准确,就要建立查对制度和抽查制度,明确信息的含意,制订填报项目的标准等。③适用,就是信息要有用,要符合实际需要,不搞繁琐哲学和资料堆集。④通畅,就是系统在运行中产生的信息必须通畅无阻。

三、基层医疗国际分类及 其在健康档案中的应用

1. 概述 1972 年,世界全科/家庭医生组织(WONCA)成立,但其并未接受疾病国际分类(international classification of disease,ICD)这一分类系统,而是开始着手研究和开发适应基层医疗特点的新的分类系统。于 1987 年出版基层医疗国际分类(international classification of primary Care,简称 ICPC)。

ICPC 和早期的 WONCA 分类系统相兼容,如基层医疗健康问题分类(ICHPPC-2-定义版)、基层医疗过程分类(IC-Process-PC)等。为了进一步完善该分类系统,考虑与 WHO1992 年出版的 ICD-10 相联系,1997 年在 WONCA 分类委员会的主持下,对 ICPC 分类系统进行了修订,并于 1998 年出版 ICPC-2。目前,ICPC-2 已在世界上多个国家和地区使用并进一步开发。该分类系统的开发,使医务人员首次能够使用单一的分类系统进行分类。

2. 结构 ICPC 采用一种简单的二轴结构。第一个轴按身体系统分为 17 章,代表身体各器官和系统,用字母编码,如消化章为 D,呼吸章为 R 等(表 7-2)。第二个轴是组成各章节的医学组分(或称为"单元"),共有 7 个单元,单元的编码用两位阿拉伯数字来表示,如"症状和主诉"单元的编码为1-29(表 7-3)。

表 7-2 ICPC 的章,第一轴:器官系统

代码	器官系统
A	综合及非特异性的
B	血液、造血器官和免疫机制
D	消化
F	眼
H	耳(听力)
K	循环
L	肌肉骨骼(运动系统)
N	神经
P	心理
R	呼吸
S	皮肤
T	代谢、内分泌和营养
U	泌尿
W	妊娠、分娩、计划生育(妇女)
X	女性生殖(X-染色体)
Y	男性生殖(Y-染色体)
Z	社会/社交问题

表 7-3 ICPC 的单元,第二轴:医学组分

单元(医学组分)	代码
症状和主诉	1-29
诊断、筛查和预防	30-49
用药、治疗和操作	50-59
检查结果	60-61
行政管理	62
转诊和其他就诊原因	63-69
诊断或疾病	70-99

注:除社会章节外,每章节内容相同

在描述基层医疗问题时,将第一轴身体系统与第二轴医学组分交叉组合使用,如是"上腹痛"编码为D02。如是"喘息"编码为R03。

3. 特点

(1) ICPC按身体器官系统进行分类的二轴结构,编码是由代表章节的一个英文字母和代表单元的两位阿拉伯数字组成。

(2) ICPC除了可以对诊断进行分类外,还可以对就诊原因和医疗干预过程进行分类,弥补了ICD的不足。

(3) ICPC分类系统中涵盖了对心理问题、家庭和社会问题的分类,并且在绝大多数条目的下面,都列出了该条目的包含、排除标准及注意事项,能够帮助医务人员减少编码失误。

(4) ICPC分类系统可与疾病严重度量表(DUSO/WONCA)关联使用,可以使ICPC按照严重度对健康问题进行分类;同时,ICPC可以与功能状态量表(COOP/WONCA)对患者所处的功能状态进行记录和分类。

(5) ICPC分类系统对全科医疗的核心概念如"医疗片段"加以阐述,使得具体编码人员对医疗过程及其医疗片段的概念有一个详尽的了解,利于对就诊原因、医疗干预过程及诊断编码。

(6) ICPC中描述治疗过程的单元2-单元6包含的内容非常广泛而非特异性。

(7) ICPC分类系统不能对病历记录系统中的物理检查和辅助检查等客观资料进行分类。

(8) ICPC单元7"问题或诊断"部分,相对于ICD来讲,各条目特异性较低,如果想使某种特定疾病进一步特异化,还需与ICD转换。

4. ICPC与ICD的关系 ICD是一个多轴向的分类系统,主要对疾病的诊断进行分类,编码过程比较复杂;而ICPC是一个二轴分类系统,对健康问题记录系统(SOAP)中的三个主要元素(就诊原因、医疗过程和诊断)分别或同时分类。ICPC中的多数条目都能与ICD-10转换。因此,这两个分类系统是相联系的,而不是对立的关系。

ICPC作为基层医疗中的一个新的分类系统,需在实践中不断的修改和完善。它在应用过程中对于数据标准化无疑是一种研究工具。ICPC的应用将为临床工作人员、教师、统计学家和所有从事全科/家庭医疗的管理人员,提供了一个研究基层医疗中相关课题的新视角。虽然世界上已经有多个国家使用ICPC,有的国家已经把该分类系统作为国家级的分类系统应用于基层医疗,但是,我们仍要客观地对待和应用这一新的分类系统,不能教条。ICPC是一种适合基层医疗的分类工具,但是它并不是唯一的,在基层医疗中我们也可以选择其他的分类工具。可能的条件下应与其他分类系统联合应用,更能全面体现全科医疗的特点,增加资料的特异性。

第4节 电子计算机在社区卫生服务信息管理中的应用

一、电子计算机在社区卫生服务信息管理中的作用

随着社区卫生服务组织信息化程度的提高,信息技术与资源开发利用的内涵也将不断拓展和深入,电子计算机在社区卫生服务信息管理中的作用将逐步受到重视。

1. 办公自动化 社区卫生服务机构每年要投入相当大的人力、物力去处理办公室的事务,合理地利用现代信息手段能带来很多便利,其中包括:

(1) 公文处理:收文、发文、归档和查询。

(2) 档案管理:处理来自院内外的文书档案、进行档案登记、分类、索引、编目、立卷、检索等,以及建立和维护电子文档等。

(3) 事务管理:计算机可以辅助进行规划、计划、总结、评价、工作安排及会务组织与记录等。

(4) 沟通联络:通过国际互联网与电子邮件,可进行常规信息发布、网上问题讨论;还可以查询火车、飞机时刻表、联系电话手册及联络交通工具等。

2. 财务管理 财务管理的特点是准确性要求高、计算量大、工作过程枯燥而烦琐。计算机的应用可以很好地解决这一系列的问题。具体来说,计算机可用于治疗、检查、药品费用的登记、划价等;可进行预收款管理,即当患者的结余额小于一定数目时,由计算机提示或打印出该患者的病区、床号、费用使用情况与补交预交金等;可进行费用结算、中途结算、转科结算以及当患者对收费项目产生疑问时进行重新结算等;可为患者就每天的各项支出、总账、结算账、预收款等提供查询;可打印患者报销凭证、日结账汇总表、日结账明细表、旬和月结账报表、科室核算月统计报表等;可按科室工作量和收费项目进行统计汇总和进行科室核算等。

3. 药品管理 药品管理的特点与上述财务管

理很相似,把药品的品名、规格、剂型、产地、价格、金额、采购、销售等录入计算机,就可很方便地进行采购管理、药库管理、药房管理、特殊药品管理、自动划价、设定药品采购量警戒线和进行药品统计等。这样不仅能提高药品管理的准确性和效率,同时还有助于杜绝药品管理的弊病与漏洞。

4. 健康档案管理 计算机化的健康档案管理或电子病历与传统的纸质病历相比有很多优势。传统的手写病历不仅需要花费医务人员很多时间和精力,而且具有因为书写不清而难以辨认、不便查阅和难以进行统计分析等弊端。如果改用电子病历则不仅有助于保证病案首页及病案有关信息的完整录入,而且还便于病案信息查询和数据备份,便于进行疾病、患者和医疗信息(诊断、手术、治疗、转科等)、费用等统计,便于对医疗任务与质量进行监督控制,便于病案借阅管理和按卫生主管部门要求进行数据转换等。

5. 远程医学教育 大多数社区卫生服务机构的图书资料极其有限,又没有经费和时间安排脱产进修学习,所以卫生人员知识与技能很难得到及时更新与提高。这已成为制约社区卫生服务发展的一个重要障碍。远程教育能在很大程度上解决这一问题。目前,各种各样的网络学校层出不穷,有些医学、卫生网站还定期在网上举行专题学术会议、报告、讲座、手术直播等活动。通过网络,卫生人员不仅可以查阅最新的专业资料,还可接受正规的学历教育和继续医学教育。更重要的是,网上医学教育形式多样、时间灵活、费用低、不用离岗、不影响工作,很适合社区卫生服务的实际。

6. 诊疗活动管理 现代信息技术不论在门诊还是住院服务中都大有用武之地。利用计算机向门诊患者提供挂号服务既方便又快捷,且挂号时所录入的患者基本资料还有多种用途。它可很方便地调出来用于统计分析,以提供就诊患者的时间、地域、分科、年龄、性别等方面的特征信息。如果社区卫生服务机构内实现联网,则门诊挂号时所输入的基本信息还可以为后续的就诊过程所利用,从而节省医务人员很多的填表时间。

实际上,现代信息技术在社区卫生服务与管理的每一个方面都有极其广泛的用途,以上介绍的仅是其中的几项基本应用。这些应用的实施并不需要投入太多的资源,社区卫生服务机构可首先选择从这几个方面入手,等做好充分的技术与资源准备之后,再考虑向更高级的应用领域拓展,如加入省

内外的远程医疗网,提供网络卫生服务等。

二、社区卫生服务管理信息系统的建立与管理

社区卫生服务管理信息系统(community health care management information system)是帮助社区卫生服务工作者准确有效地处理信息的系统。它是通过使用计算机和通讯设备采集、存储、处理和传输社区居民健康问题的有关信息和与其有关的其他信息。

社区卫生服务信息系统的组成主要由硬件系统和软件系统两大部分组成。在硬件方面,要有高性能的中心电子计算机或服务器、大容量的存储装置、遍布社区卫生服务机构各部门的用户终端设备以及数据通信线路等,组成信息资源共享的计算机网络;在软件方面,需要具有面向多用户和多种功能的计算机软件系统,包括系统软件、应用软件和软件开发工具等,要有各种社区卫生服务信息数据库及数据库管理系统。

社区卫生服务管理信息系统的建立,涉及面广,影响范围大,不仅要解决许多技术问题,同时也要解决管理、协调问题。

1. 建立信息系统必备的技术基础 社区卫生服务管理信息系统的开发应有卫生管理人员、计算机工程人员和社区卫生服务工作者等。卫生管理人员(决策者)的主要任务是确定与社区卫生服务发展目标相一致的信息系统建设目标,统筹经费并协调与信息系统建设有关的各个部门的工作;熟悉社区卫生服务工作过程和信息技术的专家,负责制定具体的目标、规划方案并组织实施。

2. 社区卫生服务信息标准化 社区卫生服务信息标准化是开发社区卫生服务信息技术,建设和管理社区卫生服务管理信息系统的重要步骤。过去医院用手工处理信息,只能采集和处理极少一部分,而且收集起来的少量信息可用程度很小。例如,很多医院病案库中大量的病案,可供利用的效率极低,个人病史中许多来自门诊的项目,在几年以后进行回顾性研究的时候,几乎是无用的,多是由于信息采集和存储时标准不一所致。由于标准不一,同行之间无法沟通交流,医院之间难以协调,国际合作更为困难,因此,我们要引以为鉴。只有实现信息的标准化、规范化才能使国内、国际间的信息交流成为可能。信息的标准化包括术语、编

码的标准化,接口的标准化等。我国卫生部于2009年颁发了《健康档案基本构架与数据标准(试行)》(卫办发〔2009〕46号)和《基于健康档案的区域卫生信息平台建设技术解决方案(试行)》(卫办综发〔2009〕230号)等文件,为推进我国各地区域卫生信息化建设以及居民健康档案标准化和规范化建设提供了依据。在建立社区卫生服务信息系统前,一定要借鉴医院建立信息系统的经验,在数据模式、数据标准和数据定义上下工夫。

3. 信息系统建立的步骤

(1)系统规划:了解社区卫生服务的要求及现实环境,从技术、经济和社会因素三个方面研究并论证本系统的可行性、编写可行性研究报告,制定初步的系统开发计划。主要解决建立信息系统的目标、方针、系统结构、投资原则等问题。

(2)系统需求分析:信息系统的负责人在这个阶段中必须充分了解将要使用信息系统的部门的业务情况和拟选新系统的特性。确定被开发的系统的运行环境、功能和性能要求,编写用户手册概要和确认测试准则,为概要设计提供需求说明书。

(3)系统设计:根据系统需求说明,建立目标系统的总体结构和子系统模块间的关系,定义各子系统或多模块之间的接口、设计全局性数据库和数据结构,规定设计限制、制订组装测试计划。对概要设计中产生的子系统及功能模块,进行进一步分解或过程描述,设计内部算法和数据结构,为编写源代码提供必要的说明,建立"模块开发卷宗"。

(4)系统实现:这个阶段就是要准备好信息系统软件,将详细设计说明转化为所要求的源程序,并对其进行单元测试,验证接口与详细设计说明的一致性。如果是使用成品软件则要与软件供应商谈判购买软件的使用权。值得注意的是,信息系统所使用的计算机应该到软件基本完成之后,系统使用之前再购买为宜。

(5)系统测试:信息系统软件在交付使用之前要进行严格、全面的测试,检测软件的功能以及正确性。可行性和操作的简便性等内容,以便发现问题,解决问题,保证信息系统顺利地投入运行和使用。

(6)设备的配置:应根据使用的需要配置计算机设备。信息系统中的计算机设备配置要充分考虑到信息系统一旦使用后就不能中断这个特点,在选择计算机设备时除注重性能价格外,还要注意设备的可靠性。对于关键设备,如服务器、整个系统共用的设备等要有备份。

(7)人员培训:在系统投入使用之前要重视对使用人员和卫生管理人员的培训。培训的目的一方面是提高他们的使用技能;另一方面也是使他们充分了解信息系统的特点。信息系统是靠人来操作的,只有提高使用人员的水平,才能使信息系统的应用水平得到提高,信息系统的效益才能充分发挥出来。

(8)系统使用和维护:对投入运行的系统进行修改,以改正在前阶段未发现的错误,使系统能适应外界环境的改变,并实现系统的功能扩充和性能改善。

4. 社区卫生服务信息系统的管理

(1)组织管理:对社区卫生服务管理信息系统的管理必须设有专门的组织机构。可成立社区卫生服务信息系统管理委员会或领导小组,由社区卫生服务机构主管直接领导,负责社区卫生服务管理信息系统的总体设计和开发应用。

社区卫生服务管理信息系统的建立是一个长期的开发过程,必须首先设定建立系统的近期和远期目标,制定长远规划和分阶段实施的计划。为使系统的开发能顺利进行,在开发阶段应设专门的课题组负责其事。课题组应由领导、医务人员和工程技术人员共同参加组织实施。对投入运行的社区卫生服务管理信息系统,必须制定一套切实可行的规章制度,如系统的使用规则、值班制度、服务守则等,要加强对系统使用的管理。要针对工作人员中不同阶段的思想活动做好动员和解释工作,以使全体人员跟上时代潮流和科技发展的形势,不断转变观念,高瞻远瞩,做好此项工作。

(2)技术管理:社区卫生服务管理信息系统涉及多门学科高新科技知识,技术性很强。它能否成功建立,从技术上看首先在于有一个好的系统分析和设计。但事实上没有一个绝对正确全面且不容修改的系统分析和设计。在社区卫生服务管理信息系统的使用过程中,由于用户需求的变化(这种变化是不可避免的),对系统设计做某些调整是正常的。

在技术管理上,首先要做好开发研制各应用软件的工作,使社区卫生服务工作人员(用户)乐于接受;并从技术上保证和维护信息系统在社区卫生服务工作中正常运行。同时要注意新技术的发展动向,不断改善和更新社区卫生服务管理信息系统的技术状况,跟上时代先进水平。

（3）人才管理：人才配备是开展社区卫生服务管理信息系统工作的关键问题。社区卫生服务机构能否顺利开展计算机的应用工作，在很大程度上取决于通晓社区卫生服务信息科学和具备计算机开发才能的专业人员。理想的社区卫生服务管理信息系统人才应是既掌握计算机知识，又能熟知医学知识者。既有计算机的学位，又有医学的学位，而在中国则非常少见。

根据中国的实际情况，开展社区卫生服务管理信息系统的工作还需实行工程技术人员与医务人员结合的方法。计算机对一个科学工作者的素质养成来说是重要的，这种养成只有在计算机应用的实践中才能得到。不接触计算机是不可能提高认识的。对医务人员来说，需要在正确认识的基础上掌握计算机应用技术，又在实践中提高应用计算机的自觉性。有了自觉性就会坚持应用。否则，即使有了非常方便的应用程序也不会坚持，往往半途而废。对于计算机工程技术人员来说，必须认识到，在医学领域中所开发的应用软件一定要使用户易于学习和使用，不应让用户来勉强适应软件的各种规定，这样制作出来的软件，往往不易被医务人员所接受。

（4）设备管理：社区卫生服务管理信息系统的硬件都是高度精密灵敏的电子设备，必须建立一套完整的使用、维护、检修制度，并认真落实。每台机器或设备都应有关于其名称、性能、操作规程、使用方法及注意事项等说明的明显标志，使用人员必须熟知有关事项，在使用前阅读有关资料，切实掌握使用要领。每台机器均应处于正常备用状态，并应检查核对电源、电压的工作状况。

要创造良好稳定的硬件设置环境，室内温度、湿度、空气净度均应按要求落实，定时检测有关数据，使之控制在规定范围以内。

应建立计算机的使用交接制度及管理值班制度，各级人员均应严格执行。

（张开金）

第 8 章　全科医学中的健康管理

第 1 节　健康管理概述

一、健康管理的定义及特点

案例 8-1

美国 Union Pacific 铁路公司健康轨道项目

美国太平洋联合铁路公司自 1987 年开始为员工提供健康管理服务,覆盖 5 万人。其健康管理服务的核心部分称为"健康轨道","健康轨道"包括:①对员工的健康状况进行评估;②对评估结果进行分析并根据健康风险程度进行人群分类;③对不同风险程度的目标人群进行不同的健康干预;④周期性的随访。"健康轨道"目前控制的 10 个健康危险因素是:高血压、高血脂、超重、糖尿病、疲劳状态、缺乏锻炼、吸烟、哮喘、忧郁症及精神压力。健康管理服务的收效非常明显,每人每年花费 50 美元,结果每年纯节省 126 万美元,费用/效益 = 1:1.57(第一年)。以人群计算,患高血压危险性下降 45%,高血胆固醇下降 34%,超重下降 30%,21% 停止吸烟。

案例 8-2

安钢社区居民健康管理

2000～2002 年河南某公司进行了为期两年多的"健康管理项目"应用。参加健康管理的 1874 名干部、职工进行了第一次健康评价(健康筛选)。参加者接受了如下服务:健康体检;进行个人健康信息收集;建立个人健康电子档案(数据库);进行个人健康评价;获得量化的个人健康危险因素;明确了个人患慢性病的危险性;进行了个人健康状况发展趋势分析;针对个人健康危险因素制定健康管理处方和健康改善行动指南;按照健康标准进行了健康管理等级分类。

其中有 471 名职工是疾病危险性相对比较高的对象,健康管理服务门诊的医生对这些服务对象进行为期一年的跟踪指导服务,并在指定的期限里进行了第二次个人健康评价。对于高危人群的健康改善进行了重点管理,通过医生有计划的跟踪随访指导,对 73 名职工的改善效果进行了第三次的个人健康评价。

思考: 从上述两个案例中,你能体会健康管理的内涵吗?

健康管理(health management)的思路和实践最初出现在美国。作为一门新兴的学科和行业,虽然在美国已经有 20 多年健康管理的实践和应用性研究,但是全面系统的理论研究和权威的专著很少。健康管理在中国的出现尚不到 10 年,也是实践应用先行于理论研究。迄今世界上还没有一个大家都能够接受的健康管理定义,不同的专家和不同的行业均有不同的理解。

"个人健康管理是一种对个人及人群的健康危险因素进行全面管理的过程。其宗旨是调动个人及集体的积极性,有效地利用有限的资源来达到最大健康效果。"(Bernard Sullivan, Washington Business Journal, Aug. 29, 1997)。

刘天鹏在其主编的《健康管理师》中将健康管理定义为:"对健康人群、亚健康人群、疾病人群的健康危险因素进行全面监测、分析、评估、预测、预防和维护的全过程。"

陈君石、黄建始主编的《健康管理师》,将健康管理定义为:"对个体或群体的健康进行全面监测、分析、评估、提供健康咨询和指导以及对健康危险因素进行干预的全过程。"

在健康保险行业中,健康管理的概念与医疗行业中略有不同,可以定义为保险管理与经营机构在为被保险人提供医疗服务保障和医疗费用补偿的过程中,利用医疗服务资源或与医疗、保健服务提供者的合作,所进行的健康指导和诊疗干预管理活动。

由此可见,健康管理不仅是一个概念,也是一种方法,更是一套完善、周密的服务程序,其目的是调动个体和群体及整个社会的积极性,有效地利用有限的资源来达到最大的健康效果。具体做法就是为个体和群体(包括政府)提供有针对性的科学健康信息并创造条件采取行动来改善健康,见图8-1。

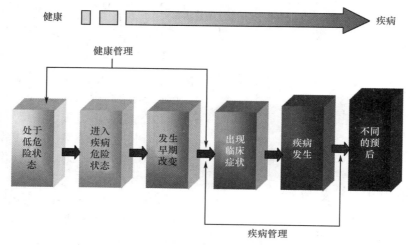

图8-1　健康管理示意图

健康管理有如下特点:

(1)以科学研究为基础,以循证医学及现代信息学、计算机软件和互联网为手段。

(2)借助流行病学和统计学方法,可定性和定量地进行效果评价,包括疾病控制及费用降低两个方面。

(3)有一套规范的工作流程和操作步骤,为全科医生与居民交流提供了平台。

(4)能清楚地确定管理的目标人群,并能按照危险因素种类、数量进行人群分类,分别实施健康干预,因而能有效地利用有限的各种资源。

2005年10月25日,中华人民共和国劳动和社会保障部首次发布健康管理师职业:从事人群及个人的健康维护计划及管理的相关人员。随着健康管理服务的不断发展及完善,健康管理师、全科医生将会成为健康产业的重要支柱,发展成为一支强大的专业队伍。

二、健康管理、健康体检和健康评估的区别与联系

健康体检(health examination)是在躯体未出现明显疾病症状时,即到医院或专门的体检机构对身体进行检查,以了解身体是否有潜在疾病,以便及时采取预防干预和治疗措施。健康体检是变被动看病为主动检查,变消极治病为积极防病的一种新的自我保健方式,能够早期发现一些无明显不适或症状不明显的疾病。不同年龄阶段人群应采用不同的检查项目,如中老年人应定期检查的项目有:称体重、测血压、查眼底、查乳腺(女性)、查血脂、血糖、尿常规、心电图、体腔B超、X线检查、肿瘤相关普查等。许多人认为健康管理仅是健康体检,而真正的健康管理理念应该包括对身体危险因素的评估和干预,因此体检只是健康管理的第一步,也是相对简单的一步。体检后,如果有全科医生、健康管理师等在掌握体检结果的基础上,为健康或亚健康人群提供健康规划,对个人的健康风险进行评估,提供有针对性的疾病预防以及如何消除危险因素方面的指导,将会更有助于管理对象的健康。

健康评估(health assessment)是护理程序的首要环节。健康评估是一个有计划、系统地收集评估对象的健康资料,并对资料的价值进行判断的过程。健康资料的收集不仅是评估和进一步形成临床诊断的基础,还为制定和实施诊疗及预防干预计划及其评价提供依据。收集评估对象的健康资料应包括评估对象的身体健康状况和心理、社会健康状况。健康资料分为主观资料和客观资料。通过

交谈所获得的健康资料为主观资料,如腹痛、恶心等。经过视、触、叩、听、嗅、实验室或器械检查所获得的有关评估对象的健康状况的结果,为客观资料。主观资料和客观资料同等重要,都是构成临床诊断依据的重要来源。健康评估不能等同于健康管理,健康评估是健康管理的前提和基础。

三、健康管理的发展

20 世纪 60、70 年代美国保险业最先提出健康管理的概念。保险公司将客户依据健康状况进行分类,那些可能成为高血压、糖尿病等疾病的人群被分别交给不同专业的健康或疾病管理中心,他们采用健康评价的手段来指导患者自我保健,并对其进行日常后续管理,以增进健康,大大降低医疗费用和减少赔付,从此为保险公司控制了风险,为健康管理事业的发展奠定了基础。

90 年代,企业决策层意识到员工的健康直接关系到企业的效益及发展,这种觉悟使健康管理第一次被当成一项真正的医疗保健消费战略,企业决策层开始为员工健康进行投资导向。美国密执安大学健康管理研究中心研究表明:美国经过 20 多年的研究得出了这样一个结论,即健康管理对于任何企业及个人都有这样一个秘密,即 90% 和 10%。具体地说就是 90% 的个人和企业通过健康管理后,医疗费用降到原来的 10%;10% 的个人和企业没有进行健康管理,医疗费用比原来上升 90%。与此同时,德国、英国、芬兰、日本等国家逐步建立了不同形式的健康管理组织,迄今健康管理在西方国家已经普及。例如,日本从 1963 年开始,每年公布一次百岁寿星人数,1963 年日本百岁寿星只有 153 人,以后每年都有所增加,1994 年达到 5000 人,1998 年超过 1 万人。日本是众所周知的长寿之国,现在的平均寿命已经接近 90 岁,居世界第一位,他们之所以长寿,可能与许多日本人进行健康投资关联,日本家庭普遍都享有健康管理机构的保健医生长期跟踪服务,为家庭建立健康档案,负责家庭的健康管理。

国内自 20 世纪 90 年代开始引进健康管理的理念,目前尚处于发展阶段。在我国,享受科学、专业的健康管理服务的人数,只占总人数的万分之二,与美国 70% 的居民能够在健康管理公司或企业接受完善的服务相去甚远。

四、健康管理的应用前景

(一)社区卫生服务机构

2006 年 2 月,国务院颁布的《关于发展城市社区卫生服务的指导意见》指出:社区卫生服务是城市卫生工作的重要组成部分,是实现人人享有初级卫生保健目标的基础环节。大力发展社区卫生服务,对于坚持预防为主、防治结合的方针,优化城市卫生服务结构,方便群众就医,减轻费用负担,建立和谐医患关系,具有重要意义。结合我国国情,以社区卫生服务为平台,开展慢性病管理应该是开展这方面工作很好的切入点。全科医生、社区护士等应作为慢性病健康管理的主力军,并以专业的健康管理师作为辅助补充。社区医疗机构开展健康管理,可与大医院以治疗为主的服务形成互补,形成不同的经营特色,有利于增强核心竞争力。

结合我国社区卫生服务的特点和需要,健康管理可在以下三个方面提供帮助。第一,识别、控制健康危险因素,实施个性化健康教育和生活方式指导;第二,指导医疗需求和医疗服务,辅助临床决策;第三,实现全程健康信息管理。健康管理个性化的健康评估体系和完善的信息管理系统,有望成为社区利用健康管理服务的突破点和启动点。

(二)体检部门

健康管理在中国刚刚起步,是一个朝阳的产业。目前国内多数(国有)医院先后成立体检中心,民办体检机构也迅速发展,仅在广州地区就有近百家。健康管理的从业人数没有准确的数据,估计全国在 10 万人以上,但是绝大部分集中在医院及体检中心等部门。新兴的健康管理行业将有非常广阔的发展前景。建立一支健康管理专业队伍,对于改善和提高我国国民身体素质,全面建设小康社会有着重要意义。健康人群只要拿出 1%~5% 的医疗费用用于健康投资、预防疾病,这部分市场需求便会非常大。

(三)健康管理公司

目前,以健康管理名义服务社会的服务机构至少已有 200 家以上,他们从不同层面来完成相关健康管理服务,如健康体检、健康评估、健康指导等。但是国内真正意义上的健康管理公司还不多,比较有影响的有博益美华健康管理公司、耀华康业科技发展有限公司等。博益美华公司与河南省安阳市防疫站于 2000 年 10 月至 2001 年 10 月在河南安阳钢铁总公司进行了试点,对安钢职工及社区人群提供了全过程的健康管理服务,个人危险因素控制及疾病危险性降低的效果明显。

专业健康管理公司开展健康管理可以为人们从出生就建立起一套从"摇篮到坟墓"的健康档案,及时监控人群的健康,预防疾病,同时做好健康保健的宣教工作。这种做法,可以抑制医药费用的上升,而且对引导人们的健康生活方式、提高全民素质有极大推动作用。

(四)健康保险公司

健康保险是人身保险的一种,其覆盖的范围因国家而异,因此对健康保险概念的界定也有不同的阐述。在有的国家,比如美国,健康保险是包括意外保险、疾病保险、医疗费用保险、失能收入保险以及意外伤害残疾保险等多个险种的统称,涵盖的范围相当广泛。

我国《保险法》第 91 条规定:"人身保险业务,包括人寿保险、健康保险、意外伤害保险等保险业务。"而中国保险监督管理委员会下发的《关于印发〈人身保险产品定名暂行办法〉的通知》(保监发〔2000〕142 号)第六条指出"按保险责任,健康保险分为疾病保险、医疗保险、收入保障保险"。过去我国的保险实践中,健康保险习惯上多称为医疗保险,是以约定的医疗费用为给付保险金条件的保险。

2005 年 4 月中国首家健康保险公司——中国人民健康保险股份有限公司(以下简称"人保健康")在北京正式开业。人保健康由中国人保控股公司、德国 DKV 商业健康保险公司、中国华闻投资控股有限公司等五家中外资企业投资设立。根据中国保监会核准的经营范围,人保健康可经营各种本外币健康险、意外险业务,与健康险有关的咨询服务、代理、再保险业务以及资金运用业务。开业初期将首先推出医疗、重大疾病和意外伤害三大类保险。此事件在国内引起了广泛的关注。相信不久的将来,国内的健康保险市场会快速发展起来。

(五)其他有关机构

如疾病预防控制机构(职业病防治院等)、中小学卫生保健机构、健康教育部门(省市健康教育所)、药物研发部门等,针对其特殊人群,均可进行

适宜可行的健康管理。

第 2 节　健康管理的基本步骤

一、健康管理步骤

案例 8-3
夏威夷医疗保险服务公司的健康管理

夏威夷医疗保险服务公司开展了"健康通行证(health pass)"。健康通行证计划完全由保险计划资金支持。服务的对象为自付部分较高的保险项目中年龄在 18 岁以上的成人。从 1990 年启动到 2001 年已有 213 590 人参加了此计划。此管理确定的目标是:降低健康风险,改善长期健康状况;减低医疗支出;鼓励健康行为转变。该健康管理包括如下内容。收集资料:进行体检,填写健康风险评估表。体检项目包括生物学指标的检查,如血压、总胆固醇、高密度脂蛋白、血糖、身高、体重、体脂百分比等。健康风险评估和结果解释。根据分析结果,为计划参加者提供健康评价报告和个体化的健康通行证报告。健康计划制定:根据个人对健康改善行动的准备程度制定出个性化的健康改善行动计划。如果血压、总胆固醇、高密度脂蛋白或血糖较高,则在一个月后复查一次。如果复查结果依然很高,则建议计划参加者马上去看医生。

夏威夷医疗保险服务公司实施健康通行证计划 10 年(1990 年至 2000 年),获益匪浅,主要体现在:①降低了总的医药花费:计划参加者比不参加者平均每年少花费 200 美元,每年总计节约 440 万美元。②减少了住院时间:在住院患者中,计划参加者平均住院时间比不参加者少 2 天,参加者的平均住院花费比未参加者平均省 509 美元。③在 2 年内计划参加者的医药花费平均每年要省 75 美元。④计划参加者身上的健康危险因素减少:有 6 个或者更多健康危险因素的计划参加者的数量从 21% 减少到了 14%。有 3 个到 5 个健康危险因素的计划参加者的数量从 56% 减少到了 52%。

健康管理是一种前瞻性的卫生服务模式,它以较少的投入获得较大的健康效果,从而增加了医疗

服务的效益,提高了医疗保险的覆盖面和承受力。一般来说,健康管理有以下三个基本步骤,见图8-2。

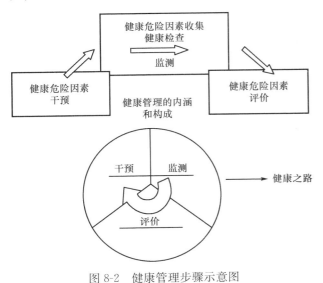

图8-2　健康管理步骤示意图

(一)收集健康信息

通过调查、健康体检和周期性健康检查等方法,收集个人或人群的健康危险因素等有关健康信息。健康危险因素是在机体内外环境中存在的与慢性病发生、发展及死亡有关的诱发因素。这些危险因素很多,概括起来有环境危险因素、行为危险因素、生物遗传危险因素和医疗服务中的危险因素。①环境危险因素包括自然环境危险因素(如生物、物理和化学危险因素)和社会环境危险因素。②行为危险因素是个体所选择的生活方式所带来的危险因素,这些因素与心脏病、脑血管病、肿瘤、糖尿病的患病和死亡密切相关。生活方式是个体的选择,但实际上是一种集体的行为。如吸烟、饮酒、缺乏体育锻炼、静坐生活方式、饮食不合理等,实际上是某个体所归属的社会群体所认可、所支持的行为。这些行为具有习惯性的特征,一旦形成,难以改变。③生物遗传危险因素是一些传统的危险因素。④医疗卫生服务中的危险因素,是指医疗卫生服务系统中存在各种不利于保护并增进健康的因素,如医疗质量低、误诊漏诊、医院交叉感染等都是直接危害健康的因素。医疗卫生服务系统的布局、卫生保健网络的健全程度、人力的资格水平、卫生资源的配置合理程度等都是可能影响健康的因素。

资料收集应包括如下几个方面:

1. 疾病和生活方式　包括个人病史、家族史、膳食、吸烟、饮酒、体力活动及生活规律等情况。

2. 体格检查　包括身高、体重、臀围、腰围、血压、心电图、B超、X线检查等必要的物理检查项目。

3. 临床实验室检验　包括血糖、血脂、血清载脂蛋白、总蛋白、球蛋白、白蛋白、纤维蛋白原、血红蛋白、血黏度、血细胞计数、血小板计数和血小板功能、尿蛋白、尿肌酐等必要的检查项目。

4. 疾病治疗反应情况　包括药物有效性反应,药物副作用,非药物治疗效果,遵医行为等。

(二)健康危险因素评估

健康风险评估(health risk appraisal,HRA)是一种方法或工具,用于描述和估计某一个体未来发生某种特定疾病或因为某种特定疾病导致死亡的可能性。具体做法是,根据所收集的个人健康信息,对个人的健康状况及未来患病或死亡的危险性用数学模型进行量化评估。这种分析过程目的在于估计特定事件发生的可能性,而不在于做出明确的诊断。

迄今HRA的产生已60多年历史。1940年,Lewis C. Robbins医生首次提出健康风险评估的概念,并创造了健康风险表(health hazard chart),赋予了医疗检查结果更多的疾病预测性含义。1950年,Robbins医生主持制定了《十年期死亡率风险表格》(*tables of 10-year mortality risk*)。1970年,Robbins医生和Jack Hall医生合作编写了《如何运用前瞻性医学》(*How to Practice Prospective Medicine*)一书,阐述了目前健康危险因素与未来健康结局之间的量化关系,并提供了完整的健康风险评估工具包,包括问卷表、健康风险计算以及反馈沟通的方法等。至此,健康风险评估进入大规模应用和快速发展的时期。

健康风险评价是估计具有一定健康特征的个人会不会在一定时间内发生某些疾病或健康的结果。常用的健康风险评价一般以死亡为结果,由于技术的发展及健康管理需求的改变,健康风险评估已逐步扩展到以疾病为基础的危险性评价;因为后者能更有效地使个人理解危险因素的作用,并能更有效地实施控制措施和减少费用。在疾病危险性评价及预测方面一般有两种方法。

第一种是建立在单一危险因素与发病率的基础上,将这些单一因素与发病率的关系以相对危险性来表示其强度,得出的各相关因素的加权分数即为患病的危险性。由于这种方法简单实用,不需要大量的数据分析,是健康管理发展早期的主要危险性评价方法。目前也仍为很多健康管理项目使用。比较典型的有美国卡特中心(Carter Center)及美国糖尿病协会(ADA)的评价方法。很多健康管理公司都是在这些方法的基础上进行改进而推出自己的评价工具。

第二种方法是建立在多因素数理分析基础上,即采用统计学概率理论的方法来得出患病危险性与危险因素之间的关系模型。为了能包括更多的危险因素,并提高评价的准确性,这种以数据为基础的模型在近几年得到了很大发展。通常采用多元回归、神经网络方法及基于 Monte Carlo 的模型等。这种方法的典型代表是 Framingham 的冠心病模型,目前被广泛应用。Framingham 模型也被很多机构作为建立其他模型的基础,并由此演化出适合自己项目的评价模型(表 8-1)。

表 8-1 两类常用健康评价方法的比较

评价方法	定义	方法	结果表示
单因素加权法	判断个人死于某些特定健康状况的可能性	多为借贷式计分法,不采用统计概率论方法计算	多以健康评分和危险因素评分的方式
多因素模型法	判断一定特征的人患某一特定疾病或死亡的可能性	采用疾病预测模型法,以数据为基础,定量评价,可用于效果评价(费用及健康改善)	患病危险性,寿命损失计算,经济指标计算

目前,一些高等医学院校(如哈佛大学、复旦大学等),医疗卫生机构,健康管理公司以互联网为平台,应用计算机软件技术开发了健康风险评估信息系统。一般信息系统包括健康档案资料库的建立、资料收集、资料整理和资料管理。所有管理对象资料以计算机输入,并能跨越不同的医疗机构(包括社区卫生服务中心等)而被共享,累积患者各方面的资料并进行健康风险评估,且能进行人群水平的分析并应用专家系统技术提高评估和干预水平。

健康风险评估信息系统能够打印出健康风险评估报告。报告种类和报告组合千差万别,较好的情况是评估报告包括一份给受评估者个人的报告和一份总结了所有受评估者情况的人群报告。同时,与健康风险评估的目的相对应,个人报告一般包括健康风险评估的结果和健康教育信息。人群报告则一般包括对受评估群体的人口学特征概述、健康危险因素总结、建议的干预措施和方法等。

评估结果是健康风险评估报告的主要内容,其表达方式可多种多样。为方便个人理解,评估提供者一般都会在评估报告中辅之以简要解释和医生的详细解读,健康教育信息则依据个人的评估结果针对性地给出干预建议,其形式也可以是多种多样的。可以预见的是,随着互联网的不断普及,由于具有受众广、更新快、可及性强等特点,通过网络发布健康教育信息会成为一种重要的健康教育形式(图 8-3、图 8-4)。

健康危险度评估结果可应用于以下领域:①全科医生在社区卫生服务机构开展慢性病防治工作,尤其是进行危险度评估时,迫切需要一套符合我国实际情况的危险度评估软件。②帮助企业管理人员确定员工中最大的健康危险和最重要的健康问题,作为制定健康干预项目计划的基础。③确定人群有关健康生活方式的主要类型以便开展公共卫生和健康教育活动。④健康危险度评估在国际上已得到了逐步重视,并已在预防医学、职业卫生和临床医学等领域得到广泛应用。

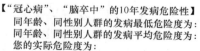

【"冠心病"、"脑卒中"的10年发病危险性】
同年龄、同性别人群的发病最低危险度为: 0.5
同年龄、同性别人群的发病平均危险度为: 1.9
您的实际危险度为: 9.7

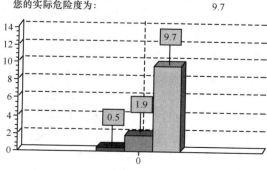

图 8-3 冠心病、脑卒中危险性评价

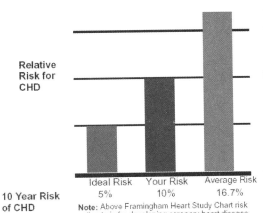

Your Overall Coronary Risk Rating is:

Low Risk

Relative risk. Your ten year risk of CHD is 10%, which is 2 times higher than a person your age without any risk factors (see chart on left).

Cardiac risk age. * Your risk can also be compared to the average risk of other persons in terms of age.

Your present age is 56 but your "cardiac age" is 47.1. If you had no risk factors, your "cardiac age" would be 40.6 (6.5 years younger)

* Cardiac risk age is the age of an average person whose probability of a heart attack is the same as your current risk.

Relative Risk for CHD

10 Year Risk of CHD

| Ideal Risk 5% | Your Risk 10% | Average Risk 16.7% |

Note: Above Framingham Heart Study Chart risk estimate is for developing coronary heart disease.

Ideal Risk The heart attack risk of people your age and sex with no risk factors (cholesterol 160, HDL 60, blood pressure 110/70, Normal ECG, no diabetes, nonsmoker, and no history of heart disease).

Your Risk Your heart attack risk based on health tests and answers from your questionnaire.

Average Risk Heart attack risk of the average person your age and gender.

图 8-4　冠心病危险性评价

（三）制定健康计划和实施干预

在明确个人患慢性病的危险性及疾病危险因素分布的基础上，即可通过个人健康改善的行动计划及指南对不同危险因素实施个人化的健康指导。与一般健康教育和健康促进不同的是，健康管理过程中的健康干预是个性化的，即根据个体的健康危险因素，由全科医生、社区护士等进行个体指导，设定个体目标，并动态追踪效果。制定个性化健康管理计划时应遵循以下原则。

1. 健康为导向的原则　健康管理存在的时代基础是人们对健康的追求和渴望，人们迫切希望通过自己的努力来改变不良的生活方式，保持健康的体魄。因此，制定个性化的健康管理计划要充分调动服务对象的主观能动性，这对健康管理计划的顺利实施意义重大。

应该树立新的健康观，健康不仅是没有疾病和虚弱的现象，是包括生理、心理和社会适应上的良好状态，因此制定个性化的健康管理不仅是预防生理上疾病，还应该促进心理和社会生活的完好，努力实现健康的完美状态。

2. 个性化原则　每个服务对象的健康状况和疾病危险因素都是不一样的，即使所患疾病一样，也可能轻重不一或发病原因差异，且不同人的身体素质不同；另外不同人的生活方式、经济水平、可支配时间以及兴趣爱好等都可能是不一样的。因此制定健康管理计划应该针对个人健康的实际情况，不能千篇一律，要做到这一点，则需要收集详尽的个人健康信息、生活状态、职业以及偏好等健康相关资料。

3. 综合性原则　健康管理计划是一套围绕"健康"制定的个性化的健康促进方案，是全方位和多层次的。从健康定义看，包括生理、心理和社会适应能力三个层面的内容；从管理项目上看，包括综合体检方案、系统保健方案、健康教育处方、运动及饮食指导等内容，因此制定个性化的健康管理计划应从多个角度出发，运用综合性措施对健康进行全面管理。

4. 动态性原则　人的身体状态和健康状况是不断变化着的，生命的每个阶段所面对的健康危险因素也是不一样的，某些意外事件（如车祸、自然灾害等）也可能会突然降临，因此健康管理计划也应该是动态的，要坚持经常对服务对象进行随访，并根据服务对象健康危险因素和健康状态的变化进行相应的调整，只有这样才能对个人健康进行有效的管理。

5. 个人积极参与的原则　制定个性化健康管理计划改变了以往被动型的健康保健模式，增加了个人健康促进活动的主动性和参与性，这也是健康管理的根本特征。无论是健康信息的收集、个性化健康管理计划的制定还是计划的最终实施都需要服务对象的积极参与和配合，因此应充分调动服务对象的积极性，增加其参与程度。

个性化健康管理计划应包括综合体检方案、综合保健方案、健康教育处方、饮食及运动处方等。每个具体项目都应充分考虑健康管理计划编制原则，提出合理化建议并制定出切实可行的措施和操作方法。要对健康管理计划的实施情况及时进行随访，并定期对服务对象的健康状况和行为方式进行调查，依据调查结果和体检结果进行分析评价，并及时更新健康档案中的相应内容。根据服务对象的反馈情况和检查结果对健康管理计划进行适当调整。

第3节　社区健康管理

案例8-4

中山市东凤镇糖尿病、高血压管理

2004年，中山市东凤镇东凤社区卫生服务中心对已确诊的40例糖尿病、高血压慢性病患者，进行强化综合管理。具体包括：

（1）患者基本知识教育：对参加社区强化管理的高血压、糖尿病患者在开始的第1周以讲座的形式集中进行基本知识教育。在治疗过程中，在诊室和患者家庭，医生对患者进行面对面的教育。

（2）量化饮食治疗：采用生活方式疾病综合防治系统软件（专利号2001-3976），依据患者的身高、体重计算一天总热量的摄入，开出个性化的饮食处方。包括：每日餐数、每餐热量分配（碳水化合物60%，脂肪25%，蛋白质15%）、热能来源比、食物分类摄入量（主食、肉类、蛋类、蔬菜、水果等）等。

（3）量化运动治疗：依据患者的病情，采用生活方式疾病综合防治系统软件拟定患者的运动量，采用UX-01能量监测仪监测患者每天运动的消耗量，指导患者每天运动（包括：运动方式、运动次数、运动持续时间、运动强度等）消耗的热量达到规定的有效运动量。

（4）管理和督导：对参加强化管理和治疗的患者进行全面的管理和督导。依据病情需要，决定复诊间隔，每例患者至少每2周测1次血糖、血压。在治疗期间医生对患者进行一对一的督导，包括不良生活习惯，健康心理指

导等。依据病情的轻重对每1例患者拟定病情监测方案，根据监测结果随时调整治疗方案。观察连续综合管理3个月后病情控制情况。结果发现，强化管理后和管理前比较舒张压平均下降了7mmHg，空腹血糖平均下降了1.28mmol/L。

思考：社区卫生服务机构应如何开展健康管理？

糖尿病、高血压病等慢性病是与生活方式密切相关的疾病，预防和控制这些疾病必须建立在提高患者的认知水平、改善不良的生活习惯的基础之上。大量研究证实，饮食治疗、运动治疗、药物治疗、病情监测、防治知识教育及心理治疗，即"运动、饮食和平衡"新型促健康模式是防治糖尿病、高血压等慢性病的有效措施。而目前在综合性医院门诊就诊的大多数仍是沿袭患者去医院就诊，医生开药回家自己服药的传统治疗方式。该方式往往仅是以药物治疗为主，对糖尿病、高血压这些与饮食和运动密切相关的疾病，难以达到最佳治疗效果。社区卫生服务机构应充分利用全科医疗综合性、连续性的特点，积极开展慢性病管理。

社区健康管理是以全科医生为核心，包括社区护士、心理咨询师、健康管理师、营养师等，以社区居民为对象，对健康和疾病的危险因素进行检测、评估和干预的管理过程。社区健康管理可为居民建立个人健康档案和家庭健康档案，跟踪个人健康状况，将疾病扼杀在萌芽之中。全科医生可以充分利用社区内外各种资源，应用健康教育、膳食指导和运动锻炼等各种干预措施，为社区居民提供健康管理服务。

一、社区健康管理概述

社区健康管理是基于管理理论和新健康理念对社区健康人群、高危人群和疾病人群的健康危险因素进行全面监测、分析、评估、预测、预防、维护和发展个人和家庭技能的全过程。它具有扎根社区，提高社会公平性，发扬社区能动性，最大力度解决民生问题的全方位优势。

（一）管理对象

1. 常见病、慢性病患者 如高血压、糖尿病、脑卒中后遗症者等。

2. 亚健康状态人群 如工作压力大的白领阶层（中青年、体质弱者）。

3. 社区中的特殊群体 如老年人、妇女和儿童等。

4. 其他人群

（二）社区常见健康问题

社区疾病谱以常见病、多发病为主，尤其是慢性病如冠心病、脑卒中、糖尿病、肺癌、老年骨质疏松和老年痴呆等，此类疾病占整个医疗费用的大部分。人们需要更有效的干预手段，在这些病症发生的早期，在疾病尚未发展成不可逆转之前来延缓其进程。通过应用现代生物信息学、循证医学的理论以及专门的信息系统对大量个人生物医学指标以及临床指标进行分析，发现疾病存在的危险因素。

慢性病发生、发展过程缓慢，往往是在环境及遗传等因素的作用下，机体内生物指标逐步发生改变的结果。在早期阶段并没有明显的可诊断的症状出现。而全科医生可充分利用专业优势，评估危险因素的水平，并促使个人主动采取预防措施，因此，维护健康最重要的事情是预防疾病的发生，而不是治疗疾病。在这个过程中依据生物-心理-社会医学模式，采取健康管理措施维护健康，预防慢性病发生、发展。

（三）社区居民的健康管理方法

社区健康管理是一种对社区内所有个人或人群的健康危险因素进行全面管理的过程。其宗旨是调动个人及集体的积极性，有效地利用有限的资源来达到最大的健康效果。

1. 个人健康信息管理 应用软件及互联网收集和整理个人健康信息，建立居民家庭档案。一份完整的居民家庭档案应包括个人基本资料（性别、年龄、职业等），生活方式（吸烟、饮酒、饮食和运动等），体格检查资料和实验室检查资料。

2. 个人健康与慢性病危险性评价 当完成个人健康信息收集后，通过疾病危险性评价模型分析计算，得出按病种的疾病危险性评价报告。健康管理者及个人能够清楚地了解个人患慢性病的危险性。

3. 个人健康计划及改善的指导 一旦明确了个人患慢性病的危险性及疾病危险因素分布，全科医生即可通过个人健康改善的行动计划及指南对不同危险因素实施个体化的健康指导。以那些可以改变或可控制的指标为重点，提出健康改善目标，提供行动指南以及相关的健康改善模块。由于每个人具有不同危险因素组合，因此会针对个人自身危险因素筛选出个人健康管理处方，使每个人都能更有效地针对自己的危险因素采取相应的措施。

（四）社区健康管理的目的

社区健康管理的理念是"通过管理让健康升值"，是一种对社区全体居民的健康危险因素进行全面管理的过程。实施健康管理，变被动的疾病治疗为主动的管理健康，达到节约医疗费用支出、维护健康的目的。健康管理的最终目的是达到一、二、三级预防。一级预防是对健康人进行健康教育，使他们远离疾病，身体更健康；二级预防是早诊断、早发现、早治疗，让亚健康人群回复到健康状态；三级预防是减少患病群体的并发症。通过健康管理，使健康的需求者没有疾病、减少疾病和解除疾病的困扰，并使之身体不断强壮，而且其生理和心理状况与自然社会、人文社会完全适应的完善状态。

二、社区慢性病管理

慢性非传染性疾病（以下简称慢性病）是一组潜伏时间长，一旦发病，不能自愈的，且很难治愈的非传染性疾病。从广义上讲，慢性病指由于长期紧张疲劳，不良的生活习惯，有害的饮食习惯，环境污染物的暴露，忽视自我保健和心理平衡，逐渐积累而发生的疾病。慢性非传染性疾病具有以下特点：它是常见病，多发病；发病隐匿，潜伏期长；多种因素共同致病，一果多因，个人生活方式对发病有重要影响；一因多果，相互关联，一体多病；增长速度加快，发病呈年轻化趋势。目前，对健康有重要影响的慢性非传染性疾病主要有以下几种类型：

1. 心脑血管疾病 包括高血压、血脂紊乱、心脏病和脑血管病等。

2. 肿瘤疾病 包括肺癌、肝癌、胃癌、食管癌、结肠癌等。

3. 代谢性疾病 包括糖尿病、肥胖等。

4. 精神疾病 包括精神分裂症、神经症（焦虑、强迫、抑郁）、老年痴呆等。

5. 口腔疾病 包括龋齿、牙周炎等。

按照国际疾病系统分类法（ICD-10）标准将慢性非传染性疾病分为：

1. 精神和行为障碍 老年性痴呆、精神分裂症、神经衰弱、神经症(焦虑、强迫、抑郁)等。

2. 呼吸系统疾病 慢性支气管炎、肺气肿、慢性阻塞性肺部疾病等。

3. 循环系统疾病 高血压、动脉粥样硬化、冠心病、心肌梗死等。

4. 消化系统疾病 慢性胃炎、消化性溃疡、胰腺炎、胆石症等。

5. 内分泌、营养代谢疾病 血脂紊乱、痛风、糖尿病、肥胖、营养缺乏等。

6. 肌肉骨骼系统和结缔组织疾病 骨关节病、骨质疏松症等。

7. 恶性肿瘤 肺癌、肝癌、胃癌、食管癌、结肠癌等。

结合我国国情,以社区卫生服务为平台,开展慢性病管理应该是开展这方面工作很好的切入点。

(一)慢性病管理的特点

1. 多病因的特点决定了慢性病管理的复杂性
从病因学观点系统地论述影响疾病和健康的各种因素,可对预防提供指导。现代医学认为,影响慢性病的主要因素有环境因素、生活方式、生物遗传因素以及卫生服务等,这四个因素相互依存、相互影响。多病因学说强调了慢性病和各种危险因素之间存在着错综复杂的联系,对慢性病而言,在这些关系中找出与疾病发生和发展密切相关的危险因素,有利于预防和控制慢性病。

2. 不良生活方式致病的主导作用决定了慢性病管理的可能性 导致慢性病的病因虽然很多,但不良生活习惯是其中重要的危险因素之一,这一观点已被证明,而且它呈现一因多果,一果多因的特点,例如吸烟和不合理的膳食不仅会导致心脏病、脑卒中和高血压,而且还会增加肠癌、胃癌等疾病的发生机率。同时,虽然这些危险因素在人群中是已知的,但是,要改变个人的生活习惯却非常困难,不仅要依托有关法律法规,更要注重社区的健康教育和健康促进,通过综合干预,才能控制和减少这些由生活方式导致的病因。

3. 现代医学模式的发展决定了慢性病管理的社会性 预防慢性病四种因素的不良作用,并非能用单纯的生物医学方法解决,因为社会因素和心理因素对慢性病的发生和发展也有着非常重要的作用,而对慢性病的综合防治必将涉及这两个领域。当前对慢性病的研究取得了很大的进展,但这些慢性病的控制情况却非常滞后,这种现状要求我们对

生物-心理-社会现代医学模式应有更深层次的认识和应用,也决定了慢性病防治更是一项社会性工程,将防治重心下沉到社区家庭和社区单位,加大个人参与的积极性,全面提高社会每个人的自我保健能力,将是今后的工作重点。

(二)社区慢性病管理可行性

1. 政策支持 1997 年,颁布的《中共中央、国务院关于卫生改革与发展的决定》明确指出:要"改革城市卫生服务体系,积极发展社区卫生服务,逐步形成功能合理、方便群众的卫生服务网络",中央十四条指导意见中明确了"社区卫生服务组织主要从事预防、保健、健康教育、计划生育和常见病、多发病、诊断明确的慢性病的治疗和康复"。随着一系列的卫生改革政策的出台,社区卫生服务已经成为新一轮的卫生改革的起点,作为基层的卫生医疗机构,应该尽快建立以健康为中心,家庭为单位,社区为范围,需求为导向,融预防、医疗、保健、康复、健康教育、计划生育为一体,开展有效、经济、方便、综合、连接的基层卫生服务,保证至少 80% 的居民能在社区内解决常见的健康问题。2006 年,卫生部、国家中医药管理局颁布的《城市社区卫生服务机构管理办法(试行)》(卫妇社发〔2006〕239 号)明确指出:"开展高危人群和重点慢性病筛查,实施高危人群和重点慢性病病例管理。"所有这些政策环境的转变为慢性病防治介入到社区卫生服务领域提供了可能。

2. 慢性病防治的工作需要 随着疾病模式的改变,慢性病已经成为经济发达地区严重危害居民健康的重要公共卫生问题。如江苏省 60 岁以上的老人高血压患病率为 51.0%,冠心病为 7.65%,脑卒中为 3.05%,糖尿病为 2.73%。而苏州市的期望寿命为 77.28 岁,成了老龄化地区。而国内外经验证明,高科技并不能控制慢性病。因此如何尽快建设社区卫生服务阵地,建立和完善服务机制,控制和降低这些疾病的发生率,提高慢性病患者的生命质量,应是当前卫生领域的重要课题之一。

(三)慢性病管理和社区卫生服务的结合机制

1. 社区健康促进是预防和控制慢性病的有效措施 国内外经验证明,采取积极的措施预防慢性病,可延迟患病年龄,缩短患病时间,由此显著降低患病率。预防和控制慢性病最有效的措施是开展以社区为基础的健康促进,而健康促进最适宜的场所是在社区。WHO 有关健康促进的渥太华宪章指

出,健康促进是促使个人以及社区增加对健康影响因素的控制能力和改善其整体健康的过程。在美国,20世纪60年代就开始加强社区人群高血压防治,通过生活方式干预,到80年代,冠心病死亡率下降了40%,脑血管病死亡率下降了48%,通过研究调查,至少50%以上是行为改变的结果。我国首钢开展社区人群高血压防治,1974～1988年间,脑卒中发病率从155/10万下降到58/10万,死亡率也由84/10万下降到18/10万,取得了显著的效果。因此社区健康促进已被普遍认为是解决生活方式流行病的重要策略。

2. 社区卫生服务是实施慢性病防治策略的重要保证

(1)慢性病患者的系统管理是社区卫生服务的重要内容:慢性病通常病程长,多数难以治愈而终身带病或伴有严重的并发症,如果这些患者长期住院,其经济、时间等负担不仅使得一般的家庭难以承受,而且这些患者过度地占有卫生资源,不利于整个卫生市场的合理分配。因此,对于那些病情稳定的患者可以出院接受全科医生的医疗照顾。社区卫生服务通过家庭访视、家庭病床、健康教育等,对慢性病患者发病、恢复、残疾和临终的全过程进行悉心的照料和护理,是控制慢性病和提升他们生命质量的最好途径。例如,对于高血压病患者,在经过对患者的全面评估以后,根据不同的危险度,分层次地进行家庭随访,在监测血压的同时,还要监控其并存的危险因素,并进行个体化的健康指导,提高患者的自我管理能力,而这些工作,依靠社区卫生服务就可以很好地满足他们的需要。

(2)社区是开展慢性病危险因素干预最适宜的场所:早在1979年,美国卫生总署关于"健康促进与疾病预防"的报告提醒美国公众以及医务界,应更加关注日常生活中那些习以为常的行为和社区生活条件,它导致了50%以上的过早死亡。我国学者分析前10位死因,不良生活方式和行为致病因素为47%。因此,倡导文明科学的生活方式,干预人群行为危险因素就成为慢性病预防和控制的关键,而社区在这方面具有天然优势。社区医院或服务中心作为健康教育的重要场所,通过健康处方、宣传板报、设立热线咨询电话、开设健康课堂等多种形式普及健康知识。同时,由于全科医生与患者之间有着很好的医患关系,清楚了解辖区内患者以及家属的生活习惯,便于从躯体、精神、社会适应性等各方面进行观察、干预和诊治,连续性的服务能够使得健康管理师充分利用每一次接触机会进行健康教育和咨询,使得患者掌握慢性病的危害、影响因素以及预防的方法等,改善不良生活方式和行为,提高自我保健能力,降低慢性病的发病和死亡。

(3)在社区中开展慢性病防治具有一定的条件和优势:社区良好的三级卫生保健网络是开展慢性病防治的重要保证。随着疾病谱的改变,应该继续利用这个网络组织,积极探索各种卫生机构的功能,赋予卫生保健新的内涵。同时,由于慢性病的致病因素是多样而又复杂的,除遗传外,还涉及经济、社会、行为、心理、环境和卫生服务等多种因素,是一项涉及多学科、多部门的宏大系统工程,因此,要做好慢性病的防治工作,单靠卫生部门难以从根本上解决问题,必须要有全社会的参与。例如,开展戒烟活动,就会涉及烟草行业、农业、商业、税收、教育、卫生和宣传等多部门的参与,同时政府应该给予相应的政策支持和必要的经费保障。

第4节　健康管理中的临床预防服务

社区健康管理中的临床预防服务包括健康体检、筛检、周期性健康检查、健康教育与健康促进、合理膳食、适量运动、免疫预防、化学预防和药物治疗等。

一、健 康 体 检

随着社会经济的发展和人们生活水平的提高,越来越多的居民愿意花钱做健康检查,一般说来,接受健康检查的人,理论上应该是身体没什么严重不适,而是为了发现潜在病变,如高血脂或糖尿病,以期早期发现、早期治疗。健康体检(physical examination)是变被动看病为主动检查,变消极治病为积极防病的一种新的自我保健方式。有专家认为,看似健康的人也应该每年或至少两年进行一次体检,因为定期体检能够早期发现一些无痛或症状不明显的疾病。

需要特别强调的是,如果已经感觉身体某个部位不舒服,应该直接去看全科医生,而不仅仅做全身健康检查。

实施健康检查的目的可归结为下列三点:

(1)早期发现潜在致病因素,早期进行有效治疗。

(2)观察身体各项功能反应,适时予以改善。

(3)加强对自我身体功能的了解,改变不良的生活习惯及行为方式,避免危险因素对健康的损害,提高健康水平。

不同年龄阶段人群应采用不同的检查项目,如中老年人应定期检查的项目有:测量体重、测血压、查眼底、查乳腺(女性)、查血脂、血糖、尿常规、心电图、体腔 B 超、X 线检查、肿瘤相关普查等。

14 岁以下的儿童,因生长发育较快,需每年做一次体检,可发现生长发育是否正常,有无营养过剩或营养不良,有无先天性疾病等。

40 岁以上的亚健康人群,应每年体检一次,可及时发现冠心病、高血压、脂肪肝、肿瘤等疾病先兆,以便早预防和早治疗。

40 岁以上女性每半年建议做一次妇科检查,重点放在肿瘤检查方面,而子宫肌瘤、卵巢肿瘤早期几乎是没有症状的。另可增加女性激素水平检查,了解是否到达更年期、围绝经期、绝经期。

年轻人可根据需要选择适合自己的体检:如职业病体检,服务行业体检,婚前、产前、入学、就业、出国等体检,关注自己的健康。

常见健康检查项目:一般检查(身高、体重、血压、脉搏);血液常规检查;肝功能检查;肾功能检查;血脂肪检查;血糖测定;尿液及粪便常规检查;胸部 X 线及心电图检查;各临床科室会诊。根据所处的生活环境及健康状况等,增加必要的检查项目。假如长期处在充满灰尘的地方,可做肺功能检查。如果靠近机场或充满噪音的地方居住,要注意听力检查。根据自己的生活习惯及健康需求等,考虑所需项目。已经有性生活的女性,要增加子宫颈涂片检查。有抽烟习惯的人,则应注意肺部 X 线透视或拍片检查等。

注意自己的病史或现况,列出追踪项目。有乙型或丙型肝炎患者、脂肪肝、贫血或胆结石的人,应主动告知医护人员,增加相关项目,追踪复检。

根据自己的家族病史,若具有高度遗传倾向的,应安排相关的检查。母亲或姐妹有乳腺癌的女性,罹患乳腺病的几率是一般女性的两倍,因此,这类高危人群应及早做乳房检查。其他如高血压、糖尿病、地中海型贫血或肠癌也都有家族遗传倾向,应安排相关的检查,见表 8-2。

表 8-2　某社区卫生服务中心体检项目表

体检项目	项目分类	详细检验类别	临床意义
血液检查	血液常规检查	1 白细胞计数	可了解病毒感染、白血病、急性感染、组织坏死、败血症、营养不良、贫血等
		2 红细胞计数	
		3 血红蛋白测定	
		4 红细胞压积	
		5 平均红细胞体积	
		6 平均红细胞血红蛋白	
		7 平均红细胞血红蛋白浓度	
		8 红细胞体积分布宽度	
		9 血小板计数	
		10 白细胞五项分类	
	糖尿病筛查	11 空腹血糖	可了解血液中葡萄糖的含量,筛查糖尿病等
	肝功能检查	12 总胆红素	可了解肝功能是否受损,是否有闭塞性黄疸、急(慢)性肝炎、肝癌等肝脏疾病的初期症状
		13 总蛋白	
		14 白蛋白	
		15 球蛋白	
		16 谷丙转氨酶	
	肾功能检查	17 尿素氮	可了解肾脏是否受损,是否有急慢性肾炎、尿毒症等疾病
		18 肌酐	
		19 尿酸	
	血脂肪检查	20 甘油三酯	可了解血液中血脂的含量,高血脂会导致动脉硬化、血压升高,并且会增加心脏的负荷、导致心脏疾病
		21 总胆固醇	
		22 高密度脂蛋白-胆固醇	俗称"好的"胆固醇,对血管有保护作用
		23 低密度脂蛋白-胆固醇	俗称"坏的"胆固醇,愈高愈不好

体检项目	项目分类	详细检验类别	临床意义
血液检查	乙肝五项＋丙肝＋甲肝	24 乙型肝炎表面抗原	可了解是否感染乙肝病毒,是否产生对抗肝炎病毒的抗体,是否应该注射疫苗,以及注射疫苗后的效果
		25 乙型肝炎表面抗体	
		26 乙型肝炎核心抗体	
		27 乙型肝炎 e 抗原	
		28 乙型肝炎 e 抗体	
		29 丙型肝炎抗体	是否感染丙型肝炎
		30 甲型肝炎抗体	是否感染甲型肝炎
血型	血型检查	31 ABO 血型	了解血型
尿检查	尿液常规	32 外观	可了解泌尿系统是否有感染,是否有肾脏疾病、糖尿病
		33 尿蛋白定性	
		34 尿糖定性	
		35 尿胆红素	
		36 尿胆素原/尿胆原	
		37 尿潜血	
		38 尿酮体	
		39 亚硝酸盐	
		40 尿白细胞	
		41 尿比重	
		42 尿酸碱值	
便检查	直肠癌筛查	43 粪便潜血反应	诊断消化器官溃疡、癌肿、寄生虫感染参考
超声波	腹部 超声波 检查	44 肝	检查各器官有无发炎、结石、肿瘤病变
		45 胆	
		46 胰	
		47 脾	
		48 双肾	
		49 子宫双附件或前列腺	
		50 身高、体重	
		51 体重指数	
		52 头颅	
		53 头发	
一般检查	一般检查	54 皮肤	了解身体基本功能及正常性,肥胖诊断指标
		55 营养	
		56 血压、脉搏呼吸	
		57 胸廓	
		58 下肢水肿	
耳鼻喉	耳鼻喉科检查	59 听力	耳、鼻、喉、扁桃腺、咽检查及听力状态
		60 嗅觉	
		61 耳	
		62 扁桃体	
		63 鼻、鼻窦	
		64 咽	
		65 喉	

体检项目	项目分类	详细检验类别	临床意义
外科	外科检查	66 肛诊	查直肠癌、痔等直肛疾患以及有否前列腺增生等
		67 淋巴结	
		68 甲状腺	了解形状及功能是否正常
		69 乳房触诊	了解其是否有肿块
		70 阴囊触诊	
眼科	视力色盲检查	71 视力	检查视力有无色盲、筛查青光眼、眼底改变及眼部其他疾患
		72 沙眼	
		73 辨色力	
		74 眼压	
		75 眼底	
妇科	妇科检查	76 宫颈涂片	检查子宫卵巢等生殖器官是否有病变
		77 内诊（妇科内科）	
心电图	心电图检查	78 心电图	可了解心律不齐、冠心病等心脏早期疾病
X 光检查	胸部 X 光检查	79 胸透	诊断有无心脏扩大、肺脏及胸部肿瘤等之异常

二、筛 检

筛检（screening）是指应用简便快速的测试、体格或实验室检查等方法，从外表健康的人群中早期发现未被识别的可疑患者或健康缺陷者及高危个体的一项预防措施。1957 年 WHO 对筛检的定义是：通过快速的检验、检查或其他措施，将可能有病但表面上健康的人同可能无病的人区别开来。筛检的目的是将具有健康危险因素（health risk factor）和健康问题尚处于早期或亚临床阶段（sub-clinical stage）的患者、缺陷者或高危个体从人群中挑选出来，以便进一步早期预防、诊断和及时治疗。

筛检最初起源于 19 世纪，用来预防结核病。20 世纪早期，保险公司用它筛查参加保险的人。近年筛检在疾病控制工作中的应用不断扩大，不仅用于发现人群中多种慢性病早期患者，还用来识别可能发生这些疾病的高危个体。

筛检主要有三个目的：①发现某病的可疑患者，以便进一步进行确诊，达到早期治疗的目的。以此延缓疾病的发展，改善预后，降低死亡率。②确定高危人群，并从病因学的角度采取措施，延缓疾病的发生，实现一级预防。③了解疾病的自然史，开展疾病流行病学监测，见表 8-3。

表 8-3　美国 2005 年临床预防服务指南推荐筛检内容

疾病	成人		特殊人群	
	男	女	孕妇	儿童
无症状菌尿症			所有孕妇	
乳腺癌		40 岁以上女性每 1～2 年进行临床乳腺检查（CBE）和乳腺摄片		
宫颈癌		21 岁及以下有母性行为的女性至 70 岁进行子宫颈刮片细胞学检查		
滴虫		25 岁及以下妇女及危险性增加的妇女	25 岁及以下妇女及危险性增加的孕妇	
直肠结肠癌		50 岁以上		
抑郁症	在能够提供诊断、治疗、随访的医疗机构筛检			
2 型糖尿病	在高血压、高血脂人群中筛查			

疾病	成人		特殊人群	
	男	女	孕妇	儿童
乙肝病毒			孕妇第一次检查	
高血压	所有 20 岁以上人群			
血脂异常	35 岁以上或有其他危险因素	45 岁以上或有其他危险因素		
肥胖	筛检并提供咨询和行为干预			
绝经妇女骨质疏松症		65 岁以上或 60 岁以上并有其他危险因素		
RH(D)血型			所有孕妇	
梅毒	危险性增加者(如有其他性传播疾病)		所有孕妇	
视力				5 岁以下

案例 8-5

糖尿病调查筛检

全国糖尿病研究协作组调查研究组曾于 1980 年在全国有代表性的 14 个省市 30 万人口中开展糖尿病调查。调查方法如下：

1. 调查对象　按当时人口构成比例自人群中抽取样本。

2. 筛检方法

(1) 初筛：40 岁以下者先查尿糖,如阳性,再查餐后 2 小时血糖;40 岁以上者同时查尿糖和早(午)餐后 2 小时血糖。凡餐后 2 小时血糖在 140mg/dl 以上者认为是疑似糖尿病者,需作复查。

(2) 复查：做口服葡萄糖耐量试验(oral glucose tolerance text,OGTT)。疑似糖尿病者,按试验操作细则口服葡萄糖 100g,测服前及服后 30 分钟、60 分钟、120 分钟和 180 分钟时血糖水平。

此外规定了不同时间 OGTT 曲线的正常上限值。如疑似糖尿病者的 OGTT 曲线有三点超出正常上限,可确诊其患糖尿病,而有两点超出者则为糖耐量异常。

由上例可看出查尿糖和餐后 2 小时血糖属于筛检试验,而口服葡萄糖耐量试验乃是诊断试验。此例说明了筛检的定义,筛检试验与诊断试验的区别以及两者的联系。

三、周期性健康检查

周期性健康检查(periodic health examination)是运用格式化的健康检查表格,由全科医生针对服务对象的不同年龄、性别、存在的主要卫生问题或健康危险因素等进行的终生健康检查。它着眼于第一、第二级预防,以无症状的个体为主要对象,以便早期发现临床前期疾患及危险因素,达到进一步防治的主要目标。它比筛检更具有科学性、系统性和针对性。周期性健康检查在世界各国已得到广泛采用,许多疾病已在无症状期或个人毫无觉察的情况下被诊断发现,产生了很好的经济效益和社会效益。

周期性健康检查不同于以往各国使用的年度体检(annual physical examination)或因某种需要而进行的体检。周期性健康检查项目确定的依据是"临床预防服务指南",它更具有针对性和科学性。1989 年,美国预防服务专家组(US Preventive Service Task Force,USPSTF)出版了第 1 版《临床预防服务指南》,提供了包括周期性健康检查和其他预防措施的临床预防服务方案,1996 年又出版了第 2 版。我国至今尚无适合我国国情的"临床预防服务指南"。虽然该指南中的某些内容并不完全适合我国的国情,但在全面性、权威性和特异性方面值得我国医务工作者在为个人设计周期性健康检查计划时参考。

"临床预防服务指南"是事先设计好的格式化表格、其所列检查项目充分考虑了不同性别、不同年龄对卫生保健的不同需求(即检查项目和间隔时间因性别和年龄而异),注重以证据为依据来筛选和确定检查项目,同时考虑了成本-效益;其目的为确定疾病的危险因素,或早期(即在症状前期)发现疾病,为就医者制定终身的预防保健计划。

周期性健康检查的计划表在国外有多种,最

早由美国医学会（AMA，American Medical Association）于1922年提出，由于周期性健康检查项目设计合理，针对性、选择性强，使医疗保健服务的质量和效率得到提高，卫生资源得以更充分地利用，符合成本-效益原则；有了"临床预防服务指南"全科医师可按相对固定的保健计划为个人和家庭提供医疗卫生保健照顾。因此，周期性健康检查是一项十分重要的临床预防服务措施，在美国、加拿大等国家已逐渐或基本取代了年度体检。

周期性健康检查是按年龄和性别等因素进行的以预防为导向的服务措施，对于老年人、儿童和妇女围产期保健都有相应的特殊检查内容。加拿大等国实施的周期性健康检查内容从产前检查、新生儿出生第1周开始，直到75岁以上的人群，共分为16个年龄组（包括：产前检查、出生后第1周新生儿检查、出生后2～4周新生儿检查、出生后2个月婴儿检查、出生后4个月婴儿检查、出生后6个月婴儿检查、出生后9个月婴儿检查、出生后12～15个月儿童检查、出生后17个月儿童检查、2～3岁儿童检查、3～5岁儿童检查、10～11岁儿童检查、12～15岁儿童检查、16～44岁人群检查、45～64岁人群检查、65～75岁人群检查和75岁以上人群检查），对每个年龄组人群提供了建议采取的疾病筛检项目、预防措施、采用的方法和最佳时间间隔以及有关建议等。

目前，我国大多数地区仍主要采用年度体检的方法来评价个人和人群的健康状况。周期性健康检查方案和采用的检查技术应围绕"健康鉴别"和"疾病鉴别"两方面科学选用。

1. 根据我国工作现状和条件建议先开展的检查内容

（1）0～6岁：进行先天性疾病、口腔卫生、视（听）力检查、用学龄前儿童询问表测试智力、身长、体重和头围、测定血红蛋白浓度、遗传性疾病、血液系统疾病等检查。

（2）5～15岁：进行口腔卫生，视（听）力检查，测量身长、体重、胸围、头围、臀围，测定血红蛋白浓度、寄生虫检查等。

（3）10～14岁：进行第一次心电图描记、血压测量、空腹血脂和血糖测定。同时进行体重、身高、腰围、臀围等测量。

（4）妊娠期：进行一次空腹血糖测定，根据结果进行健康评价。

（5）20～34岁：5年中进行一次心电图描记、血压测量、空腹血脂和血糖测定、体重、身高、腰围、臀围测量，脱落细胞检查。

（6）30～34岁：女性5年中进行一次X线乳腺检查，有乳腺癌家族史者以后每3年进行一次复查。其他对象每5年复查一次。

（7）35～44岁：10年中进行一次X线胸部摄片；每5年做一次心电图描记，体重、身高、腰围、臀围测量、血压测量、空腹血脂和血糖测定、脱落细胞检查。高血压、糖尿病、肥胖患者、吸烟者、慢性支气管炎患者、有慢性病家族史者和检查结果异常者，根据检查结果进行健康评价，并决定复检时间。

（8）40～49岁：每5年男女均作一次粪便潜血试验，男性对象进行一次前列腺B超检查。女性进行一次妇科病理检查。同时进行骨关节疾病和心理精神疾病的检查。对有恶性肿瘤家族史者和检查结果异常者根据结果进行健康评价。

（9）50～65岁：重点做好第（7）、（8）条中列举对象的5年规范复检工作。检查的重点是恶性肿瘤、内分泌与代谢病和心脑血管疾病。尤其应重视健康危险因素评价和制定健康维护计划并督促实施。

（10）60～80岁：除重点做好第（7）、（8）条中列举对象的5年规范复检工作和（9）中规定的三大类疾病外需要注意慢性病毒感染、复合慢性感染性疾病、免疫系统退行性疾病检查，加强骨关节疾病、运动平衡能力和心理精神疾病的检查。重视危险因素评价和制定健康维护计划并督促实施。

2. 扩大体检覆盖范围 在开展周期性健康检查的地区，除法定体检和为了特定目的体检措施给予保留外，人群普查、职工福利性或常规性体检以及广义的疾病筛查均可被逐步取代。

3. 扩大体检内容和病种 用于"健康评价"和"疾病治疗"的病种，应经过科学论证方能立项。选用的技术手段应是针对性好、特异性强、价格低廉和鉴别力强的方法。

四、健康教育与健康促进

健康教育（health education）是针对社区存在的主要健康问题及影响健康的主要危险因素，对不同对象和群体开展的有组织、有计划、有评价、多种形式的教育活动，帮助居民自觉建立有益于健康的行为和生活方式,消除或减轻影响健康的危险因素,预防疾病,促进健康,提高生活质量。它涉及身心健康、三级预防、医疗、康复等多方面知识内容,并贯穿于社区卫生服务各项工作中。

案例 8-6
社区健康教育

20世纪80年代,某市35岁以上人群高血压标化患病率高达15.52%,在死因谱中,心脑血管病占55.89%,恶性肿瘤占16.19%,心脏病、脑血管病和恶性肿瘤死亡率在死因谱中跃居前3位。急剧增长的医疗费给社会和家庭带来沉重的经济负担和巨大的压力。鉴于这种状况,该市从1984年起,在全市范围选择12个社区作为预防示范基地,在基线调查和危险因素调研的基础上,对40万人口开展了一项综合干预的措施以防治四病(高血压病、冠心病、脑卒中、恶性肿瘤)。干预结果显示:实施该项措施的社区居民,卫生知识知晓率和健康行为形成率明显高于其他社区,脑卒中、冠心病死亡率分别由1985年的172/10万和84/10万,下降到1993年的100/10万和68/10万。

思考:如何实施社区健康教育?

健康教育是通过有计划、有组织、有评价的、系统的教育活动,促使人们自愿地改变不良的行为生活方式和影响健康的相关因素,消除或减轻影响健康的危险因素,预防疾病,促进健康和提高生活质量。健康教育的核心问题是促使个体或群体改变不健康的行为和生活方式,尤其是组织的行为改变。诚然,改变行为与生活方式是艰巨的、复杂的过程。许多不良行为并非属于个人责任,也不是有了个人的愿望就可以改变的,因为许多不良行为或生活方式受社会习俗、文化背景、经济条件、卫生服务等影响。更广泛的行为涉及生活条件,生活条件(condition of life)是指人们日常生活、休闲和工作的环境,这些生活条件是社会、经济和物质环境的产物,如居住条件、饮食习惯、工作条件、市场供应、社会规范、环境状况等。因此,要改变行为还必须增进健康行为的相关因素,如获得充足的资源、有效的社区开发和社会的支持以及自我帮助的技能等。此外还要采取各种方法帮助群众了解他们自己的健康状况并做出自己的选择,以改善他们的健康,而不是强迫他们改变某种行为。所以健康教育

必须是有计划、有组织、有系统的教育过程,才能达到预期的目的。健康教育是连续不断的学习过程,一方面是通过人们自我学习或相互学习取得经验和技能,另一方面是通过有计划、多部门、多学科的社会实践获取经验。健康教育活动已经超出了保健的范畴,更确切地说,应该包括整个卫生体系和卫生服务的开展以及非卫生部门(如农业、教育、大众媒介、交通和住房等许多涉及卫生问题的部门)。因此健康教育不仅是教育活动也是社会活动。

健康促进(health promotion)的概念要比健康教育更为广义。健康促进的定义较多,但目前国际上比较公认的有两个。其一是1986年在加拿大渥太华召开的第一届国际健康促进大会发表的《渥太华宪章》中指出的:"健康促进是促使人们提高、维护和改善他们自身健康的过程。"这一定义表达了健康促进的目的和哲理,也强调了范围和方法。另一定义是劳伦斯·格林(Lawrence W. Green)教授等提出的:"健康促进是指一切能促使行为和生活条件向有益于健康改变的教育与生态学支持的综合体。"其中所提的教育是指健康教育,生态学是指健康与环境的整合,其主要特征是人类物质自然环境和与其健康息息相关的社会环境。健康与环境的整合需要通过跨部门的合作来完成。在健康促进规划中特别强调创造支持性环境。在这一定义中,健康教育在健康促进中起主导作用,这不仅是因为健康教育在促进行为改变中起重要作用,而且它对激发领导者拓展健康教育的政治意愿、促进群众的积极参与以及寻求社会的全面支持、促成健康促进氛围的形成都起到极其重要的作用,没有健康教育也就没有健康促进。政府的承诺、政策、法规、组织和环境的支持以及群众的参与是对健康教育强有力的支持。如果没有后者,健康教育尽管能在帮助个体和群体改变行为上做出努力,但显得软弱无力。

五、适量运动

运动(sports)是各种身体活动中的一种,指有计划、有组织、重复性的身体活动。适量运动对慢性病尤其是心脑血管疾病具有有益的作用。大量实验证明,经常锻炼可使心血管得到很好的锻炼,表现为心腔容量增大、心跳徐缓、血管弹性增强。安静时健康成人的每搏输出量为70ml,而从事运

动的人每搏输出量达到 90ml 以上,每分心输出量 5ml 血液才能满足全身的新陈代谢需要,一般健康人心率为 75 次/分,而经常从事运动的人只需 50 次/分就够了,优秀运动员甚至不到 40 次/分。这样就大大减少了心脏的工作时间,从而保证了心脏有充裕的休息时间。

1. 运动训练前进行常规体格检查 主要检查内容包括现病史、既往病史、运动史、血压、脉搏,必要时做心电图、胸透和化验检查等。

2. 常用监测指标 包括心率、最大心率和目标心率等。最大心率可由运动试验测定,也可按年龄估算,一般采用计算方法:最大心率 = 220 - 年龄。目标心率指适量运动时的心率,它可作为训练时运动强度的指标。运动的目标心率依据年龄、健康状态、体能水平和是否为初次参加设定,并根据运动后的反应调整。一般中等强度运动的目标心率为最大心率的 60%～80%。体弱的中年人或老年人,运动的目标心率在开始运动训练时不宜过高,常采用最大心率乘以低的百分值。

(1) 自我监测运动中达到的心率,可采用运动后即刻数 10 秒钟脉搏数再乘以 6 获得。

(2) 对有心血管疾病的中老年人,按年龄预计的最大心率来计算运动的目标心率有一定的危险性,为保证运动训练的安全,应进行运动试验测定最大心率,然后确定运动的目标心率。并由健康管理师指导进行运动训练。

(3) 应用心率控制运动量时,应注意用药情况,特别是对心率有影响的药物,如阿替洛尔、贝塔乐克等。此时运动中的心率不能完全反应运动强度,应结合其他指标综合控制运动量。

3. 运动时间和频度 除准备活动和整理运动外,一般的健身运动每次至少为 10 分钟,一天累计应达到 30 分钟以上。对于健康情况较差的人,每天运动 3～5 分钟也是有益处的。健身运动提倡持之以恒,最好每天都有一定内容的体力活动。

4. 运动内容的选择 根据对象特点选择运动内容。常见运动内容有:①有氧耐力运动:如步行、慢跑、游泳、自行车、舞蹈、游戏等。②肌力训练:如杠铃、哑铃、专用器械的重复操作,也可以徒手进行。③柔韧性练习:伸展、屈曲、扭转肢体和躯干。④日常生活中的身体活动:内容包括工作、外出路途往来、家务和闲暇时间的身体活动。

5. 运动计划 运动处方应落实在运动计划

上,要以被指导者能够理解和接受的形式,与其共同制定并在执行中给以督促和指导。工作中可以和被指导者一起做好以下几个方面。

案例 8-7
高血压的运动疗法

1. 目的 运动与药物结合,降低和稳定血压,改善心肺功能,调节中枢神经和自主神经功能,减少发生心脑血管意外的危险性。

2. 适应证和禁忌证

(1) 适应证:轻度和中度高血压病患者(包括伴有可诱发心血管病的并发症,如糖尿病、肥胖、高脂血症等)。

(2) 禁忌证:未得到控制的重度高血压病、高血压危象或急进性高血压病。高血压病合并不稳定心绞痛、心力衰竭、高血压脑病、严重心律失常和视网膜病变等。

3. 高血压病患者参加运动疗法前的评估 血压水平评估心血管病的危险因素,有无重要器官损害,是否有并存的疾病,以及患者本人的医疗等情况。按患者情况分为高危、中危和低危三组。高、中危的高血压病患者应在康复医师监测下进行运动治疗。低危高血压病患者:年龄(男性<55 岁,女性<65 岁)无其他危险因素,可以按下述的运动疗法原则进行。

4. 内容

(1) 选择降低周围血管阻力的运动方式,如动态有氧运动。如:步行、慢跑、踏车、平板运动和游泳等运动项目。

(2) 放松运动和呼吸运动,如放松体操和太极拳、气功等。气功对降压有一定效果,可采用放松功,身体自然放松、呼吸均匀、思想集中,通过调心、调身和调气达到机体平衡的作用。

(3) 老年高血压病患者心血管反射功能差和对降压药较敏感,极易发生体位性低血压,即过快由卧位到坐位或站位转换时,易出现头晕甚至晕倒。因此,老年人运动训练时避免选择体位变动较大的运动项目。

(4) 高血压病患者不宜做无氧运动或无处方的等长运动。无氧运动如举重、拔河、快速短跑等可引起高血压病患者的收缩压和舒张压上升。

5. 强度

(1) 低强度有氧运动的目标心率为 60%～70% 最大心率。例如：男 55 岁中度高血压病患者,安静心率 68 次/分,血压 150/90mmHg。其最大心率的预计值为 167 次/分,乘以 60% 为 100 次/分是其最低的运动强度,167 次/分乘以 70% 等于 117 次/分为其中等的运动强度。

(2) 运动强度也可用自觉运动强度 (RPE)分级表,来衡量和掌握个人的运动强度,一般以 RPE 中 9～13 级为宜,即感觉很轻、有点累或稍累。这相当于运动时心率为最大心率的 50%～60%。

6. 频度和时间

(1) 若运动强度为 60%～70% 最大心率时,每次运动 20～30 分钟或间歇进行,每周 3～5 次。运动强度＜60% 最大心率时,每天运动时间可延长并可分几次完成,每周 5 次。

(2) 健康状态较好的轻型高血压病患者,肌力运动和有氧运动结合可取得较好的运动效果,即可使肌力增加和心肺功能改善。

(3) 运动训练的时间越长,产生的降压效果越佳,收缩压和舒张压降低的幅度大。高血压病患者坚持运动训练是取得和维持降压效果的关键。

7. 注意事项

(1) 运动监测:开始参加运动或增加运动强度时,应在运动前、后即刻测量血压。合并冠心病者,按冠心病运动方案进行血压和心电监测。

(2) 运动强度评定:轻度高血压又无重要器官损害者,在参加低强度运动前,可不做运动试验来评定运动强度。年龄大于 40 岁并伴有冠心病的中度高血压病患者,在参加运动训练前应进行运动试验,以确定安全有效的运动强度。

(3) 应了解抗高血压药对运动产生的影响,大剂量利尿药的应用,容易引起低血钾,而促发运动中发生危险性心律失常。应用血管扩张剂的高血压病患者,在运动后应做好充分的整理运动,可预防发生低血压。服用 β 受体阻滞剂降压药,如美托洛尔,运动时的心率要比未服时低,因此用心率计算运动强度时应减去 5～10 次/分。

(4) 高血压病患者参加运动时,可根据血压调整药物,但不要随意停用降压药。运动训练产生的降压效果一般在训练后 2 周,继续坚持运动可维持降压效果,但停止运动训练后血压又会回升。为取得运动的降压和防治心血管病复发,应坚持运动并持之以恒。

六、化学预防

化学预防(chemoprevention)是指使用药物、营养素、生物制剂或其他天然物质作为一级预防措施,提高人群抵抗疾病的能力,防止相应疾病发生。疾病已经发生后用药物治疗或预防并发症属三级预防,三级预防的药物不属于化学预防探讨的范畴。化学预防是对健康人群和无症状患者进行病因预防,属一级预防范畴,是临床预防的一个重要组成部分。

常用的制剂类型包括:①药物类:有降血压类、降血脂类、降糖类、抗生素类、降低血液黏稠类、催眠镇静类、抗焦虑抗抑郁类、激素类、抗龋齿类以及其他预防性保健专用品。②营养素类:有维生素类、矿物质类、天然营养素类、人工合成活性营养素类、功能性专用类。③生物制剂类:有疫苗类、免疫调节剂类(免疫抑制剂、免疫增强剂)、免疫佐剂类、特异性或非特异性免疫血清(含免疫球蛋白,免疫信息物质的纯制品)。

下面对健康管理中常见制剂作简单介绍。

1. 维生素 维生素可以预防和治疗多种疾病。维生素 A 可以预防夜盲症;维生素 B_1 可以减少脚气病的发生;维生素 B_2 可减少阴囊皮炎和脂溢性皮炎的发生;维生素 C 可以预防坏血病;维生素 D 可以促进钙的吸收从而控制佝偻病;维生素 E 可以提高人体免疫力;维生素 K 可以防治出血性疾病。通常,平衡膳食能达到合理营养的作用,有可能均衡摄入人体必需的维生素,如果饮食结构失衡,缺少某种维生素,则及时补充维生素类药品就成为预防上述疾病的弥补措施。随着对疾病病因的深入研究,发现有些维生素有抵抗某些疾病的作用,如抗氧化维生素 C、E、A、β-胡萝卜素及 B_2 对若干恶性肿瘤的发生发展有抑制作用或是提高肿瘤患者的放疗或化疗承受力,能达到一定疗效。同样上述维生素及维生素 B_6 叶酸和 B_{12} 适量摄入对于防治心血管疾病也有明显效果,维生素 A、C、D 等可改善骨质疏松,维生素 B_1 与神经系统发育及功能有关,已有研究证明维生素 B_1 是脑发育的必需营养素,摄入不足时会发生脑功能障碍。

2. 无机盐 无机盐和维生素同样是参与体内生化代谢过程中各种酶、辅酶或激素的重要成分,但无机盐不同于维生素,不能过高或过低,各种无机盐间有相互调节、相互制约的作用,因此,无机盐的补充或添加要慎重。在碘缺乏地区的食盐中加碘可以减少甲状腺肿大;在克山病流行区推广服用含硒药片是预防克山病的有效措施;硒具有抗氧化、抗衰老作用,也有一定的抗肿瘤作用,但与其剂量密切相关;牙膏加氟是预防龋齿的简便可行的方法,市场上销售含氟牙膏以降低龋齿的发生率已经取得了满意效果;钙是骨骼的重要成分,给婴幼儿补钙可预防发生佝偻病,对孕妇可防止发生骨软化,更年期妇女和老年人补充钙、磷、氟、锌、锰等无机盐是预防骨质疏松症和骨折的有效方法之一;高危人群及时补充铁剂可以控制缺铁性贫血的发生;补充锌剂可以促进儿童智力发育。与心血管疾病有密切关系的无机盐有钙、镁、铬、锌、锰、钾等,上述元素含量不能过低,而钠的摄入不能过多。当钠摄入过高时会促进钙的排出,钾摄入增加会缓解高钠引起不良作用,污染物镉可引起高血压,镉摄入增加可促使锌摄入下降。与恶性肿瘤发生关系密切的元素除硒外,还有钙、铁、锌、铜、锰、钼等元素。糖尿病患者体内铬水平降低,补充铬后不但能缓解糖尿病的症状,还可降低血脂水平。

3. 药物 阿司匹林预防冠心病是化学预防的一个古老话题。研究表明,阿司匹林抑制血小板形成动脉粥样斑块,降低缺血性中风和心肌梗死。适用对象为 40 岁以上男性、绝经期女性、不足上述年龄但有冠心病危险因素的人群(高血压、吸烟、糖尿病、冠状动脉疾病早期发病的家族史等)。但是阿司匹林也有一定的副作用,如胃肠道副作用(腹痛、烧灼感、恶心、便秘、消化道出血等)、血小板抑制等。多吃偏碱性食物、多饮水、选用肠溶衣片剂饭后服及加服西咪替丁等。H_2 阻滞剂能缓解阿司匹林引起的胃肠不适。是否接受阿司匹林化学预防应遵守患者参与和共同决策的原则。应让患者明白如果他们是冠心病、血栓栓塞的高危人群,阿司匹林对健康的益处可能超过其导致出血的危险(表 8-4)。

表 8-4 在 1000 名个体中使用阿司匹林的收益与风险

5 年内冠心病发病率(%)	可以预防的冠心病事件	可能导致的出血性中风事件	可能导致的大的消化道出血事件
1	1～4	0～2	2～4
3	4～12	0～2	2～4
5	6～20	0～2	2～4

注:摘自:美国 2005 年临床预防服务指南建议

4. 激素 雌激素替代疗法是预防骨质疏松症的有效方法,已经在绝经后妇女中广泛使用。绝经后妇女是骨质疏松症的高危人群,由于雌性激素水平下降导致骨矿物质排出量增加,维生素 D 吸收利用水平下降影响钙的吸收,促进骨质疏松症的发生。可以考虑在下列妇女中预防骨质疏松症:发生骨质疏松的危险性逐渐增加,低矿物质骨症,身材细长,绝经期提前,无已知禁忌证(如诊断不明的阴道出血、活动性肝病、血管栓塞、肿瘤史)。服用尼尔雌醇片等激素类药物可明显提高骨密度,预防骨质疏松,降低骨折发生率。

5. 动植物提取物 从深海鱼油中提炼的 n-3 脂肪酸产品种类很多,其中以 EPA 为主要成分,具有明显的降血脂作用,当 DHA 含量大大超过 EPA 时则具有补脑健脑促进智力发育和提高视力作用;从银杏叶提取的黄酮类药品,既具有治疗冠心病作用,也具有一定的预防效果;从乌龙茶中提取的黄烷醇类具有降血脂、降血黏度、降血小板聚集作用,从而预防和治疗冠心病和脑血管疾病。从大豆中提炼的异黄酮类物质有激素样作用,对缓解骨质疏松及更年期综合征有明显效果;从绿茶中提取的茶多酚,有抗氧化能力,可清除体内自由基,分解诱癌物质,推迟或阻止肿瘤的发生,还能降低对放化疗引起的不良反应;大蒜、洋葱等某些植物(蔬菜、水果)中提取的一萜烯类具有抗癌抑癌作用。

6. 氨基酸类保健品 用人体必需氨基酸作为原料(如色氨酸、赖氨酸、缬氨酸及甲硫氨酸等),补充若干矿物质(如钙、锌、铜、镁、铁等)组成的保健品,具有增强免疫功能、促进生长发育和加强记忆力的作用,它们的作用已经超越了疾病预防的范围,给儿童、老人、体弱人群和特殊对象如运动员等补充这一类保健品尤为必要。

附 常见健康管理软件

一、概 述

健康管理是指一种对个人或人群的健康危险因素进行

全面管理的过程。其宗旨是调动个人及集体的积极性,有效地利用有限的资源来达到最大的健康效果。作为一种服务,健康危险因素分析软件的模式一般包括三个部分:

(一)个人健康信息管理

以软件及互联网的形式收集和管理将用于健康及疾病危险性评价、跟踪、健康行为指导的个人健康信息。

(1)安全的网络化信息管理。
(2)标准的信息管理格式。
(3)友好、互动的客户端管理界面。
(4)永久的个人电子病历及健康管理账户。

(二)个人健康与慢性病危险性评价

当完成个人健康信息收集后,通过疾病危险性评价模型分析计算,得出按病种的疾病危险性评价报告。健康管理者及个人能够清楚地了解个人患慢性病的危险性。

(三)个人健康计划及改善的指导

一旦明确了个人患慢性病的危险性及疾病危险因素分布,健康管理服务即可通过个人健康改善的行动计划及指南对不同危险因素实施个人化的健康指导。由于每个人具有不同危险因素组合,因此会针对个人自身危险因素筛选出个人健康管理处方,使每个人都能更有效地针对自己的危险因素采取相应的措施。

此外,健康管理还可汇总、评价群体健康信息,做出人群健康管理资讯报告,为企事业单位提供人群健康需求的参考信息。

二、博益美华 KYN 个人健康管理服务系统

(一)简介

博益美华 KYN 个人健康管理服务系统(know your number health management system)是一家提供个人健康管理服务的公司。公司汇集了在国际国内均有影响力的预防医学、营养、健康管理、卫生经济、计算机等领域的专家,拥有很强的技术实力。博益美华公司将美国 BioSignia 公司完善的健康管理服务技术引入中国,该服务技术系统是在美国成功经验的基础上,结合中国人群疾病发生的特点,为中国人提供的一套完整的健康管理服务系统。这种新型的健康管理服务系统是通过高科技手段,达到预防疾病、促进人体健康、降低医疗费用、提高人口素质的目的。

博益美华公司针对个人提供慢性病发病危险性评价,并在评价人群有关疾病危险因素的同时提供全面的危险控制措施,改善人群健康状况,从而降低相关的医疗费用。我公司目前进行的 KYN 项目能够通过互联网或非互联网方式收集和管理服务对象的临床数据,以统一格式提供个人健康信息清单及疾病预测报告,并为个人及其服务医生提供"健康管理处方"来降低个人疾病危险性。

博益美华健康管理公司还可利用医学统计学方法来预测和评价大规模人群的健康状况以及确定企业疾病预防项目的价值。为了评价企业/集体的卫生服务费用及经济效果,包括 KYN 所带来的财政支出节约,博益美华公司可利用经济数学模型专利技术来进行系统评价。即:①评价企业/集体现阶段用于医疗保险的费用。②估算未来因职工患病所用花费。③采用 KYN 项目对患病可能性大的高危人群进行健康管理后所能节约的开支。所以利用我们的经济数学模型,可以评价企业是否值得投资采用 KYN 健康管理项目。

目前,公司在健康和慢性病预防领域以及相关计算机软件的开发及其应用方面取得了卓有成效的研究开发。在中国健康管理领域得到市场的充分认可并进入项目全国推广的阶段。公司网站:http://www.bjwelltech.com,www.kyn.cn。

(二)KYN 健康管理系统组成

KYN 是英文"know your number(知道你的数字)"三个字的缩写。"数字"是指所有与健康相关的信息,如年龄、体重、腰围等测量指标,也包括血胆固醇、血糖等实验室检查,还包括食物摄入量、吸烟量、体力活动等与生活方式有关的信息。

本系统具有三个组成部分:①"健康信息管理",其作用是收集和管理个人健康信息,具备数据浏览、汇总及报告的功能。②"疾病危险性评价",确定个人患慢性病的危险程度及发展趋势。③"健康改善",通过健康管理的办法对不同危险因素进行控制,即实施个体化的健康促进。

(三)核心技术

KYN 健康管理系统的核心技术是疾病危险性的评价模型及在此基础上的健康促进过程,这两个部分的可能性及有效性的科学基础是慢性病的发生发展过程以及所提供的疾病控制机会。评价模型是利用与慢性病的发生、发展有密切关系的多种生物医学标记物(biomarker)以及拟合分析(synthesis analysis)方法建立的,具有疾病专一、量化评价和个体化等特点。本系统中的拟合分析模型技术会同另一项疾病的趋势评价技术获得了美国专利,其特点是能更全面和更可靠地反映多种危险因素与某种慢性病的关系。

(四)IT 支持系统

本系统通过专用网络或者 internet,以中心数据库及动态数据分析模块为核心,采用方便及安全的用户数据接口界面,建立了一个以健康信息管理、使用及交换为一体的 IT 支持系统。

(五)服务过程

1. 首次访问 注册、采集个人健康信息及医学检查、信息录入并提交;

2. 第二次访问 解释"疾病危险性评价报告",制定健康改善行动计划;

3. 跟踪 医生与服务对象保持联系,促进健康处方及行动计划实施;

4. 随访(再次评价) 再次采集健康信息,进入健康管理系统进行评价,得到各种报告,与上一次评价结果相互比较。

(六) 应用前景

博益美华个人健康管理系统在中国具有广泛的应用前景。目前,社区和单位是主要用户,通过社区医院和单位医院向个人提供服务。博益美华公司与河南省安阳市防疫站于 2000 年 10 月至 2001 年 10 月在河南安阳钢铁总公司进行了试点,对安钢职工及社区人群提供了全过程的健康管理服务,个人危险因素控制及疾病危险性降低的效果明显。项目各方对合作给予了充分肯定,均认为该系统是一项先进、完善、可操作性强的慢病防治服务项目。

医疗体制的改革、个人健康意识增强和网络技术普及、个人上网加入健康管理系统的市场份额会增大。KYN 健康管理系统会不断完善,更好地开拓中国市场,面向大众,提供科学的健康管理服务。

三、"知己"健康促进诊疗管理服务

(一) 背景

世界医学研究表明,慢性病形成的主要原因是个人不健康的生活方式。针对主要的致病危险因素,1992 年维多利亚宣言,提出了人类健康四大基石。其中最基本、人人都伴随终身的是饮食和体力活动。耀华康业科技发展有限公司提出了饮食、运动能量平衡促健康的理念,倡导建立健康的生活方式从能量平衡做起,推出"知己"健康促进诊疗管理服务模式(以下简称模式)。

(二) 技术简介

1. 能量平衡 能量平衡是指每日摄入的总能量与消耗的总能量二者之间达到动态平衡。就像一架天平一样,要达到平衡,首先必须先确定其中的一端。在摄入与消耗二者中,首先应该把消耗量确定了,才能根据人体真正需要的能量,来确定饮食的摄入量。而人体消耗的能量用于以下几方面:基础代谢约占总消耗能量的 60%~70%、体力活动约占 20%~30% 和食物的特殊动力作用约占 10%。

在满足能量平衡的基础上,还强调了各营养素的平衡特别是三大产热营养素间的比例,及各餐次间的平衡。

2. 实现能量平衡,监测运动量是关键 基础代谢和食物特殊动力作用是一个相对稳定的值,通过公式是可以计算出来的。只有人体活动消耗的能量是一个变量,是一个不容易得到的数据。如果消耗的能量无法准确得知,能量平衡就成为空谈。可见影响能量平衡的关键因素就是如何监测人体活动所消耗的能量。为此耀华康业科技发展有限公司经过近几年的研发,开发出了"知己"能量监测仪解决了这一难题。

(1) 技术介绍:能量消耗监测仪技术是在中国电子器件北京集成电路中心开发成功的"卡路里体能计"的基础上不断完善的结果。1996 年 6 月 18 日,北京集成电路中心将"卡路里体能计"技术转让给北京协和鑫鑫医药科技开发有限公司(耀华康业的前身),后者在此基础上与中国华大集成电路设计中心合作,不断完善形成了人体能量消耗监测仪技术。

(2) 工作原理:本仪器采用了加速度运动传感原理,利用了压电陶瓷受力后电压发生变化的特性。当压电陶瓷在某一个方向发生变形时,就会产生电荷,电压幅度与变形的大小成正比,用这种方法能准确地测量出人体的加速度值。经实验,加速度计的读数与在不同环境下用间接的卡路里计测出的能量消耗量之间有较好的一致性。将所采集压电陶瓷传感器上的电压通过单片机进行数学模型处理,再将人体静态能量消耗公式与其相叠加,最后获得人体运动及总能量的消耗。

(3) 系列产品及功能:公司拥有强大的产品开发、研制能力,仅目前就已有 UX-01、UX-301. UX-302 三个产品面市。其功能不断完善,操作更方便,只需输入体重、身高、年龄、性别四个参数,携带在腰间即可查看相应的数据。

能量监测仪在临床上的应用,能时时监测人体的运动消耗量,从而解决了运动量监测的问题,总能量消耗便可准确得知了,在摄入与消耗能量平衡这一天平中总消耗量定了,根据能量平衡原理饮食的总量便可以确定了。

3. 量化管理必须依靠集成化的辅助软件 为了实现能量平衡,进行持续的摄入、消耗能量指导,公司相继开发了生活方式疾病综合防治软件、膳食和运动分析指导系统两套系统,是一个简便、准确、实用的跟踪量化管理的服务系统,分别供慢病防治机构和慢病患者使用。该系统为国内较早开发的软件,对生活方式疾病综合防治进行量化管理,具有重要的实际意义和推广应用价值。

(李芳健)

第 9 章 全科医学中的交流与沟通

学习目标

1. 掌握医患关系的基本类型与特点
2. 熟悉患者教育内容和注意事项
3. 了解人际交流的基本技巧

第 1 节 人际交流的基本技巧

一、一般人际交流的原则与方法

(一)人际交流是社会人的基本需求

人在社会中就必须与别人打交道,打交道的过程就是交流与沟通。在你与家人之间、朋友之间、同事之间、工作对象之间、上司与下属之间等都需要沟通。因此,人际交流是一个人生存与生活最起码的方式。人的一生有成功和失败、辉煌与落魄、平淡与起伏,生活的内涵有丰富和单调、幸福和苦涩、富裕与贫穷,人与人之间的关系有融洽与默契、争吵与仇恨、抱怨与隔膜,为什么同是社会人而人生会有如此大的差别? 这其中人际交流的能力起了重要的作用。著名的管理大师汤姆·彼德斯说过:"沟通通常是无底洞,人们或多或少都对其有所畏惧。原因很简单,人类的天性就是这样,但是为了使工作生活更顺利些,你必须努力与他人沟通。"人际交流与沟通是人们处事的一种艺术,良好的沟通能力是事业成功、达到目的(哪怕是一个小小的目的)必备的素质和基础。正如社会专家玛丽·布恩所说:"沟通的能力,在一个人的事业中与用来相互联系的技术是同等重要的。"学会了沟通,善于沟通,就多拥有一份智慧,工作就会变顺利,社会就充满了活力,生活就变得多姿多彩。

(二)人际交流的目的决定了交流的方式与时机

人与人之间的沟通与交流有固定的方式。是随目的、沟通的对象、时机、场合不同以最睿智的思维指导下的最恰当的语言和举止来完成的。因此,沟通的目的决定了交流的方式与时机。如与同事相聚以交流思想、沟通感情、加深友谊、互通信息,时间多为工作之余或共进工作餐时,沟通时语言要适当,选择轻松的话题,要善于倾听,并做到聚精会神,将想法感受通过躯体动作如点头、微笑、手势、体态等不同方式随时表露出来。

交谈中如有失言及时弥补,同事发牢骚要巧妙化解。如果你在公共场合遇到自己很崇拜的名人或"强者",并想与名人交流时,应注意时机。如果名人正在用餐或休息,则不便打搅。如果名人有同你交谈的意向,你要注意不要过于谦卑,表达真心敬佩之情即可。可以提及该名人给你印象最深的成就,不要不懂装懂,一般不要提及同行中名望更高的人。如果沟通的目的是消除误会隔阂,则更要注意沟通的方式与时机。首先要有一定限度的忍耐,不能激化或扩大事态,间隔一段时间以弄清原因,找准症结所在,再找适当的时机解释前嫌,合理维护自身利益。如果沟通的目的是想让别人接受自己的方案,沟通的方式方法就更重要了。要想说服别人,首先要取得别人的信任,在正式说服沟通之前就应作铺垫,先建立起相互信任的人际关系,寻找双方立场的一致性是首要的事情。对于分歧可以提出美好的设想,增加对方接纳的可能性。要让对方真正理解利弊得失。有多项分歧时,一般先易后难,先好后坏。就是先讨论容易解决的问题,再讨论容易引起争论的问题。先好后坏的意思是说,如果有两个信息要传递给沟通对象,可以先传递好的,再传递不算好的。在可能的情况下还应以另一个较好的信息结尾。交流的方式不胜枚举。

总之,人际沟通时必须要考虑到沟通双方的感受,既要把自己的思想表达清楚,达到沟通的目的,还要考虑怎样能使对方对自己的想法产生兴趣,从而给予接纳或支持,同时根据对方的各种反馈信息,适时调整自己的方式,才算得上是一个完美的沟通。

(三)人际交流的方式

1. 语言交流 语言交流是最常用的沟通方

式。运用语言交流时要照顾到沟通对方的交流要求和情绪。不同的职业、人生经历、文化素养的人沟通时，谈话用词、场合时机均不同，有多少人就有多少种交流方式。与专家、学者、科技人员交谈时，表情要谦虚、诚恳、恭敬，与同辈、同学、同事交谈，要表现得诚恳、平等、宽容、智慧。与上级领导交谈时，要恭敬、坦诚、认真。与晚辈、部下、学生等交谈时，平易近人、关心、鼓励、信任是必要的。与陌生人、来访者交谈，要坦然、热情、随和、谦让。与失业、失学、遭遇不幸的人交谈时，要有同情、关心、安慰、劝解、鼓励的神情。与患者交谈，要体现出关怀、安慰、定能康复的鼓励。与犯错误的人交谈，要表现出理智、明理、劝导、善意批评和规劝。与怀有恶意的人交谈，要有敏锐、警觉、冷静的神情。

2. 非语言交流 有些内容不宜言表，或随人的主观意念而言不由衷，非语言交流常常是在自觉或不自觉当中做出，因而有时反映的内容更真实。非语言交流表达的信息量是巨大的，一般认为在两人的交谈中约1/3由非语言交流方式表达，语言交流中的重点常由非语言交流方式来强调，情感、态度常以非语言交流方式表达，非语言交流在人际沟通中是非常重要的。

非语言交流的方式如下：

（1）辅助性语言：包括语速、语气、语调、停顿、犹豫，可以表现患者的信任或怀疑，恐惧或不在乎，这在医患沟通中很重要，不仅要注意患者交谈的内容，也要注意患者是"如何"说的。

（2）接触：握手、拍肩、抚摸等。握手是最常用的，通常在医患之间沟通前使用的接触方式，运用得当可使患者感到医生对他的关心及对他疾病的重视。握手应略紧，仅伸出手让对方握住是轻视对方的表示，握手后快速将手收回说明缺乏诚意。握手也反映人的修养，当不了解对方修养背景，或对方无充分心理准备，握手要谨慎。在某些场合将手放在对方上肢或握手同时轻拍肩膀，说明诚恳、关心、安慰。

（3）肢体语言：一些特殊姿势在某些场合可表达一定的含义。如坐姿僵直表示紧张，前倾或后倾20°并有些轻微倾斜表示放松。头部前伸表示警觉或生气，低头表示顺从、内疚或羞怯，昂头表示自信或成熟，人在注意倾听时头往往偏向一侧。手或手势也是重要的非语言表达。生气时握拳，紧张时手紧握笔或烟，甚至出现抖动。手势在国际交流中谨慎使用，因为各个国家不同的手势代表不同含义。

食指与拇指连接成环在美国表示"OK"，而在一些拉美国家这是一种侮辱性的手势。修饰自己的手势动作如女士拢头发，取出镜子检查妆容或梳妆，男士整整领带，都是自然动作，表示关系融洽。盘腿或双臂交叉抱于胸前是一种保护的抵触。清理气道的动作或蹭鼻子，表示对某事无声的反对与拒绝，或者是对某一事物持反对态度的缓冲或忍耐。如果在交流中对方语言回答肯定而做出了蹭鼻子或清嗓子以及目光回避的动作，说明对方内心不同意你的说法或不喜欢这个话题。

（4）面部表情：喜、怒、哀、乐尽写于脸上。当人们希望掩盖真实感觉时，常使用微笑，但是人们的眼睛、眉毛、前额受到的伪装最小。如用微笑来掩饰悲痛，口角是裂开的以示微笑，但双眉皱起，双目半睁半闭，眼神流露着悲哀且呆滞，缺乏欢快的感染力。微小面部表情仅存在一瞬间，但足以表达真实情感，只是在许多场合下迅速被掩盖。

（5）谈话时应保持的距离：交谈者之间的距离随种族、文化的不同而不同。一般来说陌生人应保持相当的距离，熟悉的人可将距离缩短。在医生与患者之间，办公桌就是屏障，强调了医生的主导性和权利。

在人际沟通中，无论使用语言交流还是非语言交流，落落大方，举止得体，注意倾听，善于观察对方反应，是取得良好沟通的要素，反映一个人的基本素质。

二、全科医学中的人际交流

（一）医患交流

它包含所有人际交流特性，但其沟通目的是治病救人、维护生命和健康。医患交流是全科医学中最重要的人际交流，其神圣和高尚是一般人际交流无法比拟的。在医患交流中各自有不同的交流目的，在诊断疾病过程中，患者的目的为主，医生的目的是围绕患者而决定的。在疾病治疗管理中，医生的目的为主，医生应说服患者接受自己的保健治疗建议。因此建立互相信任、互相理解的基础，尽快明确交流的目的，完善解决共同面对的问题是医患良好沟通的要素。

1. 捕捉患者就诊的目的 患者就诊的目的，不外乎因为自体不适就诊（有某些疾病的症状），或者是想了解症状的原因，或是咨询想了解的事情（如家庭成员的乙肝传染性或自身疾病的传染性、危害性)。有时患者很直接地表达了就医目的,医生患者很直接顺畅地交流沟通。但有时患者掩饰交流内容,或不愿意直接说出而采用外围问题捕捉需要的回答。此时医生要良好地倾听,从患者的语言、体态语中体会患者的真正目的,找出患者真正需要的东西。要做到这一点,应根据不同的交谈对象采用适当的沟通方式。

医生首先应明确患者享有获得公正医疗保健服务的权利,享有对自己疾病的知情同意权、了解医疗费用的权利,以及像普通人所拥有的生命权、身体权、隐私权、受尊重权等。因此,患者带着正当的目的来就医是患者的权利。

其次,获取患者信任是顺利沟通的基础。交流中应认真、专注、神形合一,循循善诱而不随意打断。

第三,医生要做优秀的聆听者,具有鉴别语言沟通与体态语言表达的内容,才能听出那些没有说出的问题。

第四,要注意沟通的个性化、个体化,注意年龄、性别、疾病的差异,不能用千篇一律的问题和沟通方式对待所有来访者。

第五,运用专业知识发现患者疏忽的重要健康问题并告知患者。

2. 给患者满意的答复,让患者接受自己的建议 运用恰当的沟通方式了解患者的需要,运用专业知识使患者获得满足就是医生在医患沟通中的目的。沟通需口才、方式是手段,达到目的才是关键。明确患者需要后给其一个满意的解决是医患沟通的另一个重要目的。医生通过资料收集、分析、找出证据、提出假说。如诊断或解释明确,则可以给患者一个准确的答复,如仍存在不确定性,应向患者解释清楚。设计一个诊疗计划往往很难使各方面满意(个人意愿、家庭条件、医保管理),可以向患者提出 2~3 个计划备选,直至患者满意。因此,全科医生的责任一直持续到满足患者的健康保健需要——通常是患者的一生。

3. 医患沟通内容 医患沟通是一种职业沟通,多发生在诊室这个特定的环境,因此与一般人际交往相比,医患沟通的内容受职业特点限制,内容多为信息沟通、观念沟通和情感沟通。当然后者是有限的、人道的,但必须是真诚的。就信息沟通而言,社区医疗环境信息、技术水平信息、所依附的上级医院信息,以及患者最担心的自身病情信息,包括疾病的诊断、程度、治疗方法、治疗效果、预后

等。观念沟通则类似于患者教育,将健康的观念、医学科普知识、医疗风险的认识等告知患者并使之理解。情感沟通往往容易被忽略,但这常是医患顺利沟通的前提,如互相的尊重、宽容,医生温和的语言,对患者适当的鼓励,真心的关怀和同情、理解都是沟通的内容,并且是观念沟通、信息沟通的基础。

4. 医患沟通的注意问题 为达到良好的沟通,应注意下列问题:

(1)将问题讲全、讲透:在医患沟通中,患者最关心的是病情的信息沟通。医生应将患者关心的问题讲全讲透彻,才能使患者满意。

(2)注意克服沟通障碍:如患者对医生不信任,患者的病态心理情绪,沟通时间不充足,文化素养极差不能理解,以及对医生的偏见等,医生要运用发挥多种沟通技巧来排除障碍,实现沟通。

(3)男医生为女患者诊治时应尊重妇女,亲切平和且保持适当距离,体格检查时应有女护士或陪同人员在场。

(4)注意患者的沉默和退避:患者有时会因为担心疾病后果或恐惧而说话吞吞吐吐或沉默不语,医生应循循善诱,劝慰开导,让患者说出真正需要的东西。

(5)注意患者的不满意:交谈时要注意观察患者的非语言表达形式,及时发现不满情绪,修正谈话。

(6)不同年龄性格的患者不同对待:对儿童患者要极有耐心,对老年人要尊敬、体贴、乐观向上,对急躁易怒的患者要好言劝解,言语力求简练准确。

(7)医患双方去掉相互戒备:当前我国部分地区医患关系十分紧张,患者就医时心里常想不要让医生骗了,医生诊治时心里战战兢兢千万不要出事,双方都戴着滤色镜看对方。这种不正常的医患关系对正确诊治是不利的。患者因为对医生的怀疑而不肯接受正确的治疗方案,医生因为怕担风险而不愿采取必要的侵入性诊疗操作,最终承担其后果的还是患者。在全科医疗中这种现象危害尤其大。因为多数慢性病患者将由全科医生照顾一生。因此,全科医生应该使用自己的爱心、奉献、高超的医术和沟通技巧来改善医患关系,成为融化医患之间坚冰的先驱。

(二)医医交流和医护交流

医医交流和医护交流内容以患者信息为主,包括病情、家庭、思想、情绪等。作为工作交接、对患者负责、对患者连续照顾等是全科医疗不可缺少的工作内容。医医沟通、医护沟通还包括医学信息交

流,新的法律、法规、医学进展、新药介绍、新技术推广使用等。医护交流、医医交流是双向的。医生的诊疗过程、护士的整体护理过程、治疗效果的观察、患者的反馈等,都应及时进行沟通,这对于家庭病床、家庭护理来说尤为重要。全科医疗工作人员之间的沟通是协调作用、团队合作,是每一位受照顾者得到更完善医疗健康服务所不可缺少的。

(三)护患交流

护士是医嘱的直接执行者,与患者近距离接触的时间和机会比医生多。护患交流对维持良好的医患关系非常重要。不仅是语言,护士在护理患者过程中的方式方法都传送给患者大量的信息。护士沉稳平和的语调可以放松患者紧张的神经,表现出的同情与友善能使患者感到温暖,高超的护理技术和温柔的手法可增强患者对医护人员的信任。如果能做到"为了患者护理"而不仅是"给予患者护理",则会让患者感到亲人般的温暖。另外,护士对其解释病情或治疗中某种症状、现象应该与医生一致,并且限于一般解释,不明确时应及时与医生沟通,以免引起患者猜疑。

(四)特殊患者交流

与小儿患者交流是比较困难的事情。应设法消除患儿的紧张和不适应,争取最大的配合。对于老年患者则应考虑老年人特点、"空巢现象"使老年患者感到孤独、抑郁、生活空虚乏味、易产生依赖感。当病情较重时会产生悲观情绪,认为活着没价值,也没有意思。医护人员应以积极的态度对待老人,给予鼓励和开导,形成一种豁达和开朗的心态。老年人自尊心强、控制力差,应尊重老人,有争执时先冷静处理。对于沉默寡言、性格内向甚至对峙的患者,可采用适当的语言和方式调整气氛,通过观察患者的非语言表达捕捉患者真正的内心感受或意图,达到顺利沟通的目的。与重症患者、癌症患者沟通应谨慎选择方式方法,言语恰当,针对不同性格和不同承受能力的人选择不同的方法,沟通的内容应先与家属协商。与精神病患者沟通要有相当的耐心和技巧,并要有一定的心理学知识,熟悉精神病学理论。交流时认真仔细,让患者感受到对他的尊重,要善于引导谈话,控制谈话速度,给予相应的鼓励和安慰,根据患者的情绪、精神病的类型采用不同的方法。传染病患者最担心社会和亲友的疏远与嫌弃。医护人员在与传染病患者沟通时注意在符合职业预防要求的同时,与患者保持正常

的沟通,不能有任何嫌弃传染病患者的表示,并主动介绍预防知识。

(五)与患者家属的交流

患者的家属、亲情对患者疾病的临床过程会有重要的影响。与患者家属沟通的目的是让家属了解病情,并给予配合使患者尽快康复。内容有患者所患疾病、病情治疗方法、预后、可能出现的并发症等。要求家属的配合、辅助锻炼、监督治疗措施的执行也是非常重要的内容。有时治疗方案的舍取也应征得家属同意,如有风险的操作、花费大的检查,都应听取家属的意见。

三、接诊技巧

(一)接诊方式

1. 诊室内接诊 是最常用的接诊方式。诊室中医生是主体,患者是来诊者,是来期望接受帮助的,医生应具有主人的接待能力、医生的专业能力、专家的咨询能力。因此,医生应衣着整齐,精神饱满,给予患者应有的尊重和礼貌,认真倾听患者的倾诉,运用自己的专业知识和才能给患者缓解痛苦的能力和恢复健康的信心。

2. 借助媒体接诊 各种通信手段以及网络技术的发展,大大缩短了人们的空间距离,电话专家咨询、远程会诊成为可能,同时也成为了解相关新技术、新进展的重要途径。电子邮件也成为解说患者问题的新的方式,比起冗长的电话,电子邮件会更节省时间,传达信息也更准确。

3. 家庭接诊 家庭接诊是全科医疗的特有方式。医生要有独立判断、思考、诊断、治疗处理的能力,要有与患者、家属沟通的技巧,还要掌握一定的家庭护理技能如抽血、输液、吸氧、雾化等。

4. 急诊 社区急诊多为散发,意外伤害、外伤亦属少见,但全科医生最先到达现场,要常备应急抢救措施并具备常见疾病的识别能力,组织协调转运能力,并要协调调度、保护现场、留取证据、安抚家人等,需要头脑冷静、思维清晰,反应敏捷。

(二)接诊技巧

无论以何种方式在任何地点接诊,接诊医生的主要任务就是要通过患者的用词分析出患者的真正意思。以下几点提示可帮助医生顺利达到目的。

1. 认真倾听 无论是患者主动陈述还是回答

医者问题,医生都要认真倾听,同时观察患者的非语言表达,迅速抓住就诊目的。

2. 弄清问题,抓住主诉 问诊应该有一定的结构思路与言语组织,多以"您感觉哪不舒服"开始,围绕发病时间、诱因、主要症状的特点、伴随症状、具有鉴别意义的相关症状、以前的诊治结果、起病后的一般状况等进行询问,根据患者的理解、表达能力,可以循序渐进、重复核实、逐步深入等方法进行询问,直至达到诊断疾病的病史要求为止。

3. 获取相关资料 了解生活工作环境,经济压力,生活喜好(宠物、花鸟、烟酒),家庭成员健康状况等,也对诊断疾病大有帮助。

4. 认真、保护性查体 规范、全面、认真、仔细、保护性的全身体格检查对于疾病的诊断是必不可少的,是不容忽视的诊断疾病的步骤。保护性查体意在既达到检查目的又不对患者造成疼痛、不适或尴尬。这是取得患者信任、消除患者恐惧的重要手段。

5. 分析确诊 经过病史、查体及根据条件实施简单的实验室检查结果,形成一个初步诊断,并向患者做出解释。如暂时不能确诊或遇到疑难复杂问题时,可给患者建议到上级医院或进一步诊治。

6. 与患者共同确定治疗方案 在建立初步诊断之后,医生常提出2~3个治疗方案,就其必要性、疗效、风险、花费向患者或家属沟通,共同确定最终治疗方案。一个治疗方案从科学角度上讲是最适合某个患者的,但如果患者由于风险或经济负担而不愿意接受,切忌训斥或强加于患者。

7. 注意患者反馈 反馈的信息包括对一个问题、一种解释的反馈,也包括对治疗结果的反馈,应认真观察,仔细分析这些反馈。

8. 接诊中应避免的问题 在问诊时要避免"为什么"式的提问,避免逼问、套问、暗示性、诱导性的提问,不能只顾记录,不观察患者的眼神、不注意患者的反馈。应避免敷衍了事的查体,如患者诉腹痛,查体时简单的在腹部按了几下就说"起来吧",甚至患者坐着触诊腹部,这是对患者极端不负责任的表现,患者会立刻感觉到受轻视而对医生不信任使诊治失败。

第2节 医患关系

医疗活动的核心内容是医患交往,即医患之间

的相互作用和相互影响,其目的是解除病痛,维护和促进健康,改善生活质量。医患关系是医患交往中产生的人际关系,是医疗活动本质的具体体现。由于医患关系的质量对医疗实践的结果产生深刻的影响,这就要求医务人员必须掌握娴熟的医患交往技巧,以便改善关系,提高医疗服务质量。全科医生为其患者提供持续的照顾。他们通过与患者多次接触来建立医患关系,并提高交流产生的治疗效用。随着时间的推移,这种关系对患者、他们的家庭,和医生本身都变得尤其重要。由此,全科医生就能更好地鼓励患者治疗。朋友式的医患关系是全科医学的重要特征,是全科医生深入社区、走进家庭最重要的工作基础,因此掌握医患交往技巧是全科医生的基本态度和技能。

一、医患关系的定义

医患关系有狭义和广义两种内涵:狭义的医患关系就是指医生与患者之间为维护和促进健康而形成的人际关系。广义的医患关系是指以医务人员为中心的群体(包括医生、护士、医技人员、卫生管理人员)与以患者为中心的群体(包括患者家属、亲戚、朋友、监护人、单位组织等)之间为维护和促进健康而建立起来的一种人际关系。著名医史学家西格里斯认为:"医学的目的是社会性的,它的目的不仅仅是治疗疾病,使某个机体康复;它的目的是使人调整后适应他所处的环境,成为一个有用的社会成员。每一种医学行动始终涉及两类当事人:医生和患者,或者更广泛地说,是医学团体和社会,医患关系无非是这两群人之间多方面的关系。"因此,医患关系从更高的层面来讲是指整个医疗卫生保健系统与社会之间的互动关系。

二、医患关系特征的转变

医患关系作为一个历史范畴,决定于社会生产力和医学科学技术的发展水平,受社会、经济、文化、伦理道德等因素的制约,其本身也包含社会关系、经济关系、道德关系、文化关系等内容,因此医患特征也在发生着转变,大致经历了三个时期。

1. 早期的医患关系特征

(1)医患关系的平等性:医患双方在政治上是平等的,不分高低、贵贱,医患关系仅表现为一种平等的经济关系。

（2）医患关系的直接性：医疗过程是医患之间的直接交往，其间没有仪器或第三者介入。

（3）医患关系的主动性：患者主动求医，主动提供病史，主动参与治疗过程。医生主动接触、了解和关心患者，对患者全面负责，并主动考虑心理、社会因素对患者的影响。

（4）医患关系的稳定性：患者将自己的健康和生命完全托付给某一医生，而医生也只能单独承担维护患者健康的全部责任，医患关系连续、稳定而密切。

2. 近代医患关系特征　19世纪末以后，随着医学科学技术的迅速发展，城市大医院的出现打破了个体医疗的传统，医疗服务的分工合作，一系列现代化仪器设备的应用和生物医学片面成功的发展使医患关系的特征发生了明显的变化，主要表现在以下几个方面：

（1）医患关系失人性化：医生的诊疗活动越来越依赖于仪器设备，医患之间的直接接触明显减少，患者的需要和医患之间的感情交流被忽视，医生也几乎成了一架冰冷的仪器。

（2）医患关系多重化：由于分科越来越细，医技科室也越来越多，一个医生往往只负责医疗的某些方面，不再对患者全面负责，患者往往需要与多个医生、多个科室的人员接触，医患关系的连续性和稳定性被破坏，也破坏了医疗服务的整体性。

（3）医患关系变成了"医病关系"：专科医生往往只对器官、系统的疾病感兴趣，只见疾病不见患者，只治疗疾病不治疗患者，忽视疾病与患者之间的有机联系，忽视患者作为一个整体的、社会的人的存在，医患关系变成为医务人员与疾病之间的关系。

3. 现代医患关系特征　20世纪60年代之后，疾病谱和死因谱发生变化，各种慢性病取代了急性传染病成为影响人类健康的主要因素，生活方式问题、行为问题与健康的关系也日益密切，个人主动去改变生活习惯和行为方式已成为维护和促进健康的重要基础，而医生往往只扮演帮助者、指导者或教育者的角色，维护健康的责任主要由个人自己来承担，患者在医患关系中的地位也必须从消极、被动转向积极、主动。因此，随着医学模式的转变，医患关系的本质也转变为：

（1）从以医生为中心转向以患者为中心。

（2）从以疾病诊疗为中心转向以满足患者的需要为中心。

（3）从主动到被动的需求关系转向需要互补的积极互动关系。

（4）从缺乏感情色彩的"商业关系"转向朋友式的互助关系。

三、医患关系的模式

医患关系模式即在医学实践活动中医患双方相互间的行为方式。1956年，美国学者萨斯和荷伦德根据医生和患者在医疗措施决定和执行中的主动性大小，提出了医患关系模式的三种基本类型：

1. 主动-被动型　亦称家长式作风，医生是完全主动的，而患者则处于被动的地位。医生完全按自己的意志行事，其权威性不容置疑。患者不能对医生的责任实行有效的监督，患者及其家庭毫无选择余地。它的特征是"为患者做什么"。这种模式的优点是充分发挥医生纯技术的优势，缺点是彻底否定了患者的个人意志，是生物医学模式机械论的具体表现。一般适用于昏迷、休克、严重创伤、缺乏理智或判断力和不能主动表述意见的患者。

2. 指导-合作型　亦称客户至上式，医生仍占有主导地位，医患之间的合作是以服从医生的意志为前提的，患者能有条件有限度地表达自己的意志，可以对医生的决定提出疑问并寻求解释。它的特征是"告诉患者做什么"。这种模式能较好地发挥医患双方的积极性，提高疗效，减少差错，有利于建立信任合作的医患关系。但它的不足是医患双方的权力的不平等性仍较大。一般适用于急性病或病情危重但头脑清醒的患者。

3. 共同参与型　亦称互动式，医患双方具有同等的主动性和权力，互相了解，共同协商，最后寻找到一种双方都满意的疾病防治措施，并在医生指导下由患者及其家庭主动去执行，维护健康的责任主要由患者自己来承担，而医生只扮演帮助者、教育者或指导者的角色。它的特征是"帮助患者满足健康需求"。

1981年，布郎斯坦教授在《行为科学在医学中的应用》一文中提出了传统模式和人道模式两种医患关系模式。传统模式即为医生具有绝对权威性的模式。人道模式首先强调应该把患者看成一个有思想、感情、需要和权力的完整的人，应尊重患者的意志、权力和尊严，充分发挥患者的主观能动性，让患者自己决定自己的命运并对自己的健康负责。

医生在医疗过程中仅扮演教育者、指导者和帮助者的角色,不仅为患者提供技术帮助,更要同情和关心患者。

全科医生应该与患者及其家庭建立一种朋友式的医患关系,这种关系不受时间和空间的限制,与患病与否完全无关。朋友式的医患关系是指全科医生与患者及其家庭之间建立的一种相互信任、相互尊重、平等相处、互相帮助的人际关系,也包括全科医生与社区居民在日常生活中建立起来的亲密的伙伴关系,这是一种特殊的医患关系,是全科医生立足于社区的工作基础。

四、医患沟通的基本原则

1. 以人为本 医患沟通必须坚持一切从人出发,尽可能地满足人的健康需求,最大限度地提高生命质量,是医学本质的重要体现和实现医学目的的重要手段。

2. 诚实守信 作为医者要注意用自己高尚的人格和精湛的医术去赢得患者的信任,医患之间应该真诚相处,没有隔阂,医者对患者的承诺要实实在在、实事求是。

3. 平等合作 医患双方是平等的,这是充分沟通的前提。医者要尊重患者对诊治的要求和意见,让患者参与决策。要与患者的家庭保持良好的沟通,协调好各种可用资源。

4. 同情耐心 医者对患者的同情心,往往是患者是否愿意和医务人员沟通的关键。医务人员只有克服因职业而产生的对患者疾苦表现出的淡漠,对患者具有同情心,保持耐心,才能和患者有着深入有效的沟通。

5. 保密尊重 医务人员有责任对患者的隐私进行保密,珍惜患者的信任,尊重患者的隐私权。在诊疗过程中,不要出现对患者的隐私显示出鄙视、不屑的神情。

五、医患沟通的过程

1. 问候 医师主动向患者打招呼,初诊或家访时要简要介绍自己,询问患者或家庭成员如何称谓。

2. 建立和谐关系 克服语言、文化和社会地位的障碍,对患者表现出诚恳、尊敬、同情、热心、信任和无偏见。

3. 询问病情 鼓励、启发患者如实、仔细地叙述病史,要耐心倾听,不要随意打断患者的陈述,避免暗示或提问过于复杂。

4. 医生情感表达 鼓励、支持、安慰患者,体谅患者疾苦

5. 非语言交流 注意姿态良好、态度端正、表情自然、避免给患者留下不好印象。

6. 讨论方法 允许患者充分表述,引导患者清楚表述重要的问题,小心处理敏感话题,不时强调重要线索和关键问题。

7. 了解患者背景 工作、社会活动、业余爱好、性生活、主要生活经历、人格、家庭、人际关系、不幸遭遇等。

8. 健康教育 注意改善患者不良生活习惯和行为方式,结合病患阐明诊断,提供健康咨询,建议疾病的预防措施。

9. 阐明防治措施 对处方进行解释,向患者讲明治疗的适应性、不良反应。

10. 建立长期联系 嘱患者复诊,并坚持随访。

11. 总结 简明扼要地对本次诊疗过程进行总结,征求患者意见,对患者的信任与合作表示感谢。

12. 反馈 对所诊治的患者进行登记、随访,了解治疗效果。

第3节 患者教育

患者教育是发生在医生和患者之间的对相关医学知识的宣教与学习过程。患者教育是全科医疗工作者的责任和义务。随着科学的发展、生活的改善、人类文明程度的提高,患者以无权过问、顺从的态度来被动接受医生对他们的管理的不实际现象已成为过去。代之而来的是患者对疾病干预的形式、效果以及相关医学原理渴望理解的需求增高,而全科医生也希望将医学保健知识告知患者从而提高医疗卫生保健工作的质量,患者教育就是解决上述问题的最好方式。

一、患者教育的目的和意义

(一)意义

1. 患者教育是规范患者健康行为的重要手段 在日常生活中,良好的促进健康行为对疾病的预

防、病程的延缓起着促进作用,而不良健康行为则为疾病的发生、发展推波助澜。认识到促进健康行为的效益和危害健康行为的恶果,鼓励患者接受健康的生活方式,对自己的健康负责,患者的教育是至关重要的。

2. 患者教育可以降低医疗开支,提高生活质量 对患者进行相关医学知识的教育,使其改变不良的健康行为,可以减少疾病的发生或发作频率,延缓疾病的进程,减少就医次数,从而减少相应的医疗支出及不良健康行为的支出,如酗酒、吸烟的支出,使家庭关系和谐,生活质量得以提高。因此,患者教育是造福于个人、家庭和社会的大事。

3. 患者教育可以提高患者依从性,改善医患关系 患者教育可以使患者了解医疗干预的重要性,从而提高其对治疗的依从性,进一步改善治疗效果,减少患者的就诊次数,增加了患者对医生工作的满意度,患者增强对医生的信任程度,医患关系也进一步融洽。

(二)目的

患者教育的目的不仅仅是通过种种手段将相关医学知识告知患者,而是要改变患者的健康行为,达到健康促进。因此,让患者接受健康的生活方式,去掉不良健康行为,对自己的健康负责,达到卫生健康工作的要求才是患者教育的最终目的。

二、患者教育的内容

(一)疾病知识教育

大多数患者都想了解所患疾病的原因、对健康和生命的危害程度、预后,以及如何控制疾病,他们对卫生知识的需求程度远高于健康人群,针对患者进行防病治病教育是患者教育的重要内容。教育的目的是有利于防病治病,宣教的重点是医疗干预的作用、方法、效果,有利于疾病恢复的生活、卫生行为。应客观真实,不能强迫、恐吓。而对于预后恶劣的疾病,如癌症等,一般应征得亲属的配合实行保护性医疗制度。不同疾病有不同的宣教重点和内容,在此不一一列举。

(二)疾病预防教育

全科医生作为以家庭为单位的各年龄组人群初级保健的提供者,有责任告知疾病的危险因素,促进人们采用适当的预防保健措施。以冠心病的

预防保健教育为例。冠心病的危险因素有年龄(男性大于 45 岁,女性大于 55 岁),有早期冠心病的家族史(父亲或其他男性一级亲属在 55 岁前,母亲或其他女性一级亲属在 65 岁前,发生明确的心肌梗死或猝死),吸烟,高血压(血压高于 140/90mmHg),糖尿病,高密度脂蛋白($<35mg/dl$),高甘油三酯水平,久坐的生活方式,肥胖,不良饮食习惯(高饱和脂肪、低抗氧化剂、高热量),高应激性格,35 岁以上服用口服避孕药的吸烟者,其他闭塞性血管炎疾病史。全科医生应熟知这些危险因素,向社区人群和冠心病患者进行宣教,了解患者已具备哪些危险因素,在此基础上进行预防宣教,并针对不同的人群督促其采取针对性的预防行为。如对患者的预防行为建议有:营养及胆固醇水平的控制,高血压的控制,戒烟,运动,阿司匹林预防,妇女绝经后激素替代治疗,减肥,减少压力,家庭配合。

对健康人群的筛选建议是:①对 20～30 岁人群每 5 年测定一次胆固醇和高密度脂蛋白。②至少 2 年测一次血压。③每 5 年更新一次家族史。④更新吸烟状况。⑤每 5 年测一次空腹血糖。⑥每周中等量运动少于 30 分钟者应每 5 年检测一次运动水平。⑦将体重控制在 21～25kg/m²(通过体重质量指数 BMI 计算,体重质量指数＝体重的公斤数/身高²,身高以米为单位)。⑧每年测定情绪状况。⑨对所有人进行冠心病风险分析。而对于预防冠心病的健康生活方式适用于所有人。如保持理想体重,低脂肪、低胆固醇摄入(脂肪摄入$<30\%$卡路里数,胆固醇摄入$<300mg/d$),碳水化合物摄入占总卡路里数的 $50\%～60\%$,增加食物中纤维素含量,钙的摄入每日最少 1g,氯化钠的摄入低于 3g 钠(7.5g 盐),每日多食水果、蔬菜,保证充分的维生素、矿物质、抗氧化剂的摄入。

不同的年龄组人群重点预防的疾病不同,预防知识的宣教内容不同。但健康的生活方式是所有人都应该接受的。已知的常见疾病的危险因素是高脂饮食、肥胖、高血压、吸烟、酗酒、久坐的生活方式、遗传、压力和消沉、糖尿病。应通过宣教方式劝诫患者采取健康生活方式。

(三)定期健康检查教育

定期健康检查对于筛查无症状患者,使其能得到早期诊断和医疗干预,对于健康和生命的维护作用是无法估价的。全科医生应对自己的照顾对象宣教进行定期体检的重要性。定期体检可由全科医生进行,也可到综合医院的查体中心进行。不同

年龄组人群重点体检内容不同。

1. 儿童期健康检查 出生～10岁重点注意发育评估、体格检查、身高体重、视力听力、贫血、铅中毒、饮食偏食、牙齿健康、免疫接种、家庭环境等进行健康检查,并进行预防伤害教育。

2. 青少年健康检查 11～24岁青少年重点注意有无肥胖、身高体重、高血压、视力听力、妇科问题和性传播疾病、高脂血症、酗酒、吸烟,还要注意饮食健康、身体运动、牙齿健康、免疫接种等。

3. 青壮年健康检查 25～64岁健康检查重点有高血压、肥胖、恶性肿瘤(尤其是乳腺癌、宫颈癌、结肠直肠癌、肺癌、前列腺癌)、高脂血症、酗酒、糖尿病、抑郁症、吸烟、身体锻炼情况、饮食健康、牙齿健康、预防伤害等。

4. 老年人的健康检查 65岁以上人群尤其注意高血压、肥胖、恶性肿瘤、视力听力、酗酒、吸烟、糖尿病、饮食健康、身体锻炼等。

(四)改变不健康行为生活方式教育

将有益于健康行为和损害健康行为告知患者并使之遵循有益健康的行为,是全科医疗中患者教育的重要内容。

1. 有益于健康的行为 从上面所举的几个疾病预防教育的事例可以基本归纳出有益于健康的行为如下:①健康饮食,如合理营养、低脂低胆固醇和高钙维生素。②锻炼和保健:适量的运动、定期健康检查,预防接种。③戒除不良卫生习惯:戒酒、戒烟、良好的睡眠、改变过多的坐姿、阳光心态、不滥用药物。④预防伤害意识:使用驾车安全带、摩托车头盔、避免家庭环境污染、酒后驾车、游泳等。⑤求医、遵医,正视疾病:有不适主动及时就医,遵从医嘱,患病后不消极,积极配合治疗。

2. 危害健康的行为 与有益健康行为相悖的行为就是危害健康行为。①不良生活习惯:酗酒、吸烟、失眠、心态封闭、情绪低落、滥用药物、过久坐姿等。②极少体育锻炼,抵制健康检查等。③饮食不合理:多食、偏食、挑食等。④不能正确对待所患疾病,恐病、拒绝治疗等。⑤无预防伤害意识:不使用安全带、酒后驾车、不用摩托车头盔等。

危害健康行为不仅伤害自己,也经常波及他人或家人,对于有不良健康行为的患者要重点教育、摒弃有害健康行为。

(五)亲属教育

家庭是社会最基本的单元,是人生活最密切的社会环境。家庭状况对其成员的身体和精神健康有很大的影响。对于患者来说,家庭成员的理解和配合,家庭经济状态、成员的和睦,都影响着疾病的转归。因此,了解患者的家庭状况,对患者亲属进行宣教,也是患者教育的内容之一。对亲属教育首先要强调对患者的疾病和患者的心态的理解,同样需要了解疾病知识和预防知识,亲属也应熟知有益于健康的行为。更重要的是亲属要配合医生治疗患者,如营造和谐环境,监督患者遵从医嘱。也要配合患者战胜疾病,让其改掉有害健康行为。

(六)最前沿的、更新的公众健康问题介绍

我们生活的时代是科学技术飞速发展的时代,医学研究成果也在快速地更新。全科医生应及时了解公众最关心的健康问题的前沿研究,及时将新的理论、新的防病治病方法介绍给所照顾的人群。

三、患者教育的方法和注意事项

1. 以人为中心,以问题为中心进行宣教是最重要的患者教育方法 全科医学的中心问题是患者而不是疾病。全科医生首先要想到患者,其次才是疾病过程,并围绕患者的需要来考虑问题。患者教育亦是如此。在实施患者教育前,全科医生必须先明确患者的思想顾虑、心理及对治疗方案产生的误解和不了解,从而确定教育内容,由浅入深、由简至繁安排教育程序。切忌在没有弄清患者需要教育的内容前就草率的进行患者教育。下列问题在明确患者需要帮助的内容时很有帮助。这些问题是:你目前存在什么问题?你如何看这个问题?你正在接受什么样的治疗?你认为这种治疗方法对你有什么帮助?你对治疗结果满意吗?你对治疗和你的病情还有什么问题?通过患者的回答,医生可以捕捉到患者的问题所在,进行针对性的宣教。

2. 患者教育的形式多种多样,贯穿于整个全科医疗工作过程当中 患者教育经常是一对一的口头指导,但也可以采取其他形式。在遇到带有普遍性的问题时,可以以小讨论会的形式进行,做卫生健康普及时,可以以讲座形式进行,也可以组织同种疾病患者听卫生知识广播,看教育录像,听有关专家的专业讲座。宣教的内容可以编印成小册子,刊登在社区壁报上,刻录成光盘等发放,以备患者随时反复学习,加深记忆。患者教育的地点通常在家中。诊室就诊时的十几分钟内很难完成满意

的患者教育。但是全科医生应树立牢固的宣教意识,在全科医疗工作中选择适当的时机,利用适当时机,创造适当时机。因此,医生对患者的教育贯穿于整个全科医疗工作中。

3. 患者教育的方式应个体化,针对每一位教育对象的最迫切问题,构建最适合其理解力的教育框架 患者教育的目的是希望患者理解宣教内容,接受宣教内容,按宣教内容去做,改进健康行为。患者的理解力、依从性就是宣教效果好、坏的关键因素。全科医生在采集病史资料时,可以评估患者的文化程度水平以及对问题的理解力,在给患者做体格检查时可以观察患者的合作配合程度,在向患者建议治疗方案时可以通过患者反应判断患者对治疗的接受程度、主观意愿等。在这个过程中,全科医生通过观察既明确了患者最关心的问题,也了解了患者的知识水平、理解力,就可以为这位患者量身定做宣教程序和内容,以获得最佳教育效果。

4. 注意患者的反馈,及时强化教育内容,促使患者改变健康行为 反馈是指患者经过教育后在对健康教育认识方面取得的进展或不足。根据这些反馈,全科医生及时调整教育内容和教育进度。强化是指对教育内容的深化教育或反复教育,并注意对患者取得的进展进行鼓励和赞赏。反馈与强化是检验教育结果、调整教育内容、修正教育程序

的重要依据。教育的结果不仅体现在思想上的接受,还要落实到行动上的执行。也就是说教育的目的是改变患者的健康行为,让其去掉危害健康行为,采纳促进健康行为。这是一个比接受理论还要艰巨数倍的过程,是一个循序渐进的过程。这个过程包括:让患者思想上接受这个理论;充分告知干预的预期效果以及何时能达到预期效果;效果是一点一点取得的,一般是小效果而不是大效果;加上一个新的促进健康行为比去掉一个已经形成的危害健康行为要容易得多;要求亲属及全科医疗所有人员协助并监督;随访监测进步并及时鼓励。在这个过程中,全科医生应以高度的责任感和极大的耐心获取患者的信任并配合,才能达到预期的效果。

5. 患者教育应利用多种渠道和工具,鼓励患者接受来自各方面的医疗知识 除了全科医疗工作者的宣教之外,多种媒体和宣传工作都可以用作医学教育。如广播电台的医学栏目、专家坐诊、专家答疑,电视节目的医学内容,各种电子版的医学科普教材,医学网站的前沿进展等。应鼓励患者接受来自多方面的医学知识,但应警惕来自伪科学以及伪装医学家的欺骗。

(杨艳平 臧益秀)

第 10 章 全科/家庭医学教育培训

学习目标

1. 掌握我国全科/家庭医学教育培训的形式内容

2. 了解国外全科医学教育培训形式内容

全科/家庭医生,是经过全科医学专业训练合格后,在基层医疗服务场所中为社区居民提供人性化、持续性、综合性、协调性健康照顾的专科医生。通过全科医生的工作,能解决社区居民中 80%～90% 的健康问题,而对其余不能处理的 10%～20% 左右的健康问题能够给予及时的鉴别和相应转诊,最终通过协调性服务加以解决;此外,全科医生在履行个体患者照顾的职责时,还需具备群体健康促进和服务的思想与技能,并能通过对个体患者健康问题的有效管理达到群体健康状况改善的目的。因此,全科医生需要具备更高的综合素质。本章中将较为系统地介绍全科医生的知识、技能和态度、国内外全科/家庭医学的教育体系、培训内容与培训方式、培训场所等具体问题。

第 1 节　全科医生的知识结构与能力

一、全科医生的知识结构

全科医生所面临的任务与其他专科医生明显不同,学科特点和他们所服务社区居民的健康需求,决定了他们在专业训练中所掌握的知识既全面又有一定的选择性。从总体上看,全科医生的知识结构应包括以下四个方面:

1. 以解决健康问题/疾病为中心的学科知识　全科医生首先是一名服务于临床工作第一线的临床医生。熟练掌握解决社区常见健康问题/疾病的知识与技能是对一名全科医生最基本的要求。最基本的医学知识包括基础医学和临床医学知识。

2. 全科/家庭医学的基本理论知识　全科医生应熟练掌握全科医学的基本理论和原则,并用以指导临床实践。内容主要包括全科医学的基本理论和方法、临床思维模式、社区常见健康问题/疾病的处理方式与技巧等。

3. 提供以患者为中心照顾的学科知识　医疗服务中最根本的纽带是良好的医患关系,而建立医患关系的基础是医生首先要了解患者的就医期望和企求,而患者除了患有健康问题外,其还是一个社会的人,他们的保健需求会受社会、家庭和文化等很多因素的影响。所以医生在看病的同时,更应了解患者。要想了解人,光靠医学专业知识则远远不够,就需要选择性地学习和掌握人文、社会等学科的知识,如心理学、社会学、伦理学、人际交往、医学心理学、家庭动力学理论、社会医学、医学伦理学等。在训练过程中,将这部分内容融会贯通在患者的诊疗过程中。

4. 以人群为背景提供卫生服务和进行科学研究的相关知识　为更好地贯彻以社区为导向的医疗服务原则、为个人和群体提供科学有效的健康照顾,全科医生还需要掌握公共卫生学或预防医学、社会医学、卫生统计学、流行病学、卫生管理学、卫生经济学、卫生法学等学科的知识和技能。

二、全科医生应具备的能力

为适应全科医疗服务工作的开展,更好地服务于社区人群和发展自我,全科医生应具备以下技能:

1. 疾病诊疗的技能　全科医生在疾病诊疗过程中,不像在综合医院里工作的其他专科医生那样拥有高级且多样的检查设备和医疗仪器,而是凭借丰富的知识、长期照顾患者的经验、细心的观察、针对性的体格检查以及对患者家庭和生存环境的了解等手段来对患者的健康问题进行诊疗。因此,要求全科医生具备与疾病诊疗相关的基本技能,如熟练的问诊技术、体格检查技术、基本的实验室检查和检测的技术等。

2. 健康问题/疾病的识别及处理技能　全科医生作为守门人,要能处理社区居民 80%～90%

的各科常见健康问题/疾病；通过协调性服务对患者健康问题进行连续性照顾；同时，要求全科医生要具备对疑难危重问题给予及时识别和转诊的能力。

3. 个体和群体相结合的服务技能 全科医生不仅具备服务于社区中个体患者的能力，同时还要具备着眼于社区人群的生态学特征和健康问题特征，在科学研究的基础上，为社区居民群体提供适当的医疗、预防、保健、咨询和康复等服务的能力。

4. 自我发展的技能 全科医生应具备终生学习的能力、参与科研和教学的能力、信息收集和批判性阅读的能力。在医疗实践中，通过不断地积累经验，始终保持对全科医疗事业的兴趣和热情，以应对事业发展过程中的各种挑战。

5. 团队和事业发展的管理技能 全科医生是全科医疗乃至社区卫生服务团队的核心力量。他不仅是学术核心人物，也是工作团队发展和事业发展的带头人。在工作中不仅要自我发展，也要带领团队在学术和服务中保持先进，同时还要具备一定的机构经营管理能力，如机构的服务质量管理、人事管理、财务管理和药品管理等。

第2节 国外的全科/家庭医学教育

全科/家庭医学教育培训体系在欧美国家已经存在了近40年的历史。目前很多国家都建立了国家级的全科/家庭医师规范化（执业）培训项目，并有严格的全科/家庭医学人才标准与考核制度，全科/家庭医学作为一个新兴临床专业学科在世界上很多国家中建立和发展着，并形成了较为完善的教育体系。

国外全科/家庭医学教育形式主要为三种，包括：医学本科生的全科/家庭医学教育、毕业后全科/家庭医学教育和全科/家庭医学继续教育。在不同国家和地区全科/家庭医学的培训项目的具体内容和方式并不完全一致，但主体框架基本相同，即项目包括了医院内科室轮转和全科/家庭医疗门诊实习两个主要部分。全科/家庭医学教育的总目标兼顾了医德、医术和医业三个方面，其特定教学目标则根据不同教育阶段而不同。

一、医学本科生的全科/家庭医学教育

在美国、英国、加拿大、澳大利亚、新加坡、以色列等许多国家，几乎所有的医学院校都设有各种形式的全科/家庭医学教学部门，并在医学生中开设全科/家庭医学的相关课程。全科/家庭医学的教学在医学院中的开展，带动了全科/家庭医学住院医师训练项目的进一步发展和实施，从而也使得进入社区执业的全科/家庭医生数量的增加，促进社区卫生服务和全科医疗服务发展。

（一）教育的目标

医学本科生全科/家庭医学教育的目标，并不是培养一位合格的全科/家庭医生，而是尽量使所有的医学生都了解全科/家庭医学的基本理论、观念及其核心知识与技能；培养他们对全科/家庭医学的兴趣，希望他们毕业后能选择全科/家庭医学作为自己的终生职业。因此，即使医学生毕业后不选择进入全科医学住院医师培训项目，这一阶段的培训对他们仍然有益。

（二）培训时限

各国医学院校中开展全科医学教育的时限不等，一般在4～10周左右，开设的形式各异。如澳大利亚将全科医学教育作为连续性的课程对本科生开设，学生在不同的学期内可以在大学学习相关的理论课程、到城市全科医学诊所见习、到农村医院了解常见健康问题的诊疗情况等。

（三）培训内容与方式

医学生中开展的全科医学教育的内容各异，但多集中在全科医学的基本概念与基本理论、临床思维、医患关系与人际沟通技巧等。对医学生开展全科医学教育的形式分为必修课程和选修课程，不同国家或地区开设的阶段不同，但多数国家放在临床实习阶段开设，教学的方式多选择在全科医疗诊所见习或实习，如此可以使学生实际体会到全科医学学科的真正内涵。

二、全科医学住院医师培训

全科医学住院医师培训（family medicine or general practice residency training program），又称为全科医学的毕业后教育（family medicine or general practice postgraduate training），在有些国家又将之称为全科医学的专业培训（vocational training program on general practice），其是指医学生完成高等医学院校的本科教育后，接受的全科医

学专业培训。全科医学住院医师培训是全科医学教育的核心,也是全科专科医师培养的关键环节,在全科医学教育体系建设比较成熟的国家,都开展了此项培训。它多由大学的全科/家庭医学系负责组织实施。训练场所包括能够训练临床诊疗技能的大型综合性医院和能够训练全科医学诊疗思维和社区群体照顾的社区全科医疗诊所或医疗中心。

(一) 培训的目标

全科医学住院医师训练的总目标,是通过培训造就出医德、医术、医疗执业管理三者兼备的全科医生,以照顾患者及其家庭大部分的健康问题,满足社区居民的医疗保健需求。其具体目标包括:

①与应诊相关的各种知识、技能和态度。②与服务的具体情境相关的目标,包括考虑个人的社区环境、医疗资源和服务体系的利用、医疗服务的成本效益原则等。③与服务的组织相关的目标。④与职业价值观和性质相关的目标,包括医生的态度、价值观和责任等。⑤与全科医生业务发展相关的目标,包括终生学习能力、自我评价能力、参与适当的教学和研究、医学信息的批判性思维等。

(二) 培训时限

各国不等,一般为 3～4 年。表 10-1 所列为美、英等国的全科/家庭医学住院医师培训项目的时限及时间分配情况。

表 10-1 美、英、加拿大等国全科/家庭医学住院医师培训的时限及时间分配情况

国家	时限(年)	时间分配	培训方式	备注
美国	3	2 年	医院科室轮转	
		1 年	全科医学门诊	
加拿大	2	15 个月	医院科室轮转	第3年主要为操作技能训练,如急诊医学、家庭医学、产科、精神科学和外科学高层次技能训练等
		8 个月	全科医学门诊	
		2 个月	自选科目	
英国	3	2 年	医院科室轮转	
		1 年	全科医学门诊	
澳大利亚	3	1 年	医院科室轮转	如到农村地区工作,一般为 4 年
		2 年	全科医学门诊	
以色列	4	21 月	全科医学门诊	21 个月的家庭医疗诊所实习分成 2 个部分,前者是项目开始的前 9 个月;后者为医院轮转完后的 12 个月
		27 月	医院各科轮转	

(三) 培训方式与内容

1. 培训方式 培训方式分为:①医院各科轮转,一般占总学时的 2/3。②社区全科/家庭医疗诊所实习,一般在医院各科轮转后安排,也可与医院轮转有所交叉,一般占总学时的 1/3。③长期穿插性小组讨论或学习,它贯穿在整个住院医师训练项目的过程中,通常每周 1～2 个半天,地点多在社区诊所,主持学习的老师多以全科/家庭医生为主,并辅以其他学科的教师共同带教。

2. 培训内容 培训的内容框架一般包括:①诊疗各种疾病和健康问题的各种知识和技能。②与诊疗健康问题相关的人文社会科学知识和技能。③全科/家庭医学学科特殊的服务态度与职业价值观。④科学研究的技能。⑤与个人执业生涯相关的能力培养,包括终生学习能力、自我评价能力、批判性思维能力等。

在全科/家庭医学住院医师训练项目的各阶段都有相应的目标和要求,学习结束、达到要求并通过专科学会考试者,方可获得毕业证书与全科/家庭医师专科学会会员资格。

以色列的医学教育系统与美国相近,其家庭医学住院医师培训项目的时限长于美国一年,但是在培训项目的运作和内容上具有独到之处,下面以特拉维夫大学家庭医学住院医师培训项目为例,说明全科/家庭医学住院医师培训项目的基本构架。

以色列特拉维夫大学家庭医学住院医师培训项目的训练年限为 4 年。其中包括 21 个月的全科医学科(全科医疗诊所)实习和 27 个月的医院临床科室轮转。21 个月的全科医学科(全科医疗诊所)实习又分为两部分:4 年住院医师培训项目中的前 9 个月的社区全科医学门诊见习和住院医师培训项目的最后 12 个月的社区实习。因此,整个训练项目共由三个阶段组成:

第一阶段:前 9 个月的社区全科医学训练,内容包括:

(1)跟随临床指导教师负责不超过 700 个患者的医疗照顾。

(2)深入了解全科/家庭医学基本原则、患者家庭对健康和疾病的影响,了解所在社区和人口学特点、全科医疗服务管理等。

(3)参加社区有计划的健康促进、筛检、危险人群的(糖尿病、高血压等)的控制等活动。

(4)参加所在基层医疗服务团队的会议和其他常规活动。

(5)参加诊所里患者的会诊和病例讨论活动。

(6)受训者必须记录患者的病历,并保证其准确性和可靠性对慢性病病例进行登记。

(7)把阅读相关杂志和参考书、研究作为完整实习活动的一部分。

(8)必须保证至少每周一次到当地医院学习,病房主任或学系主任安排相关活动或值班。

(9)每周半天的家庭医学专业资格证书项目学习等。

第二阶段:医院内训练(即:医院科室轮转),时限为 27 个月。

在完成前 9 个月的社区实习之后进行。内容分为必修和选修科目,其中必修时限为 21 个月,包括在内科 12 个月、儿科 6 个月、精神卫生 3 个月的轮转实习,选修科目时限为 6 个月,要求至少轮转两个科室,可供选修科室包括皮肤科、眼科、妇科学、外科学、耳鼻喉科学、老年病学、风湿病学、整形外科、康复医学或急诊医学。

医院科室轮转期间,每周安排半天参加由家庭医学系教师主持的社区常见健康问题的管理、家庭医疗服务等相关专题的小组讨论。

第三阶段:最后 12 个月的"独立临床工作",训练内容包括:

(1)内容涵盖了前 9 个月全科医疗见习的内容,更强调家庭功能评价的工具及家庭危机的应对策略、居家照顾方法、医患交流技巧、基层医疗中的伦理学问题、科学研究方法、社区为基础的照顾、医疗管理、社区常见健康问题的诊疗和长期管理技能等。

(2)同时更强调了对患者全面管理的责任,独立地负责诊所或机构内相对固定数量的患者(一个全职的家庭医生应负责 1600 个左右患者)。

(3)指导教师可以随时为受训者提供业务咨询和指导,并且保证受训者与其导师规律联系的时间。

(4)受训者必须参加诊室的会议和诊所内其他教学活动。

(5)在该项目的社区实习过程中继续参加每周一次的家庭医学专业资格证书项目的学习等。

三、全科/家庭医学的继续教育

全科/家庭医学继续教育(continuing medical education in general practice)在很多国家中都作为全科/家庭医生终身学习的主要方式,而且为促使全科医生始终能够担当得起照顾居民健康的责任,他们在全科医生资格再认定程序中对其参加继续教育项目有严格的科目规定和学分要求。如美国家庭医疗专科委员会(ABFM)规定:对于已获得家庭医学专科医生资格的家庭医生,要求每 7 年必须参加美国家庭医师委员会(ABFP)的专业资格再认定考试,而取得继续医学教育学分则是参加再认证考试的必要条件。其专业资格重新认定的目的是保持家庭医生的学术水平和先进性。英国、澳大利亚、加拿大等国家的继续医学教育一般由全科/家庭医师学会负责组织实施,形式各异,包括一些单独为全科医生设立的全科医学继续医学教育项目、参加国际、国内的学术会议、各种专题讲座、研讨会、科研活动、住院医师带教、网上学习等。

在全科/家庭医生的住院医师培训中,行为科学、人文社会科学的内容大大超过了专科医生;流行病学观点与方法也得到突出的强调。某些特定专业,如:老年医学、精神医学、急诊医学、临床营养学、运动医学、皮肤科学、康复医学、替代医学等,由于其在社区卫生服务中的重要作用,而成为广大全科/家庭医生热门的继续医学教育的备选科目。

四、全科/家庭医学的研究员训练/学位教育

美国家庭医生学会(AAFP)将研究员训练/学位教育(fellowship programs)定位于住院医师训练和继续教育之间的一种特殊的专业化教育,其目的是培养全科/家庭医生特殊的专业能力,以利于从事特殊医疗照顾或成为称职的家庭医学教师。训练内容多以老年医学、运动医学、科学研究项目设计及实施、师资的基本技能培训等常见。

此训练项目的培训时限多为 1~2 年,经费多来自政府、大学、基金会的支持或医生个人。参加的学员多为有志成为全科/家庭医学教师的全科/家庭医生。有的国家还把该项目与研究生学位教育整合,在学员完成训练项目合格后,发给家庭及社区医学硕士学位证书。

五、全科医学专业研究生教育

在美国、加拿大、新加坡和马来西亚等国家,已开展了全科医学专业研究生教育。其教育目标多集中在培训学科骨干和全科医学的师资,提高科研能力。加拿大全科医学研究生项目的教育目标主要是培训师资和学科骨干,在其项目结束时不要求所有的学生都做科研课题,项目中强调最多的是教学能力和领导团队的能力。

第 3 节　中国内地的全科/家庭医学教育

一、大陆全科医学教育的引入

中国大陆在 1980 年代后期引入全科医学概念。1986 至 1988 两年间,中华医学会派代表参加了在英国伦敦和香港举行的世界家庭医生组织(World Organization of Family Doctors,即 WONCA,)年会及亚太地区会议,并邀请了当时的 WONCA 主席 Dr. Rajakumar 和李仲贤医生(Dr. Peter Lee,1992~1995 年间担任主席)访问北京,随后即由李仲贤医生进行了多次高层访问和研讨,介绍全科医学的概念及其在国外所取得的成效。在国内外热心人士的积极努力下,1989 年 11 月在北京首都医科大学召开并成立了北京全科医学学会。与此同时,还得到了 WONCA 的中国大陆全科医学发展援助计划项目的支持,两名来自加拿大和中国台湾的 Brian Cornelson 医生和李孟智医生于 1991 年和 1992 年间在北京首都医科大学全科医学培训中心任教,主要进行全科医学概念和理论的传播、师资培训以及全科医疗服务模式的试点尝试与研究。1993 年 11 月中华医学会全科医学分会成立,标志着我国全科医学学科的诞生。全科医学的基本理念,在卫生行政部门和教育行政部门的支持下,通过中华医学会全科医学分会和首都医科大学全科医学培训中心教师的积极工作与努

力,逐渐传播到了祖国的大部分地区。

二、中国大陆全科医学教育的发展

全科/家庭医学的概念在 20 世纪 80 年代后期引入中国内地医学界以来,经历了从无到有、从培训项目不规范到逐渐建立起了比较完整的全科医学教育体系的发展过程。

(一)全科医学教育开展概况

全科/家庭医学在过去十余年的探索和实践中,取得了较大成效,在借鉴国外、香港和台湾地区教育模式的基础上,结合大陆医学教育的实际情况,目前已经初步形成了具有中国特色的全科/家庭医学教育体系。但从全科/家庭医学教育发展来看,中国内地的全科/家庭医学教育仍处于发展期,要进入成熟期还需努力。

从全国范围来看,开展全科/家庭医学教育的主要形式包括:医学本科生的全科医学教育、全科医学住院医师培训、全科医学研究生教育、全科医学继续医学教育、全科医师岗位/骨干/规范化培训、全科医学师资培训等。其中全科医学岗位培训是目前中国大陆全科医学教育的重点。

近 20 年来,从全科医学的教育、服务以及政策的配套上来看,都有了很大幅度的进步。但由于我国与发达国家在观念、服务与教育体制、付费机制、师资和基层卫生人力等方面存在着许多差别,全科医学的发展仍面临不少困难。尽管如此,居民对全科医疗服务的需求是迫切的,只要广泛研究各国经验、博采众长,发挥我国自己的优势,相信一个较为完善的全科医学教育和服务体系即将形成,由此带来更高质量的全科医疗服务会使更多的百姓受益。

(二)全科医学教育相关机构的成立

我国大陆原本没有专门的全科医学教育机构。1989 年,我国成立了第一个全科医学培训中心,即首都医科大学全科医学培训中心,其前身是首都医科大学社会医学教研室。该培训中心教师的积极努力工作,使得全科医学概念得到广泛传播。在 90 年代初期一些城市的卫生行政机构(如卫生局的科教部门)和地区医学会、中等医学职业学校等机构,陆续开展了全科医学教学的组织管理工作,全科医学的理论和师资培训在这些城市陆续开展。随着政府部门对全科医学和社区卫生服务工作的进一步重视,以及社区卫生服务政策陆续出

台,2000年7月,卫生部科教司牵头组织成立了卫生部全科医学培训中心,挂靠在首都医科大学,并同时赋予了该培训中心担负着全科医学教育培训、科学研究、师资培训、政策研究、国内外交流等任务。随后,各地纷纷成立省级和市级等不同级别的全科医学培训中心,积极地开展全科医学的师资培训和全科医学岗位培训工作。截止到2005年,在上海、浙江、安徽、广州、河南、陕西、山西、黑龙江、云南、新疆等28个省/直辖市建立了省/市级全科医学培训中心。这些培训中心在全科医学师资队伍建设和针对基层医生进行的全科医学的岗位培训工作中起着核心骨干作用。

全科医学培训中心在各地纷纷建立的同时,一些医学院校也开始成立了全科医学教研室或系,没有单独成立教研室或系的大学,也由其他的教学单位(如预防医学教研室)来承担全科医学教研室的功能,针对医学本科生、成人夜大学生以及在职医生等不同对象,开设了全科医学概论和全科医学社区实习等课程,广州、徐州、滨州等医学院校尝试开展了临床医学专业全科医学方向本科生学历教育项目。

2002年,全国全科医学培训网络成立,2003年12月中国医师协会全科医学分会成立,2006年教育部高等学校医药学科(专业)教学指导委员会全科医学教学指导分委员会成立。这些机构在全科医学学科建设、全科医学师资培训和全科医生骨干培训工作中发挥了非常重要的作用。

(三)全科医学教育相关的政策

从1997年开始,政府陆续出台了一系列政策和文件,促使中国大陆全科医学的发展有了重大突破。

1997年的《中共中央、国务院关于卫生改革与发展的决定》中,其明确指出要"加快发展全科医学、培养全科医生"。接着在1999年12月,卫生部召开了"全国全科医学教育工作会议"。本次会议的召开,标志着我国全科医学教育工作正式启动,并进入一个规范发展的阶段。

2000年初,卫生部颁发了《关于发展全科医学教育的意见》、《全科医师规范化培训试行办法》和《全科医师规范化培训大纲(试行)》、《全科医师岗位培训大纲》、《社区护士岗位培训大纲》、《全科医学社区培训基地基本要求》。《关于发展全科医学教育的意见》中提出了我国全科医学教育发展的目标:到2000年,构建全科

医学教育体系基本框架。在大中城市积极开展以在职人员转型培训为重点的全科医师岗位培训工作,开展毕业后全科医学教育试点工作;到2005年,初步建立全科医学教育体系,在大中城市基本完成在职人员全科医师岗位培训,逐步推广毕业后全科医学教育工作;到2010年,在全国范围内建立起较为完善的全科医学教育体系,形成一支高素质的全科医生队伍。

2006年2月24日,国务院召开全国城市社区卫生工作会议,在出台的《国务院关于发展城市社区卫生服务的指导意见》中提出:到2010年,实现全国地级以上城市和有条件的县级市要建立比较完善的城市社区卫生服务体系的工作目标。还提出了关于加强社区卫生服务队伍建设的意见。随后多个部委为落实指导意见精神,也出台了相应的配套文件,其中由人事部、卫生部、教育部、财政部和国家中医药管理局联合出台的《关于加强城市社区卫生人才队伍建设的指导意见》中提出了加强全科医学教育和学科建设;2010年之前完成社区卫生服务人员的岗位培训;积极开展全科医学规范化培训工作,到2010年各省(市、区)都要开展全科医学规范化培训,逐步建立健全全科医学规范化培训制度;完善全科医师任职资格制度,规定了全科医师的职称系列等。国务院全国城市社区卫生工作会议的召开,为我国社区卫生服务深入开展和全科医学教育体系完善提供政策保障。卫生部委托中国医师协会全科医学分会于2006年11月完成了《全科专科医师培训细则》、《全科专科医师培训基地评估指标体系》制定工作。

2007年,我国卫生部为贯彻落实国务院《关于发展城市社区卫生服务的指导意见》和人事部等五部委《关于加强城市社区卫生人才队伍建设的指导意见》,促进"中西部地区城市社区卫生人员培训项目"的顺利实施,落实城市社区卫生人才培养工作,组织专家制订了《全科医师岗位培训大纲》、《全科医师骨干培训大纲》。

2010年3月,我国发展改革委等6部委颁发了《以全科医生为重点的基层医疗卫生队伍建设规划》,提出了要采取学历教育、规范化培训、转岗培训和继续医学教育等多种途径,分阶段、分步骤地建设一支与我国基层医疗卫生服务需求相适应的全科医生队伍。要积极引导高等医学教育改革,本专科医学类专业教育开设全科医学必修课程,加强对学生在医患沟通、团队合作、健康教育、社区预防

保健、卫生服务管理等方面的培养,强化临床实践和社区实践教学。要加强全科医学学科建设,通过研究生教育等途径加强全科医学师资培养,在临床医学学科下,研究探索、增设全科医学二级学科,鼓励综合医院设置全科医学科。有条件的高等医学院校要建设区域性全科医学培训基地。

三、全科医学教育项目

(一)医学本科生的全科/家庭医学教育

目前,中国大陆已经有近20所高等医学院校开设了全科/家庭医学的课程,并将全科/家庭医学列为必修课或选修课。教学目标与国外基本相同,多定位于传授家庭医学的知识、态度和技能;培养学生对全科/家庭医疗的职业兴趣,为毕业后接受全科医学规范化培训奠定基础;认识全科/家庭医学这一新学科的特点,使毕业后从事其他专科的医生也能够很好地与全科/家庭医师沟通和业务上合作。

综观我国的全科/家庭医学本科教育,由于师资多集中于大学,工作在社区卫生服务中心的医生很少参与教学工作,典型的全科/家庭医疗服务模式在基层尚未推开,所以教学的场所几乎局限于大学的课堂,教学内容多集中于全科/家庭医学的基本理论,而见习或实习的课程较少,甚至缺如。因此改进的前提在于发展全科/家庭医学学科、培训师资、更多地利用社区卫生服务中心或站作为教学的场所。在美、英、以色列等国常能聘请在基层开业有成就的/或基层医生担任医学生的指导老师或荣誉教师,可以取得教学相长和传授临床实践经验的效果,值得我们学习。

(二)全科/家庭专科医师培训项目

全科/家庭专科医师培训项目,亦称全科医学住院医师培训项目。

1. 培养目标 通过全科专科医师教育,培养具有高尚职业道德和良好专业素质、掌握专业知识和技能,能以人为中心、以维护和促进健康为目标,向个人、家庭与社区居民提供综合性、协调性、连续性的基本医疗保健服务的合格全科医生,并成为社区卫生服务的骨干。

2. 培养方法 培训内容分三个部分,即全科医学相关理论、临床科室轮转、社区实习。

(1)全科医学相关理论学习,时间为3个月,采取集中授课和自学的方式进行。

(2)临床科室轮转时间为26个月。在轮转期间,学员参加"临床培训基地"中的主要临床三级科室和相关科室的医疗工作,进行临床基本技能训练,同时学习相关专业理论知识。相关管理制度依照临床实习管理制度要求执行。

此外,在医院轮转期间,每周安排不少于半天的集中学习,以讲座、教学研讨会与案例讨论等方式,学习全科医学相关问题与相关学科新进展。同时每月安排1天到社区基地参与社区卫生服务工作。

(3)社区全科医疗诊所实习时间为7个月。要求学员在社区培训基地工作,并在导师的指导下开展全科医疗和社区卫生服务工作。社区教学基地指定专门教师实行一对一带教。

为了强化全科培训学员在全科诊疗中的防治结合以防为主的意识与技能,我国广东等省在全科/家庭专科医师培训项目还安排了为期2个月的疾病预防控制中心和妇幼保健机构的实习轮转。

项目内容与时间分配,见表10-2。

目前,由于人们特别是医学院毕业生尚未形成全科医生也是高层次专科医生的概念,故毕业后选择全科住院医师培训的比例较少、积极性不高。同时在培训过程尚存的一些管理和政策上的问题、培训后的就业和经济收入问题等成为挫伤学员参加培训的积极性的重要因素。

表10-2 全科专科医师培养的方法(内容及时间分配)

阶段	内容	时间	具体内容及时间分配	
第一年	理论课学习	1个月(可分散上课)	综合素质培养相关课程	64学时,其中40学时自学
			全科医学概论	88(学时)
			医患关系与医学伦理学	24学时
	临床科室轮转(必修)	11个月	内科(共12个月)	11个月

续表

阶段	内容	时间	具体内容及时间分配	
第二年	理论课学习	1个月(可分散上课)	综合素质培养相关课程	118学时,其中46学时自学
			康复医学	40学时
			临床心理咨询	24学时
	临床科室轮转(必修)	11个月	内科	1个月
			急诊科	2个月
			儿科	2个月
			外科	2个月
			妇产科	1个月
			传染科	1个月
			精神科	1个月
			康复科	1个月
第三年	理论课学习	1个月(集中上课)	实用卫生统计与流行病学原理与方法	52学时
			科研设计与论文撰写	16学时
			社区卫生服务管理	40学时
	临床科室轮转(必修)	2个月	眼科	0.5个月
			耳鼻喉科	0.5个月
			皮肤科	1个月
	临床科室选修(选修)	2个月	可选修科室包括:影像科、口腔科、中医科,或自选的其他科室	每科室选修时间不低于0.5个月,最多为1个月
	社区全科医疗诊所实习	7个月	* 完成细则要求 * 完成毕业论文	7个月

注:每个月按22天计算;理论课学时按每天6学时计算

(三) 全科医学专业研究生教育项目

我国已从2005年开始在上海和北京的医学院校中招收全科医学专业硕士研究生,2006年在北京的首都医科大学开始招收全科医学专业博士研究生。培训项目的时间均为三年,训练内容因科学学位和专业学位的类别不同而有所区别。

教育部下发的《关于加强高等医学院校全科医学、社区护理学教育和学科建设的意见》(教高〔2006〕(3号)文件中明确提出高等医学院校要创造条件积极探索全科医学研究生教育,有条件的高等学校要举办全科医学研究生学位教育,培养全科医学师资和学科带头人。

(四) 全科/家庭医师继续医学教育项目

全科/家庭医师的继续医学教育是一种终生性教育,其目的是通过全科医生在执业期间不断地接受新理论、新知识、新技术和新方法,以保持其专业水平的先进性和服务的高水平。全科/家庭医师的继续医学教育的形式可以采取学术讲座、专题研讨会、学术会议、短期培训班、自学、进修、撰写论文和专著等。

我国卫生部颁发的《关于发展全科医学教育的意见》指出:对具有中级及中级以上专业技术职务的全科医师,按照卫生部的有关规定,采用多种形式,开展以学习新理论、新知识、新方法和新技术为主要内容的继续医学教育,使其适应医学科学的发展,不断提高技术水平和服务质量。根据国家卫生部规定,继续医学教育活动采取学分制,在规定时间内完成规定的学分即被认为完成继续医学教育。

就我国全科医学继续医学教育开展的现状来看,内容针对性不强、未突出全科医学学科特点、不系统,以及缺乏良好师资等,这是影响全科医学继续教育效果的主要原因。

(五) 全科医师岗位培训项目

1. 培训目标 通过培训使学员掌握全科医学的基本理论、基础知识和基本技能,熟悉全科医疗的诊疗思维模式,提高其对社区常见健康问题和疾病的防治能力,具有为人民健康服务的职业道德,能够运用生物-心理-社会医学模式,以维护和促进健康为目标,向个人、家庭、社区提供公共卫生和基本医疗服务,达到全科医师岗位基本要求。

2. 培训对象 从事社区卫生服务的临床类别执业医师。

3. 培训方法 根据各地区实际情况,采取脱产、半脱产的集中培训方式。培训采用理论讲授、小组案例讨论、临床和社区实践相结合的教学方法。参考学时为 500～600 学时,其中理论教学 240 学时,实践教学 260 学时(社区实践不少于 60 学时),有条件的地区可安排 100 学时的选修内容。

4. 培训内容 培训内容分为四个模块:全科医学基础、全科医疗、社区预防、社区保健与康复。

5. 考核与结业 卫生部建立试题库,并统一命题,考核内容分为理论考试和实践技能考核两部分,由省级卫生行政部门统一组织。考核合格者,由省级卫生行政部门颁发《全科医师岗位培训合格证书》。卫生部将对培训效果进行抽查。

1. 培养目标 遵循以全科医学的基本理论为指导,社区卫生需求为导向,实践、思考、学习为方法,培养全科医师的综合服务能力为目标,通过较为系统的全科医学及相关理论、临床和社区实践技能培训,培养学员热爱、忠诚社区卫生服务事业的精神,掌握全科医疗的工作方式,全面提高其对社区常见病多发病的诊断、鉴别诊断、转诊、预防保健和健康教育技能,具有一定的社区卫生服务组织管理能力,达到全科医师骨干的基本要求,成为社区卫生服务队伍中的业务骨干人才。

2. 培训对象 社区卫生服务机构中现从事医疗工作的注册执业医师,并同时具有大专及以上学历、主治医师及以上职称或五年及以上高年资医师。

3. 培训时间与方法 培训总时限为全脱产 10 个月,分三阶段进行,即理论培训 1 个月、临床科室轮转 8 个月、社区实践 1 个月。

4. 培训内容及要求 培训内容分为理论培训、医院科室轮转和社区培训三个部分,具体内容和要求如下:

(1)理论培训:包括全科医学基本理论、医患关系与交流技巧、康复医学、心理卫生、文献收集及利用、常见症状鉴别诊断、临床(轮转)岗前培训等七个内容。

(2)医院轮转培训:包括安排内科 4 个月、急诊 1 个月、急救(院前)0.5 个月、妇产科 0.5 个月、儿科 0.5 个月、外科 0.5 个月、传染科 0.5 个月、机动 0.5 个月。各科实习内容,可根据各地实际情况作适当调整。

(3)社区实践培训:包括一周的理论培训和三周的社区实践。一周的理论培训包括全科医学理论与实践、实用卫生统计与流行病学方法、预防医学、社区卫生服务管理。三周的社区实践内容,包括全科医疗服务技能、社区重点人群保健、全科医疗服务管理、疾病预防控制中心或预防保健机构见习。

5. 组织管理与培训基地 省级卫生行政部门负责培训的组织与管理,并制定具体的培训计划和方案。理论培训:在省级卫生行政部门认定的、具有大专及以上学历教育资质的培训机构承担。临床技能培训:在省级卫生行政部门认定的临床培训基地进行。社区实践:在省级卫生行政部门认定的社区培训基地进行。

6. 考核与结业 考核工作由省级卫生行政部门统一组织。考核内容分为理论考试和实践技能考核两部分。考核合格者,由省级以上卫生行政部门颁发《全科医师骨干培训合格证书》。

(路孝琴)

第11章 循证医学

循证医学（evidence-based medicine，EBM）是20世纪90年代以来在临床医学实践中发展起来的一门新兴学科，被公认为21世纪临床医学发展的必然趋势。20世纪80年代初期，以加拿大McMaster大学著名的流行病学专家、内科学家David L. Sachett为首的一批学者率先对住院医生进行了循证医学培训，取得了很好的效果。1992年，该工作组在JAMA等杂志上发表了一系列循证医学总结性文献，标志着循证医学概念和命名的正式形成。本章主要介绍循证医学的产生背景、定义、证据来源及相关概念，以及如何在全科医疗过程中实践循证医学等。

第1节 概　　述

一、循证医学产生的背景

20世纪中叶以后，临床医学研究发展的主要趋势是研究的信息量剧增，每年有200万多篇文章发表在2万多种生物医学杂志上，年增长率约为6.7％。临床医学研究的迅猛进展不仅导致了众多新诊疗技术的出现，也使许多干预措施的疗效被重新认定，如阿司匹林对冠心病心肌梗死的疗效直至80年代初期仍有较大争论。之后，欧美等多国组织了多中心临床试验，观察了17 000例患者，结果证实口服阿司匹林可显著降低冠心病心肌梗死患者发生心肌梗死后35天的病死率，减少非致命再梗死。1988年，该临床试验结果发表以后，在世界范围内开始广泛使用阿司匹林治疗冠心病心肌梗死，目前使用率高达70％～80％。另外一个例子是，过去的临床药理实验表明，恩卡尼（encainide）

和氟卡尼（flecainide）能降低心肌梗死患者室性心律失常的发生率。1987～1988年，欧美多中心合作进行的心律失常抑制试验，从2315例研究对象的结果发现，服药组病死率明显高于安慰剂对照组（分别为4.5％和1.2％），从而否定了这一疗法，美国随即禁止恩卡尼的生产，并限制了氟卡尼的应用。

临床医学的这些进展在客观上要求全科医生及时更新自己的知识，采用当前最可靠的研究结论指导临床实践，对同一疾病采取规范的诊疗方案，确保患者获得有效的治疗。同时避免因采用尚无可靠证据支持的措施而造成损失。

然而，在实际工作中，现状却是临床医生的医疗行为非常不规范，许多有效疗法没有被使用，而大量尚未被可靠证据证实疗效的疗法被广泛使用，一些已被证实有害的疗法甚至还在临床以及全科医疗中继续使用。如美国在20世纪90年代的一项调查研究显示，在4个州的16个社区，颈动脉内膜切除术使用率的差异高达20倍。产生这种现象的主要原因是，临床流行病学知识的普及不够，临床医生以及全科医生普遍欠缺在众多的研究证据中甄别出可靠证据以指导临床以及社区卫生实践的意识和能力，对从医学杂志等各种渠道获得的证据不加分析地使用的现象非常普遍，甚至仅凭动物试验的研究结果就给予处方。尽管每年有大量的医学文献发表，高质量的临床研究由于其复杂性和困难性而数量有限，多数发表的论文质量不能满足需要。另一方面，繁忙的临床医生从众多的医学文献中迅速找到高质量的研究证据在客观上存在一定困难，使高质量的研究结果发表以后往往不能在临床中迅速推广使用。

临床医疗及全科医疗实践的现状迫切要求对临床医生及全科医生进行临床研究方法学的教育，指导其正确使用所获得的研究证据。同时，对已发表的临床研究文献进行系统分析和评价，将高质量的研究进行归类并向临床医生及全科医生推荐。

综上所述，循证医学在20世纪90年代得到迅速发展，归功于下列四个方面临床医学的客观现状和五个方面的研究进展。临床医学的客观现状使循证医学的产生成为医学发展的需要。①在日常医疗活动中,需要大量有关疾病诊断治疗、预后判断和预防方面的可靠信息。据研究,一个内科医师需要每天不间断地阅读 19 篇本专业的文献,才能基本掌握本学科的新进展。②旧的医学理论知识的不断更新,某些权威专家经验的失误以及大量医学期刊中眼花缭乱,甚至相互矛盾的报道使人们无所适从。③飞跃发展的现代医学技术不同于依赖经验较多的传统诊疗技术。④医师临床工作繁忙,没有更多的时间漫无边际地去搜寻和归纳所需的信息。

近年来,以下五个方面的研究进展,使循证医学的普及推广成为可能。①提出了有效查寻和评价科学依据的策略;②建立了系统评审和扼要总结卫生保健效果的种种机构组织,如 Cochrane 协作网就包括中国在内的 13 个国家、15 个中心;③出版了一些循证医学期刊,发表了大量有效且具有临床使用价值的研究报告;④逐步完善了可供快速检索的信息网络系统;⑤找到了提高医生临床技能和不断更新知识的行之有效方法。

二、循证医学的概念

循证医学创始人之一 David Sackett 教授在 2000 年新版《怎样实践和讲授循证医学》中,再次定义循证医学为慎重、准确和明智地应用当前所能获得的最好的研究依据,同时结合医生的个人专业技能和多年临床经验,考虑患者的价值和愿望,将三者完美地结合制定出患者的治疗措施。循证医学的核心思想是医疗决策,即患者的处理,治疗指南和医疗政策的制定等应在现有的最好的临床研究依据基础上做出,同时也重视结合医生个人的临床经验。

循证医学是遵循科学依据的医学,是指在疾病诊治过程中,将个人的临床专业知识与现有的最好研究证据、患者的选择结合起来进行综合考虑,为每个病员做出最佳医疗决策。其核心思想是医务人员应该认真、明智、慎重地应用从临床研究中获得的最新、最佳研究信息诊治患者。

(一)证据

证据是循证医学的基石,遵循证据是循证医学的本质所在。临床研究者和工作者提供和应用当前最可靠的临床研究证据是循证医学的关键。循证医学中的证据主要指临床人体研究证据,包括病因、诊断、预防、治疗、康复和预后等方面的研究。证据按质量和可靠程度可分为五级(可靠性依次降低)。一级:所有随机对照试验(randomized controlled trials,RCT)的系统评价/Meta-分析。二级:单个的样本量足够的 RCT 结果。三级:设有对照组,但未用随机方法分组的研究。四级:无对照的病例观察。五级:专家意见。在治疗方面,国际公认大样本随机对照试验(RCT)和 RCT 的系统评价(systematic review SR,或 Meta 分析)结果是证明某种疗法的有效性和安全性最可靠的依据(金标准)。但在没有这些金标准的情况下,其他非随机对照试验的临床研究及其 SR 也可作为参考依据,但可靠性降低。非治疗性的研究依据(病因、诊断和预后等)则不一定强调随机对照试验。

(二)医生

优秀的全科医生制定治疗或预防干预方案时应将医生、证据、患者三类要素有机地结合,缺一不可。如果忽视医生个人的临床专业技能和经验,临床或社区实践将有被外在证据左右的危险,因为再好的证据也不一定适合或适用于所有的患者,应该对研究对象、研究方案、研究结果进行辩证的分析和评价,结合具体病例采用有效、合理、实用和经济可承受的证据。如果没有适时使用当前最好的研究证据,临床或社区实践就将有陈旧过时、弊大于利乃至危及患者的风险。合格的临床医生必须真心诚意地服务于患者,制定出最佳的治疗或社区方案。

(三)患者

临床或社区决策时理应考虑患者的要求和价值。医生的任何诊疗或社区干预决策的实施,都必须有患者的参与,只有患者的主动参与和合作,才有可能取得相应的效果。如果患者对科学有益的决策不予合作和接受,则不可能收到良好的效果。所以,平等友好的医患合作关系,是成功实践循证医学的关键之一。循证医学的实施要求医生要充分关心与爱护患者,尊重患者的人权和正当权益,与患者友好合作。只有这样,才能保证有效的诊疗措施取得患者的高度依从,产生最佳效果。

以缺血性脑卒中患者二级预防为例。患者就诊后,医生应根据自己的专业知识和相关的检查对患者做出确切的诊断(包括脑卒中亚型),同时需要患者及其家属了解脑卒中是一种可以预防的疾病，脑卒中发生后不仅应尽早开始治疗，而且应积极实施预防措施以防止再发。当前国际上关于缺血性脑卒中二级预防的大样本 RCT 和系统评价（一级证据）的研究结论为，在降低长期死亡及脑卒中再发率方面，对于颈内动脉狭窄＞70％的患者，颈内动脉内膜切除术和口服抗血小板制剂均有效，前者疗效优于后者，但围手术期风险较高；对于心源性脑卒中患者，口服华发林和阿司匹林均有效，前者疗效优于后者，但口服华发林脑出血风险较高，需要长期监测国际标化比（INR）；对于非心源性脑卒中患者，口服阿司匹林等抗血小板制剂有效，口服华发林弊大于利。选择预防措施应依据上述研究结论，但最后的确定还应充分考虑医生所在医院的条件（能否开展颈内动脉内膜切除术）、患者的经济条件（在抗血小板制剂中，氯吡格雷疗效轻度优于阿司匹林，副反应少，但价格昂贵）以及患者的价值观念（是否愿意冒围手术期的风险？）等。

循证医学与传统医学有着重要区别。传统医学以个人经验为主，医生根据自己的实践经验、高年资医师的指导、教科书和医学期刊上零散的研究报告为依据来处理患者。其结果是，一些真正有效的疗法因不为公众所了解而长期未被临床采用；一些实践无效甚至有害的疗法因从理论上推断可能有效而长期广泛使用。循证医学实践既重视个人临床经验又强调采用现有的、最好的研究证据，两者缺一不可。而这种研究的依据主要强调临床研究证据。

三、循证医学的基本实践过程

案例 11-1

"十五"期间，中国科学院院士陈可冀领衔的课题组进行了"中医药干预冠心病介入治疗（PCI）后再狭窄（RS）的临床研究"，经皮冠状动脉介入治疗以其无需开胸即获冠脉血运重建之效，已成为治疗冠心病心绞痛和心肌梗死的主要有效方法，被公认是心脏病领域里程碑式的进展。然而，PCI术后的RS一直是困扰该领域的世界性难题，其发生率高达 20％～35％，严重限制了其远期疗效。课题组自上世纪 90 年代初期即率先提出"血瘀证与RS密

切相关"的假说，并采用经典活血化瘀方血府逐瘀汤制剂进行干预RS的研究。在此基础上，他们进一步改良制成芎芍胶囊，经 108 例冠心病介入治疗患者小样本随机对照研究显示，芎芍胶囊可明显减少冠状动脉介入治疗后冠状动脉造影随访RS的发生，减少心绞痛复发，并可改善患者的血瘀状态。他们进一步按照循证医学原则采用多中心、随机、双盲、安慰剂对照临床试验方法客观评价活血化瘀中药芎芍胶囊干预PCI后RS的有效性和安全性，结果表明，在常规西药治疗基础上加用芎芍胶囊可以显著减少冠心病PCI后冠脉造影随访再狭窄的发生，并能明显减少术后心绞痛复发和临床终点事件（死亡、急性心肌梗死、重复血管成形术和冠脉搭桥），而且临床应用无明显副作用，为中西医结合干预RS提供了较为可靠的证据。

上述案例中，研究者们在循证医学指导下进行临床研究，并对其进行系统评价，结果表明在常规西药治疗基础上加用中药芎芍胶囊可以显著减少冠心病PCI后冠脉造影随访再狭窄的发生，为中医药干预冠心病PCI后RS的临床应用奠定了良好的基础。

（一）针对具体患者提出临床干预问题

根据患者的病史、体征、检查结果提出需要解决的问题。从临床及社区实践中，发现有关疾病诊断、治疗、病因、预防、预后方面的问题，确定问题所涉及的研究对象、采用的措施、可比较的方案、关心临床及社区干预结果以及检索相关文献资料。

（二）高效率地收集解决问题的最好研究依据

临床研究证据主要有两种类型：一次研究证据（primary studies）：即原始论著，分为试验性研究（experimental studies）和观察性研究（observational studies）；二次研究证据（secondary studies）：即根据论著进行综合分析、加工提炼而成，包括 Meta 分析、系统评价、综述、评论、述评、实践指南、决策分析和经济学分析等。循证医学实践中检索的最佳证据常从上述两类研究证据中获得。但由于在设计、实施、统计分析和论文撰写过程中存在的一些问题，我们获得的研究证据的质量

有较大差别,因此在临床应用前必须进行严格评价。目前,有一些非常好的医学研究数据库,收集和整理了一次和二次研究证据,有的数据库收集的是已经评价过的研究证据(二次文献数据库),筛除了其中有方法学质量问题和缺乏临床意义的研究证据,对于繁忙或者不熟悉各类研究证据评价原则的临床及社区全科医生来说非常有用,如美国内科医师学院杂志俱乐部(ACPJC)、循证医学杂志、Cochrane Library、Best Evidence、Clinical Evidence、Evidence-Based Cardiology 等。

(三)严格评价研究依据的真实性和可行性

对于查寻到的文献资料,临床医师应根据临床流行病学和循证医学评价文献的原则进行严格评价,而不能盲目相信。不同研究类型的文献资料有不同的评价方法。

(四)将研究结果用于指导具体患者的处理

研究证据并不能取代临床判断,文献所获得的结果是所有研究对象的平均效应。由于需处理的患者与临床试验中病例存在性别、年龄、并发症、疾病严重程度、病程、依从性、社会因素、文化背景、生物学及临床特征的差别,因此真实、可靠且具有临床价值的研究证据并不一定能直接应用于每一个医生主管的患者,医务人员必须结合临床专业知识、患者的具体情况、患者的选择等进行综合考虑,作出相应的调整。

(五)对进行的临床实践做出后效评价

评价上述干预方案实践后,患者是否获得了预期的结果,如果与预期结果有差异,找出差距和原因,调整诊断或治疗方案,以便今后进一步提高。

第 2 节 系 统 评 价

案例 11-2

患者,女性,50岁,因腿部有严重溃疡入院治疗,既往有多年的糖尿病史。入院后采取了积极的常规治疗:严格控制血糖,局部清创,应用敏感抗生素等,但效果不明显,请血管外科医生会诊的结果是患者可能需要截肢。由此产生临床问题:如何改善溃疡的愈合并预防截肢?之后在 Cochrane 协作网中查询证据,得到 1 篇系统评价,该评价纳入 5 个 RCT,结果显示:①高压氧治疗能减少严重足部溃疡患者大部分截肢的危险性;②局部生长因子的治疗可以提高溃疡的治愈率。此结果可供临床经治医师决策参考。

上述案例提示如没有系统评价的结果,该女患者将只有通过截肢来保住性命。而通过系统评价医师找到了其他治疗方案,再根据患者的具体临床表现寻求一个危险性最小并适用于患者的最佳治疗方案。使医患关系得到了进一步发展。

前文述及,证据是循证医学的基石。最可靠的证据是所有随机对照试验(RCT)的系统评价。那么,为什么要进行系统评价、什么是系统评价、怎样进行系统评价等,成为实践循证医学需要解决的关键问题。

一、系统评价的概念

随着医学科学的迅速发展,时刻在更新的医学信息使医疗服务的提供者、研究人员、决策者及患者感到越来越无所适从。首先,单一的一项研究可能因方案设计、样本量等方面存在缺陷而使结果不够可靠,而大规模的 RCT 需要消耗大量的人力、物力、财力和时间,往往超过一个单位的承受能力,可行性差;其次,关于同一临床问题的多项研究,由于多方面的原因,结果可能不一致,甚至得出截然相反的结论。由此产生的后果是,一方面,现存研究已经证实的结论难以被大多数临床医师所知、所用;另一方面,这些结论又可能导致某些临床医师依据片面的信息做出错误的决策。而系统评价可以将多个高质量的同质临床试验结果进行合成,相当于扩大了样本含量,提高了统计效率,可以得出较可靠的结论。系统评价可以减少多种偏倚的影响,提高研究结果的可靠性和准确性。同时,也为临床医生节省阅读时间和尽快获得本专业的最新信息提供了条件。

(一)系统评价(systematic review,SR)

系统评价是一种全新的文献综合方法,是对原始文献的二次综合和评价。对某一具体临床问题

（如疾病的病因、诊断、治疗、预后）系统、全面地收集全世界所有已发表或未发表的临床研究，采用临床流行病学严格评价文献的原则和方法，筛选出符合质量标准的文献，进行定性或定量合成（Meta-analysis），得出综合可靠的结论，并强调根据新的临床研究结果对结论及时更新、补充。系统评价的整个过程非常明确，可以限制偏倚，并减少偶然因素的影响，使其具有独特的优点，即具有良好的重复性。

系统评价可以是定性的（qualitative systematic review，定性系统评价），也可以是定量的（quantitative systematic review，定量系统评价），即包含 Meta 分析过程。目前，系统评价与 Meta 分析两个名词常被混用，但系统评价不一定包括 Meta 分析过程，而 Meta 分析也不一定是系统评价。

（二）Cochrane 系统评价

Cochrane 系统评价是 Cochrane 协作网的评价人员按照统一工作手册（Cochrane reviewers' handbook），在相应 Cochrane 评价小组编辑部的指导和帮助下所完成的系统评价。

由于 Cochrane 协作网有严密的组织管理和质量控制系统，严格遵循 Cochrane 系统评价手册，采用固定的格式和内容，统一的系统评价软件（RevMan）录入和分析数据、撰写系统评价计划书和报告，发表后根据新的研究的出现定期更新，有完善的反馈和修改机制，因此 Cochrane 系统评价的质量一般比非 Cochrane 系统评价质量更高，被认为是评价干预措施疗效的唯一最好的信息资源（best single source）。

（三）文献综述

文献综述（review）又称叙述性文献综述（narrative review）或传统文献综述（traditional review）。由作者根据特定的目的和需要或兴趣，围绕某一题目收集相关的医学文献，采用定性分析的方法，对论文的研究目的、方法、结果、结论和观点等进行分析和评价，结合自己的观点和临床经验进行阐述和评论，总结成文，可为某一领域或专业提供大量的新知识和新信息，以便读者在较短时间内了解某一专题的研究概况和发展方向，解决临床及社区卫生实践中遇到的问题。

叙述性文献综述常涉及某一问题的多个方面，如心肌梗死的病理、病理生理、流行病学、诊断方法及预防、治疗、康复等措施，也可仅涉及某一方面的问题如诊断、治疗等。系统评价则集中研究某一具体临床或社区卫生问题的某一方面如静脉使用链激酶治疗心肌梗死的治疗效果，具有相当的深度。因此，叙述性文献综述有助于了解某一疾病的全貌，而系统评价则有助于某一具体疾病的诊治。

二、评价原则

近年来，系统评价或荟萃分析的数量日益增多，方法日趋复杂，但并不表示其结论的绝对真实、可靠。有研究从研究设计、不同研究的可合成性、偏倚的控制、统计分析方法、敏感性分析、应用性等6个方面对86篇荟萃分析进行了质量评价，结果发现仅28%的荟萃分析合格。因此，不论是叙述性文献综述，还是系统评价或荟萃分析，在阅读或应用其结论指导临床实践前，必须对综述的方法及其每一个步骤进行严格评价，以确定文献综述的结论是否真实、可信，否则有可能被误导。评价文献综述的基本原则有以下 8 条：

1. 系统评价涉及的问题必须明确、具体 对于系统评价，其题目应该说明研究对象、暴露因素或干预措施与研究结果之间的关系。

2. 系统评价收集的原始资料必须全面 从作者报告的文献收集方法中可明确收集的原始文献是否包括了发表和未发表的文献，是否漏掉了重要的相关文献。收集的文献越系统、越全面，则综述结论受发表偏倚的影响就越小，可信度就越大。

3. 选择原始文献的标准要恰当 选择原始文献的标准根据研究的人群、干预措施或暴露因素、研究结果和研究方法而不同，在选择标准中应该明确上述 4 个要素：①研究对象的类型：所患疾病类型及其诊断标准、研究人群的特征和场所；②干预措施和进行比较的措施；③主要研究结果的类型：包括所有重要的结果及严重的不良反应；④设计方案：即采用的试验设计类型。

4. 要评价纳入系统评价的原始文献的真实性 由于系统评价是对原始文献资料的再分析和总结，因此，除了进行综述的方法要严格外，原始文献的质量非常重要。对纳入综述的原始文献，应该采用相应的方法进行严格评价。例如：对于治疗性文献综述，应该明确原始文献是否为随机对照试验，是否对随机方案进行隐藏，是否采用盲法衡量研究结果；对于队列研究，随访率和期限是非常重要的；对于危险因素的研究，应该注意两组的基线是否相似,衡量暴露因素和研究结果的方法是否一致等。

5. 评价原始文献的方法的重复性 尽管制订了明确的纳入和评价文献标准,作者也应该说明每一个步骤的具体实施情况,是否采用多人选择与评价文献,他们之间的一致性如何。

6. 评价不同原始文献的结果相似性 采用定性或定量的方法合成不同原始文献的结果前应该评价各个研究结果之间的相似性,即同质性检验。确定各研究结果是否相似有两种方法:一是作图(森林图)观察各研究结果的效应值和可信区间是否有重叠,如果可信区间差异太大,则不适合将不同研究的结果进行合成;另一种方法是进行同质性检验(heterogeneity test),如果同质性检验有显著性差异,则不宜将不同研究的结果进行合成。

7. 系统评价的综合结果及其精确性 在进行结果合成时,不能通过简单比较阳性研究结果和阴性研究结果的研究个数来确定综述的结论,而应该根据研究的质量和样本含量的大小对不同研究给予不同的权重值,并采用与原始研究类似的指标如比值比(odds ratio,OR)、相对危险度(relative risk,RR)、均数的差值(mean difference,MD)等合成结果,同时计算相应的可信区间。

8. 系统评价的结果应用 系统评价报告的结果是所有研究对象的平均效应,而你主管的患者并未在研究中,因此,在考虑系统评价的结果能否应用于你主管的具体患者时,应从三方面进行考虑:①系统评价的结果是否适合于你的患者?可通过比较你的患者与系统评价中的研究对象在性别、年龄、并发症、疾病严重程度、病程、依从性、文化背景、社会因素、生物学及临床特征等方面的差异,并结合专业知识综合判断文献综述结果的外延性。②系统评价结果是否包括了所有可能的临床重要结果?在进行系统评价和应用其结果进行临床决策时应该全面考虑某一措施的疗效和不良反应。例如:激素替代疗法可降低骨折的危险性,但也增加了患乳腺癌和子宫内膜癌的危险性。③权衡利弊,任何临床决策必须权衡利弊和费用,只有利大于弊且费用合理时才有价值应用于患者。例如,告诉患者其患病的真实情况有助于早期治疗和获取患者的配合,但也增加了患者的心理负担,可能降低生存质量。

总之,只有采用科学、严格的方法产生的系统评价才能为临床医疗和社区卫生实践、医学教育、科研和卫生决策提供真实、可靠的信息,在应用系统评价的结论时应该进行严格的评价。

三、系统评价的方法

(一)确立题目,制订系统评价计划书

系统评价的题目主要来源于临床医疗和社区卫生实践,特别是涉及疾病防治方面不肯定、有争论的重要临床或社区卫生问题,以帮助临床专科或全科医师进行医疗或卫生干预决策。在确立题目时,应围绕研究问题明确四个要素,即研究对象所患疾病类型及其诊断标准,研究人群的特征和场所;干预措施或进行比较的措施;主要研究结果包括所有重要的结果及严重的不良反应;设计方案,如治疗性研究应选择随机对照试验。

系统评价的题目确立后,需要制订计划书,内容包括系统评价的题目、背景资料、目的、检索文献的方法及策略、选择合格文献的标准、评价文献质量的方法、收集和分析数据的方法等。

(二)检索文献

系统、全面地收集所有相关的文献资料是系统评价与叙述性文献综述的重要区别之一。为了避免发表偏倚和语言偏倚,应围绕要解决的临床或卫生问题,按照计划书中制订的检索策略(包括检索工具及每一检索工具的检索方法),采用多种渠道检索方法。除了利用文献检索的期刊工具及光盘检索工具(Cochrane 试验注册库,Medline、Embase、Scisearch、Registers of clinical trials)外,还应与同事、专家和药厂联系以获得未发表的文献资料如学术报告、会议论文集或毕业论文等,以便快速、全面获得相关的原始文献资料。

(三)选择文献

根据拟定的纳入和排除标准,从收集到的所有文献中筛选相关资料。例如:拟探索静脉滴注硫酸镁能否降低急性心肌梗死患者的近期死亡率?围绕这一临床问题,如果确定研究对象为急性心肌梗死患者,不考虑梗死的部位、患者性别、年龄。干预措施为静脉使用硫酸镁与安慰剂比较,主要研究结果为 35 天内的死亡率,设计方案为随机对照试验(RCT),则所选临床研究必须符合上述条件。而口服硫酸镁与其他药物进行比较、结果为心肌梗死

后 35 天以后的死亡率或者非 RCT 的文献资料均不能纳入。

文献资料的选择应分三步进行：①初筛：根据检索出的引文信息如题目、摘要筛除明显不合格的文献，对肯定或不能肯定的文献应查出全文再进行筛选；②阅读全文：对可能合格的文献资料，应逐一阅读和分析，以确定是否合格；③与作者联系：一旦被排除的文献将不再录用，因此，如果文中提供的信息不全面而不能确定，或者有疑问和有分歧的文献应先纳入，通过与作者联系获得有关信息后再决定取舍或在以后的选择过程中进一步评价。

(四) 评价文献质量

评价文献的质量是指评估单个临床试验在设计、实施和分析过程中防止或减少偏倚和随机误差的程度，以作为纳入原始文献的阈值、解释不同文献结果差异的原因、进行系统评价敏感性分析和定量分析时给予文献不同权重值的依据。为此，需应用临床流行病学/循证医学评价文献质量的原则和方法进行评价。文献质量的评价强调对内在真实性的评估，即是否存在各种偏倚因素及其影响程度。偏倚主要来源于四个方面：

1. 选择性偏倚（selection bias/allocation bias）发生在选择和分配研究对象时，因随机方法的不完善造成组间基线不可比，可能会夸大或缩小干预措施的疗效。采用真正的随机方法并对随机分配方案进行完善的隐藏可避免这类偏倚的影响。

2. 实施偏倚（performance bias）发生在干预措施的实施过程中，除比较的措施外，向试验组和对照组研究对象提供的其他措施不一样而产生的偏倚。避免该偏倚的措施是标化治疗方案和对研究对象及研究措施实施者采用盲法。

3. 随访偏倚（attrition bias）指在试验的随访过程中，试验组或对照组因退出、失访、不依从治疗方案的人数或情况不一样造成的系统误差。尽量获得失访者的信息和对失访的人员采用恰当的统计学处理方法如意向分析法（intention to treat analysis）可减少其影响。

4. 测量偏倚（measurement bias/detection bias/ ascertainment bias）测量试验组和对照组结果的方法不一致所造成的系统误差，特别是主观判断研究结果时。因此，采用统一、标化的测量方法和对研究对象及结果测量者实施盲法可避免其影响。

为了避免选择文献和评价文献质量人员的偏倚，可以考虑一篇文章由多人或采用盲法选择和评价，也可采用专业与非专业人员相结合、共同选择和评价的办法，对选择和评价文献中存在的意见分歧可通过共同讨论或请第三人的方法进行解决。此外，应进行预试验，以摸索经验，标化和统一选择、评价方法。

(五) 收集数据

根据研究目的，制订调查表，收集有关资料，包括①一般资料：如评价的题目、评价者的姓名、原始文献编号和来源、评价的日期等；②各试验的特征：如研究的合格性、研究对象的特征和研究地点、文献的设计方案和质量、研究措施的具体内容和实施方法、有关偏倚防止措施、主要试验结果等；③结果测量：如随访时间、失访和退出情况、分类资料应收集每组总人数及事件发生率、连续资料应收集每组研究人数、均数和标准差或标准误等。

所有的数据资料均要输入系统评价管理软件（review manager，RevMan），以进行文献结果的分析和报告。

(六) 分析资料和报告结果

资料分析包括定性分析或定量分析两种。

1. 定性分析（non-quantitative synthesis）定性分析常采用描述的方法，将每个临床研究的特征按研究对象、干预措施、研究结果、研究质量和设计方法等进行总结并列成表格，以便了解纳入研究的情况、研究方法的严格性和不同研究间的差异，计划定量合成和结果解释。因此，定性分析是定量分析前必不可少的步骤。

2. 定量分析（quantitative synthesis）包括同质性检验、Meta 分析和敏感性分析三个方面，见第 3 节。

(七) 解释系统评价的结果

解释系统评价必须基于研究的结果，包括分析系统评价的论证强度、推广应用性、干预措施的利弊、对医疗卫生工作的指导作用和研究的意义等。

(八) 更新系统评价

系统评价的更新是指在系统评价发表以后，定期收集新的原始研究，按前述步骤重新进行分析、评价，以及时更新和补充新的信息，使系统评价更完善。

第3节 Meta分析的概念和基本步骤

案例 11-3

采用累计性Meta分析回顾性分析有关静脉滴注链激酶治疗急性心肌梗死(acute myocardial infarction,AMI)的临床试验,1973年,8个RCTs(2432例患者)的Meta分析即证明静脉滴注链激酶能有效降低AMI患者的总死亡率(P=0.01),1978年,25个RCTs(34 542例患者)的Meta分析,P=0.001(包括GISSI-1和ISIS-2),1986年P=0.0001,1987年才在传统文献综述和教科书中推荐常规使用静脉滴注链激酶治疗急性心肌梗死。可见,临床应用比Meta分析的结果整整晚了14年,这期间可挽救多少急性心肌梗死患者的生命。

上述案例中Meta分析证明静脉滴注链激酶能有效降低AMI患者的总死亡率,这一结果比临床应用早了14年,这期间不仅失去了无数个急性心肌梗死患者的生命,而且浪费大量的人力物力。系统评价提供了一种有效利用已有研究信息的科研方法,既可节约时间、精力和费用、避免重复研究,又可缩短研究结果临床应用的时间。

Meta分析(Meta-analysis)国内有学者将其译为"荟萃分析"、"元分析"、"综合分析",也有人转译为"分析的分析"、"资料的再分析"等。Meta分析思想的起源最早可追溯于20世纪20年代,R. A. Fisher提出对若干独立试验结果P值的合并方法。该方法于1976年由G. V. Glass首次命名,最初应用于心理学、教育学等社会科学领域,现已广泛应用于医学健康领域,可针对关于诊断、治疗、预防和病因等方面的问题而进行综合评价。

一、Meta分析的定义

不同的学者对Meta分析的描述不尽相同。Meta分析最初的含义是从文献中搜集足够多的研究结果,经统计分析后加以汇总。目前认为,1991年Fleiss和Gross的定义较为确切。他们的定义是,Meta分析是一类统计方法,用来比较和综合针对同一科学问题所取得的研究结果,比较和综合的结论是否有意义,取决于这些研究是否满足特定的条件。这一定义既明确了Meta分析的目的是比较和综合多个同类研究结果,也阐明了Meta分析和其他统计方法一样对资料有一定要求,而不是任何研究都可被用来进行Meta分析,因此得到了大多国内外学者的认同。所以,可以将Meta分析定义为,Meta分析是一种统计分析方法,它是将具有相同研究目的的、多个独立的、可以合成的临床研究综合起来,进行定量分析的研究方法。如果没有明确、科学的方法收集、选择、评价临床研究资料,单纯采用统计方法将多个临床研究进行合成并不能保证结论的真实性和可靠性。

进行Meta-分析的目的在于:①增大样本量,减少随机误差,提高统计检验效能;②客观评价单个研究结果不一致的矛盾;③发现以往单个研究未明确的新问题。

二、Meta分析步骤

Meta分析过程同样遵循一般科学研究准则,其基本分析步骤如下:

1. 确定研究目的,设计研究方案 在Meta分析研究开始前,同样需要进行科研设计,明确本次研究目的、意义,确定单个研究的入选范围,文献检索的方法等。

2. 收集文献资料 目前常用的文献检索途径大多数是利用计算机检索,包括光盘检索和网络检索。光盘检索常用的有中国生物医学文献数据库(CBMDISC),美国国立医学图书馆Medline光盘,网络检索资源常用的有中国期刊网,网络Medline,proquest全文数据库等。另外还应当充分利用手工检索、参考文献的追溯,同时注意那些灰色文献(grey literature),如会议论文,未发表的学位论文等难以检索到的文献,以保证查全所有相关文献。

3. 文献资料的筛选 对收集到的资料应按研究目的,结合专业知识作定性质量评价,剔除不合格资料。针对不同类型的研究,有不同的筛选标准。Michael J. Lichtenstein1987年曾提出20条标准作为评估病例对照研究的标准。Guyatt于1993年提出一种简便的评价一篇临床论著的真实性和用途的方法。

总之,应至少从以下三方面来评估一个研究的质量:①方法学质量:即研究设计和实施过程中避免或减少偏倚的程度。②精确度：即随机误差的大小，一般用可信限的宽度来表示。③外部真实性：研究结果可以外推的程度。

4. 资料整理 将入选文献按事先设计的资料摘录表登记，如信息量较大，则可建立数据库来存储数据。

5. 统计分析 在对资料整理之后，进行定量统计分析。定量统计分析是在定性质量评价基础上进行的，其基本步骤见本节"三、Meta 分析的统计分析过程"。

6. 撰写 Meta 分析报告 按照撰写论文的格式将分析结果总结成文。要求阐明分析的目的、文献检索方法及入选标准、统计方法，提供包含有各项独立研究结果的统计图表，敏感性分析结果，讨论可能产生的偏倚及处理办法；最后讨论分析结果的应用价值。

三、Meta 分析的统计分析过程

Meta 分析的统计过程主要有：

1. 研究效应量的统计描述 对于分类变量资料，可采用比值比（odds ratio，OR）、相对危险度（relative risk，RR）、绝对危险度或率差（rate difference，RD）作为各项研究效应的测量指标。对于数值变量资料，可采用加权均数差值（weighted mean difference，WMD），均数差值标准化值（standardized mean difference，SMD）等指标。

2. 同质性检验 亦称一致性检验、齐性检验。检验多个研究结果效应是否同质性。按统计原理，只有同质的资料才能进行合并或比较等统计分析；反之，则不能。因此，同质性检验是合并分析的前提，在进行合并分析之前必须进行同质性检验。

3. 合并分析 根据资料的不同性质对效应综合加权，计算合并效应及其 95% 可信区间，并对综合效应进行统计检验。当多个独立研究的例数不等时，它们的综合效应不等于多个单独效应的平均数。所以，正是通过系统评价才能合理的对多个独立研究效应进行合并。若各独立研究是同质的，则选择固定效应模型（fixed effect model）合并分析；若存在异质性，则需要先分析各研究的设计、研究对象和处理措施，找出影响结果的因素，再根据具体情况采用分层分析方法（stratified analysis）或随机效应模型（random effect model）来合并分析。

4. 敏感性分析 敏感性分析（sensitivity anal-ysis）是指改变某些影响结果的重要因素如纳入标准、研究质量的差异、失访情况、统计方法（固定效应或随机效应模型）和效应量的选择（比值比或相对危险度）等，以观察同质性和合成结果是否发生变化，从而判断结果的稳定性和强度。如果敏感性分析未从实质上改变结果，说明结果可靠性较好；如果得到明显的不同结果，则提示有潜在的重要因素影响对结果的评价，在下结论时应慎重。

第4节　循证医学的应用

一、如何阅读 Cochrane 系统评价报告

Cochrane 系统评价的结构及内容为：

概要：用约 150 字的通俗语言介绍研究目的、内容和主要结果。

摘要：用少于 400 字简介研究目的、方法、主要结果及结论。

背景：介绍所研究的临床或社区卫生问题及所有已有的干预措施，本系统评价所研究的干预措施以及进行本系统评价的必要性和合理性。

目的：本系统评价的目的。

纳入和排除标准：从设计类型、研究对象、干预措施、测量指标四方面定义纳入和排除标准；据此评估该系统评价结果的适用范围。

检索策略：常采用电子检索和手工检索两种方式，列出检索的数据库及检索词和检索方式；据此可判断该系统评价的覆盖广度和代表性。

系统评价方法：详细描述评价者人数及评价方式、文献质量评价标准、资料提取的项目和方法及统计分析方法等。

纳入研究的描述：详细描述检索结果、纳入和排除研究的数量、观察对象、干预措施及测量指标等特征。

纳入研究的方法学质量：详细描述纳入研究的随机方法、分配隐藏方案、盲法及随访率等；据此评估结果的真实性。

结果：列出 Meta 分析或定性分析的结果。对 Meta 分析结果要同时采用文字描述和森林图。为方便读者理解，Cochrane 系统评价要求结果的文字描述应通俗易懂，尽量避免使用过于专业化的术语，同时又要兼顾科学性；既要描述临床意义，又要描述统计学意义，还要指出证据的可靠性。

讨论：一般从结果的小结开始，对包括该系统

评价所纳入的各项研究的局限性以及系统评价本身的局限性进行讨论,以评估结果的真实性和实用性。以便了解该系统评价结果的适用条件和适用人群。

系统评价作者的结论:从这里可得到两类非常有用的信息:一是对所评价的各种干预措施的疗效及其实用性所做的结论;二是对这种干预措施将来继续进行研究的必要性和如何进行研究提出建议。

潜在利益冲突:作者需在此部分申明此系统评价是否与相关事件或人员有利益关系(如是否接受了药厂资助,或是否为该药品的发明人等),以供读者判断研究结果的真实性和可信性。

二、循证医学的资源

1991 年,美国内科医师学会杂志俱乐部(ACP Journal Club)开始对国际上著名的 100 余家医学杂志发表的论著依据文献的科学性和临床实用性进行了筛选,以摘要加专家述评的形式进行发表。此后,各种提供最佳研究证据的期刊、杂志如循证医学杂志(Evidence Based Medicine)等相继出版。1992 年,英国成立了第一家 Cochrane 中心,专门从事收集临床对照试验并进行系统评价的工作,此后荷兰、法国、意大利、挪威、加拿大、澳大利亚、巴西、南非、西班牙、德国、美国、中国亦先后成立了 Cochrane 中心。为了协调各个国家和地区 Cochrane 中心的工作,1993 年在英国成立了国际协作组织 Cochrane 协作网(http://www. cochrane. org/),成为目前开展循证医学最有成效、最有影响的实体,其产品由 Cochrane 图书馆向全世界发布。

中国 Cochrane 中心暨中国循证医学中心于 1999 年在四川大学华西医院成立,目前已在开展循证医学教育、收集国内完成的高质量临床研究文献及进行系统评价研究等方面进行了大量工作。循证医学的证据来源目前主要有以下几种。

(一)Cochrane 图书馆

目前最全面的系统评价和临床对照试验研究数据库,治疗研究证据的最好来源。提供的证据包括四个部分:Cochrane 系统评价资料库,包括各 Cochrane 专业组完成的对各种疗法的系统评价(分全文和研究方案);Cochrane 临床对照试验资料库,包括全世界 Cochrane 协作网成员从有关医学杂志、会议论文集和其他来源收集到的临床对照试验的引文和摘要;疗效评价文摘资料库,主要收集 Cochrane 系统评价以外的 Meta 分析的评论性摘要、题目和出处;卫生技术评价数据库。Cochrane 图书馆主要以光盘形式(每年 4 期)向全世界公开发行,其 Cochrane 系统评价的摘要可在互联网上免费查询,网址为 http://www. thecochranelibrary. com/。

(二)循证医学评价(Evidence Based Medicine Reviews,EBMR)

Ovid 科技(Ovid Technologies)公司制作的付费数据库,以 Ovid 在线和光盘形式发表,是目前指导临床实践和研究的最好证据来源之一。EBMR 包括两个部分内容:最佳证据(best evidence,BE)数据库及 Cochrane 图书馆中的系统评价资料库。BE 收录美国医师学会杂志俱乐部(ACP Journal Club)及英国循证医学两个杂志发表文章的全文。EBMR 网址为 http:// www. gethelp. library. upenn. edu/workshops/biomed/ebmr。

(三)美国内科医师学会杂志俱乐部(ACP Journal Club)

美国内科医师学会主办的双月刊。筛选和提供已出版的最佳原始研究文献和文献综述的详细文摘,并附以专家述评。主要为治疗、预防、诊断、病因、预后和卫生经济学等方面的重要进展。网址为 http://www. acponline. org/journals/acpjc/jc-menu. htm。

(四)循证医学杂志(Evidence Based Medicine,EBM)

英国医学杂志(British Medical Journal,BMJ)主办的双月刊,提供从 130 余种医学杂志中筛选出来的与临床实践密切相关、研究设计严格的医学文献的摘要,并附以专家述评。涉及全科、外科、儿科、产科和妇科等方面的治疗、诊断、临床预测、病因、预后、效价比及研究质量方法学等方面的研究进展。网址为 http://ebm. bmjjournals. com/。

(五)临床证据(Clinical Evidence,CE)

CE 由英国医学杂志出版,以在线和文字形式(付费)发行。针对具体的临床疾病列出有效、无效或可能有效的干预措施及其研究证据(系统评价、RCT、队列研究及其参考文献)。网址为 http://www. bmj. com/。

（六）美国国立卫生研究院（NIH）卫生技术评估与导向发布数据库

该数据库是一个关于干预措施疗效 NIH 导向发布（NIH consensus statements）及卫生技术评估的数据库，可在互联网上查询。网址为 http://odp.od1nih.gov/consensus/。

（七）Bandolier

英国国家卫生局（NHS）主办的单月刊，筛选和提供 PubMed 和 Cochrane 图书馆收录的系统评价以及一些大型流行病学研究文献，主要提供干预措施疗效研究的最佳证据。网址为 http://www.jr2.ox.ac.uk/Bandolier/。

（八）循证护理杂志（Evidence Based Nursing）

英国皇家护士学院和 BMJ 联合主办的季刊，提供从 140 余种医学杂志筛选出来与护理相关的最好研究和最新证据，并附以专家述评。网址为 http://www.ebn.bmjjournals.com/。

（田庆丰）

第 12 章 全科医疗中的伦理与政策法规

学习目标

1. 掌握伦理学、卫生法的基本概念、基本原则
2. 熟悉全科医疗常见的法律与法规,运用基本法律知识解决全科医疗中常见的法律问题
3. 了解法律与伦理在全科医疗中的作用和意义

第1节 概 述

伦理使人高尚,道德催人奋进。人类尚未成年,仍需法律相伴。因此,伦理与法律问题是全科医疗中一个无法绕开的话题。

全科医疗事业在我国方兴未艾,随着现代医学模式由生物医学模式向生物-心理-社会医学模式的转变,随着我国的医疗体制改革的进一步深化,社区卫生服务机构正日益成为为人们提供卫生服务的重要场所,并将成为与人们关系最直接、最紧密的基层卫生服务机构。全科医疗事业在我国的兴起,必然会引起新的相关伦理和法律问题,解决好这些问题,既是提高社会医疗卫生水平的需要,也是保护医患双方的合法权益、构建和谐医患关系的需要。

最美的是公正,最好的是健康。

一、基 本 概 念

(一) 伦理与道德

伦理二字最早见于《礼记·乐记》,"凡音者,生于人心者也;乐者,通伦理者也。"东汉郑玄注:"伦犹类也;理,分也。"因此,就人事而言,伦理是指一定社会的基本人际关系规范及其相应的道德准则。道德则是以善恶评价为形式,依靠社会舆论、内心信念、传统习俗用以调节人际关系的一系列原则规范的总和。伦理与道德均突出了行为准则在人们行为中的重要性。因此,无论在中国还是在西方,

人们常常是把"伦理"、"道德"当做同义词来使用,甚至是"伦理道德"并称。但二者也稍有不同,伦理更侧重于社会,强调客观方面,道德则更侧重于个体,强调内在操守方面。

(二) 伦理学与医学伦理学

伦理学是一门以道德为研究对象,对人类道德生活进行系统思考和研究的科学。它是在人类完善自身、完善他人和社会的道德愿望和道德思考中逐渐形成的。在迄今飘逝的几千年时间里,伦理学的理论发展可谓绚丽多彩,不同的时代、不同的哲人对伦理学有着不同的解读。但是,论证道德的生成、发展及演变的规律,研究道德的特征、本质及社会作用,探讨道德教育、道德修养的途径以及道德评价的标准、依据等问题,从而引导人们如何做一个道德高尚的人,则是各种伦理学派的共同旨趣所在。特别是进入现代社会以来,随着人类活动领域的不断拓宽,经济的高速发展,以及两次世界大战带给人们心灵的创伤久久挥之不去,致使各种社会问题丛生,人与人之间的关系日趋复杂,伦理道德领域的各种冲突亦呈愈演愈烈之势。在此的时代背景下,越来越多的人更加重视伦理学的研究,关注伦理学在各个领域中的应用价值。

医学伦理学就是专门研究医学道德问题和医学道德现象的应用学科,它是伦理学的一个重要组成部分,又是理论医学的一个分支学科,简言之,医学伦理学是运用伦理学的理论、方法来解决医疗实践和医学科研活动中人与人、人与社会以及人与自然关系的道德问题的一门学问。作为一门新兴的交叉、融合学科,医学伦理学植根于医学,并从医学实践中总结出人们的行为准则和规范,以此协调医德关系,维护医学活动的有序性,促进人类的健康,所以,医学伦理学自20世纪70年代以来就在全世界范围内长盛不衰,成为伦理学苑中一奇葩。

医学伦理学以医德现象和医德关系为研究对象,而医德现象总是某种医德关系的反映,因此,医德关系就成为医学伦理学的主要研究对象。医德关系就是在一定社会经济条件下,遵循一定医德规范调节而形成的人与人之间的关系。在全科医疗服务

中,医德关系主要包括医患关系、医际关系和医社关系:①医患关系是基于人类对抗疾病、维护健康而形成的服务与被服务关系,是全科医疗服务中最基本、最重要的医德关系。②医际关系是在医患关系基础上发展起来的、卫生服务人员在卫生活动过程中相互间形成的关系。全科医疗服务活动必须依靠全科医生、社区护士、医技人员、行政管理人员和后勤人员等相互之间的协同工作和密切配合。③医社关系是卫生服务人员与社会的关系,也涉及医学科学发展与社会的关系。全科医疗实践活动总是在一定的社会关系中进行的。因此,全科医疗服务活动既要考虑患者及其家属的利益,还必须要求医学伦理学为高新医学技术在医疗实践活动中的应用提供正确的价值导向、正确的善恶评判标准,以保证全科医疗实践活动能更好地造福于人类健康。

(三)卫生法学及卫生法

卫生法学,是以卫生法律现象及其规律为研究对象的法学,它属于应用法学。

卫生法,是由国家制定或认可,并由国家强制力保证实施的,调整卫生社会关系的法律规范的总和。卫生法有狭义和广义之分,狭义卫生法是指卫生法典,目前我国还没有一部专门的卫生法典。广义卫生法是指一切调整卫生社会关系的法律规范的总和,不仅包括卫生法典,还包括各种调整卫生社会关系的法律、行政法规、规章、国际条约以及其他规范性法律文件。本书所称的卫生法,是指广义卫生法。

卫生行为是一种社会行为,不是纯粹单个人的举动,卫生机构、卫生技术人员在实施保障人们健康的行为时,不仅要遵从自然科学的规律,而且要遵从社会科学的规律,符合各种社会行为规范。

二、医学伦理与卫生法的关系

医学伦理与卫生法的关系,是伦理与法律的关系在卫生领域中的体现。它们既有区别,又有联系。

1. 二者的联系

(1)共同的基础:医学伦理与卫生法有共同的经济基础、文化基础、阶级基础等,都以医学及相关学科为依托。

(2)共同的调整对象:医学伦理与卫生法都调整卫生社会关系,都规范人们的卫生行为。

(3)二者没有绝对的界限:法律是最低限度的道德,伦理规范经过国家的认可,也可以转化为法律规范。

(4)二者相互依托,相辅相成:高尚的医学伦理,是构建和谐医患关系的前提条件,是卫生法的一种重要补充;科学的卫生法规,可以促进人们卫生道德水平的提高,保障主体的合法权益。

2. 二者的区别

(1)本质不同:两者分属不同的社会规范、调整系统,是不同的范畴。

(2)表现形式不同:卫生法通常具有成文的表现形式,医学伦理规范往往没有,它存在于人们的社会意识、社会舆论以及人们的内心信念中。

(3)保障不同:卫生法规范的实施主要靠国家强制力,医学伦理规范主要靠社会舆论、传统习俗、人们的内心信念等,而这一切都不具有国家强制力的性质。

(4)调整范围不同:法律是最低限度的道德,违反卫生法的行为,必定是违背医学伦理规定的,而违反医学伦理的行为,不一定都是触犯法律的行为。医学伦理规范调整的社会关系的范围比卫生法规范的大。

三、医学伦理学的基本原则

在全科医疗实践活动中,全科医生总是自觉或不自觉地贯彻或遵循着某种道德的基本原则,以其调整自身行为、维系整个医学实践过程和促进医学目的的实现。因此,医学伦理基本原则指的是调节和评价医务人员行为的基本道德标准,它是对医务人员行为的根本要求,在整个医学伦理规范体系中居于主导地位。研究和确立医学伦理的基本原则,对整个医学实践活动有重要的指导意义。医学伦理基本原则研究的内容,包含医学伦理基本原则的确立依据、重要性、内容等方面。

(一)确立医学伦理基本原则的依据

医学伦理基本原则的确立,不应是理论家的主观臆想,而必须要有充分的客观依据。具体而言,医学伦理基本原则是随着医学发展和社会进步的交互作用而确立形成的。我国医学伦理基本原则确立的依据主要体现在以下几个方面:

1. 必须是社会主义卫生事业性质和当代医学服务目的的集中体现 健康是一项基本人权,从某种意义上说,健康本身即是资源,是促进社会发展的基本条件之一。而医学是研究人并最终服务于人的科学,它与人的生命、健康、幸福、安危及社会文明进步息息相关。这就要求医学伦理基本原则必须高度集中地反映我国卫生事业的社会主义性质以及我国当代医学服务所具有的广泛的人民性、彻底的人道性、鲜明的时代性等伦理本质。

2. 必须是社会主义社会医德关系及其要求的最高概括　医德关系是在经济利益关系的基础上，按照一定的医德观念和医德准则而形成，并通过人们的医德实践活动和行为表现出来的人与人之间的关系。社会主义社会的生产资料公有制决定了人们之间根本利益的一致性，这种状况体现在医疗卫生方面，就是人民群众的健康利益、患者个人的健康利益与医务人员的利益等，在本质上都是一致的。这必然要求医务人员一切从人民健康利益出发，全心全意为人民健康服务。

3. 必须坚持价值导向与价值取向相统一　医学领域复杂的利益关系及其多种实现方式，决定了医疗行为具有多元道德价值，有保障患者康复的治疗价值，也有制约医学发展的科学价值；存在与社会进步密切相关的社会整体价值，也存在不同医务人员的自我个体价值等。为实现多元价值的整合优化，社会在某一时期总是提出明确的一元价值导向，而社会个体包括每一位医务人员据此也都有自己的价值取向。切实可行的医学伦理基本原则，必须是这种社会价值导向与多元个体价值取向相互认同和转化的产物。

4. 必须对医德调节的对象具有普遍的有效性　医德的直接作用是调整医学实践活动中人们之间的伦理关系，而这种关系的表现是丰富的、多方面的。倘若从关系的主体这个角度进行概括，医学实践活动中众多的关系主体可归为三大类：一类是个人同个人之间的关系，另一类是个人同社会集体的关系，再一类是社会集体之间的关系。医学伦理基本原则应把这三个对象都包摄进去，使其都有原则可循。

（二）确立医学伦理基本原则的重要性

医学伦理基本原则贯穿于医学伦理发展的始终，它是调整各种医德关系的根本指导原则，也是衡量医务人员医德水平的最高标准。因此，医学伦理基本原则是整个医学伦理规范体系的核心，统领着整个医学职业的道德体系，在医学伦理中占有十分重要的地位。

1. 医学伦理基本原则是医德体系的总纲　构成医学伦理准则体系的基本要素，包括医学伦理的基本原则、规范和范畴。医学伦理中的各种规范和范畴均以医学伦理的基本原则作为中枢，它是医务

人员在医疗卫生实践活动中必须遵循的医德规范的主要依据，对医务人员的医疗行为具有普遍的约束力。因此，医学伦理基本原则在整个医德体系中居于主导地位。

2. 医学伦理基本原则是区别于其他职业道德的基本特征　医学伦理基本原则、规范和范畴等，都是调整医务人员与他人关系、医务人员与社会关系的行为准则，都是从不同的侧面区别于其他职业道德的。但是，这些医德规范和医德范畴在医学伦理学理论体系中的地位和作用与医学伦理的基本原则是不相同的，只有医学伦理基本原则才是医务人员调整与他人及社会关系的根本行为准则，才是区别医学伦理与其他职业道德的基本特征。

3. 医学伦理基本原则是区别不同社会类型医学伦理的根本标志　医学伦理基本原则能够表明医学伦理的阶级属性和所属的社会形态，因此，它是各种社会类型医学伦理的根本标志，能够从根本上把各种不同社会形态的医学伦理区别开来。

4. 医学伦理基本原则是医德评价的最高标准　医德评价是以善恶为标准的，然而，什么是善，什么是恶，如何衡量医德的善恶程度？具体标准很多，但最高标准是医学伦理基本原则。这说明，在医学实践活动中，凡是符合医学伦理基本原则的伦理现象和伦理行为，就是善；反之是恶。同样，符合或违背医学伦理基本原则的程度，又是衡量医德善恶程度的最高尺度。

（三）医学伦理学基本原则的内容

基于医学伦理基本原则的重要性，1997年美国家庭医学会提出自主性、医患的职责、行善、不伤害、坦诚、保密、知情同意、公正八项原则作为医师在执业过程中必须遵循的伦理原则。国内许多学者对医学伦理基本原则也进行了卓有成效的研究，有学者认为自主和知情同意、有利与不伤害、保密与讲真话、公正与公益、生命价值等原则是生命伦理学的基本原则。

现有关于医学伦理基本原则的研究成果无疑有助于医学伦理研究的深化。我们认为，我国的医学伦理基本原则是由医疗卫生事业的社会主义性质决定的。因此，1981年，在上海召开的第一次全国医学伦理学术会议上，提出的"救死扶伤，防病治病，实行社会主义的人道主义，全心全意为人民身心健康服务"是对我国医学伦理基本原则的精练说明。这一原则言简意赅，蕴含着丰厚的伦理内涵，具体可分解为人道、公正、优化、为人民服务等基本

原则，它们是指导当代医务人员医疗实践活动的基本伦理准则。

1. 医学人道主义原则 人道主义是一种内涵丰厚、源远流长、传承数千年的思潮。在不同的语境中人道主义具有不同的内涵。就伦理学语境而言，人道主义是一种关心人、尊重人、倡导保护个人的权利，要求重视人的价值，主张实现人的平等和自由的伦理观。它是欧洲资产阶级反对封建主义的产物，是一种社会思潮，其理论形态最初是由 14～16 世纪欧洲文艺复兴时代的进步思想家形成的。

人道主义是人类道德进步的尺度，没有人道主义，就没有道德。作为社会主义道德规范体系中的根本性原则之一，人道主义在医学领域的重要表现就是医学人道主义。因此，医学人道主义就是指医务人员在医疗实践活动中表现出来的关心、爱护患者，尊重患者的人格与权利，维护患者利益，珍视患者的生命价值和质量的伦理原则及理论。

医学人道主义，古已有之。可以说，没有医学人道主义的润泽，一部人类医学发展史就不可能如此多姿多彩。我国秦汉之际的《黄帝内经》提出"医乃仁术"的思想。中国唐代名医孙思邈在《千金要方·论大医精诚》中说："凡大医治病……先发大慈恻隐之心，誓愿普救含灵之苦"，因为"人命至重，有贵千金，一方济之，德逾于此。"古希腊著名医学家希波克拉底在他的誓言中说："无论至于何处，遇男或女，贵人或奴婢，我之唯一目的，为病家谋幸福，并点检吾身，不作各种害人及恶劣行为。"古代阿拉伯迈蒙尼提斯祷文中说："启我爱医术，复爱世间人"，这是"永生之上天既命予"。古代"苍生大医"关于医学人道主义的真知灼见及他们的躬行践履对当前如何更好地在全科医疗服务中坚持体现医学人道主义有着极大的启迪意义。

社会主义医学人道主义是继承和发展了传统医学人道主义的精华，体现了在社会主义制度下医疗卫生事业对人的生命价值的尊重。因此，社会主义制度下医学人道主义的要求是：①要尊重患者的价值和人格，不论患者的地位、年龄、性别、美丑和亲疏，也不论患者有无正常的意识，都应该平等对待。②要对患者的身心健康投以同情和仁爱，急患者所急，想患者所想，增强患者战胜疾病的信心。③要尊重和保护患者的正当愿望，患者希望得到治疗，希望有安全舒适的医疗环境，希望了解诊断和治疗的安排等要求，应该得到医务人员的尊重。④此外，还要谴责和反对不人道的医疗行为，给予

精神病患者和智障患者以人道的待遇。1981 年，我国颁发的《医德规范》明确规定："为挽救患者生命，要有一种坚忍不拔的意志和不畏艰难、不辞劳苦的精神。就是对病势垂危的患者，哪怕只有百分之一的希望，也要付出百分之百的努力去挽救。"

> **案例 12-1**
> 一位年轻的农村妇女抱着年幼的白喉病患儿来某医院求治。患儿因呼吸困难，医生决定马上做气管切开手术，但患儿父母坚决不同意。这时患儿呼吸困难，面部发绀，生命垂危。医生反复解释劝导，患儿母亲还是不同意给患儿做气管切开手术。急诊医生看到患儿病情危急，毅然将患儿抱到手术室，患儿母亲不顾一切追到手术室。在这关键时刻，急诊医生以特有的权威劝服了患儿母亲，并成功实施了手术，患儿得救。

上述案例中，特别是在急诊医师的身上，闪耀着医学人道主义精神的伦理光芒。医学人道主义原则的最基本要求是要尊重患者（或其监护人），包括尊重患者的选择权、知情权等。一般情况下，医生与患者（或监护人）的选择是一致的，但本案例中医生的选择和监护人的选择之间产生了激烈的伦理冲突。面对伦理冲突，医生最终的选择可能有以下几种：第一，以监护人的态度为转移，一切听从监护人的意见，免得引来麻烦；第二，向监护人做必要的解释，摆明利害关系，最后听其自然；第三，医生从患儿生命利益出发，果断地替监护人做主，恪尽职守；第四，医生对患儿生命负责，既尊重监护人选择权，又敢于在关键时刻以患儿利益为重而采取行动。尽管以上四种选择各有其理由，然而从医学人道主义原则出发，遵循动机——效果相联系的医德评价依据，显然，第四种选择与医学人道主义原则相一致，蕴含着有利、不伤害、尊重（患者生命健康权、选择权）等具体原则，是一种最佳选择。

上述案例表明，作为一名医生，不但要有娴熟的医术，还必须有善良、美好的心灵。如果关键时刻有半点私心杂念，患者就可能付出生命，而医学人道主义则是荡涤私心杂念的强大思想武器。

> **案例 12-2**
> 我国著名的妇产科医生林巧稚在 20 岁那年，考取了"协和医学堂"（今北京协和医学院前身），经过八年的努力学习，毕业时因成绩优

异而受聘为协和医院妇产科住院医生,成为这个医学堂留院的第一位中国女医生。20世纪三十年代的风雪之夜,急诊室来了一位子宫破裂流血不止的年轻妇女,急需妇产科上级大夫立即会诊。一位外国大夫接到林巧稚告急的电话,望了望窗外漫天飞舞的雪花,不以为然地说:"明天再说。"林巧稚恳求道:"不行啊,恐怕等不到明天!""那就算了。"那个洋大夫冷冰冰地挂上了电话。年轻善良的林巧稚紧咬着嘴唇,眼泪簌簌地滚落在洁白的大褂上。病人家属呼喊着:"你是中国大夫,求你救救我们吧!"这话像钢针一样扎在林巧稚的心上,她抓起电话,"手术室吗?请你们准备,马上做子宫全切手术。"这就是林巧稚在协和主刀的第一次手术。还是在这一年,林巧稚给一位外国大夫当手术助手。当这位大夫对一位危急的难产产妇想草草收场、弃之不管时,林巧稚毅然接过他手里的产钳,沉着细致地操作起来。产妇转危为安,婴儿顺利降生。她救活了两条人命。

上述案例中,林巧稚获得了成功,然而这成功来之不易。特别是在第二次手术中,当一个住院医生从上级大夫手里要过产钳,哪怕出一点差错,医院也得把她辞退。林巧稚没想这些,只是秉承着"救死扶伤"的神圣医学职责,开始了她漫长的职业历程。

人的生命是神圣的,古希腊时期的智者普罗泰戈拉明确提出了"人是万物的尺度"的朴素人道主义命题,欧洲文艺复兴时期的思想家莎士比亚则认为人是"宇宙之精华,万物之灵长"。因此,救死扶伤,对人的生命加以敬畏和热爱,对患者的身心健康投以同情和仁爱,这本是医学的神圣使命,也是医学人道主义使然。反之,漠视人的生命和健康,违背医学人道主义准则,这既是医学的不幸,也是医学的悲哀。在具体的境遇中,两种不同的情形在林巧稚和洋大夫的身上体现得淋漓尽致,给人以极大的伦理启迪。

透过案例,我们发现了两种截然不同的医德境界:林巧稚医生医德境界的高尚与洋大夫医德境界的低下。而医务人员医德境界的高低是与能否贯彻医学人道主义等基本伦理原则,并以这些医学伦理原则作为自己的行动指南紧密相关的。

2. 全心全意为人民身心健康服务原则　全心全意为人民身心健康服务是社会主义医德的根本目的,是社会历史发展向医务人员提出的道德要求,这一原则集中概括了社会主义医德的崇高境界,也是社会主义医德区别历史上其他医德体系的重要标志之一。

人民群众是历史的创造者,服务是医业的根本属性。因此,救死扶伤,防病治病,提高生命质量,为人民身心健康、生活幸福服务是医生职业存在的根据和本质特点。西波克拉底在《誓言》中说:"我之唯一目的,是为病家谋幸福。"世界医学会《国际医德守则》规定:"一个医生必须对患者付出全部忠心和全部科学知识。"《护士伦理学国际法》指出:"为人类服务是护士首要的职能,也是护士职业存在的理由。"1996年,江泽民同志指出:"卫生工作一定要坚持群众观点,坚持全心全意为人民服务的宗旨。"我国的《执业医师法》更是以法规的形式把全心全意为人民服务的医德原则制度化、规范化。

全心全意为人民身心健康服务的内容是全方位、多角度的。适应大卫生观的要求以及生物心理社会医学模式的转变及时代需求,医学服务的内容已经从传统走向现代,从防病治病、救死扶伤扩展到美容、养身、医疗保健,从迎来生命曙光到临终关怀、安乐死直至安慰家属、服务社会。这就要求医学服务既要认真看病,更要真诚关照患者;既要给患者以生物学方面的救助,又要给以心理学、社会学、伦理学方面的照顾,从而满足人民大众不断增长的健康需求,使他们在医学的帮助下,尽可能好地恢复、保持和改善生理、心理、社会、道德诸方面的良好适应能力和状态。

正确理解的利益是道德的基础,人们奋斗所争取的一切都与他们的利益有关。因此,坚持全心全意为人民身心健康服务必须正确协调好服务对象与医务人员之间的利益关系问题。当医务人员的利益与服务对象的利益发生冲突时,应把服务对象的利益置于医务人员个人利益之上,坚持服务对象第一的原则。当然,单位、社会、国家也应充分肯定和保证医务人员的正当利益,不能片面地只要求医务人员的奉献牺牲。此外,工欲善其事,必先利其器。医学服务原则还要求医务人员必须精研医学、促进医学的发展进步。现代社会疾病谱、死亡谱的增多以及病人需求的多样化,都要求医务人员必须掌握精湛的医疗技术。医学的生命在于创新,医务人员同样要在精研医学、促进医学发展进步的事业中充分展现自己的生命价值和人格力量。

3. 公正原则　公正,即公道、正义,作为道德范畴,公正既指符合一定社会道德规范的行为,又主要指处理人际关系和利益分配的一种原则。在我国，语出汉朝班固编的《白虎通义》："公之为言，公正无私也。"古希腊时期的亚里士多德把公正作为各种德行的总称和调节社会生活的一种手段，并把公正区分为普遍的公正和特殊的公正两类：前者为政治上的公正，以公共利益为依归；后者又分为两种，一是分配的公正，即社会财富、权力及其他可分之物在个人之间的分配原则，二是纠正的公正，即人们在经济交往和订立契约时必须遵循平等的原则，并认为只有实现良好的社会制度，才能实现个人的公正。马克思认为在阶级社会中，公正观念具有阶级性，关于永恒公平的观念不仅是因时因地而变，甚至也因人而异。在社会生活中，公正包含两方面的涵义：一是指按同一原则或标准对待处于相同情况的人与事，亦即通常所说的"一视同仁"；二是指所得的与所付出的相称或相适应，亦即所谓"得所当得"。

医乃仁术，人是医学的服务对象，人道是医学伦理的基本原则，人道主义公正观自然便是医学伦理的最佳选择。我国传统医学崇尚"普同一等"、"一视同仁"、"活人为心"。阿拉伯医学家迈蒙尼提斯在《祷文》中说："无分爱与憎，不问贫与富。凡诸疾病者，一视如同仁。"这是朴素的人道主义公正思想在古代的鲜明体现，也是古代人们要求从医者必须具备的一种道德素质。社会主义制度下的医务人员在卫生服务中必须贯彻公正原则，以平等高尚的医德医风在医学事业中充分展现自己的人生价值和人格力量。

公正原则作为医学伦理基本原则之一，其内容首先体现在同样医疗需要的患者，应该得到同样的医疗待遇。在最基本的医疗照顾方面，力求做到人人享有卫生保健，并以同样的服务态度、医疗水平对待有同样医疗需要的患者，不能因为医疗以外的其他因素，如民族、性别、职业、信仰、党派和血缘等条件亲此疏彼。其次，公正原则还体现在对不同医疗需要的患者，给予不同的医疗待遇。公正原则不否认人人均享有生命和健康的权利，但也不是人人都应得到平均的医疗保健和照顾。给予不同需要的患者以平均的医疗资源、医疗照顾等待遇，是一种平均主义的公正观。因此，在稀缺医疗资源分配中应以医疗需要为首要条件。公正原则既是建立在最一般权利人人平等原则基础之上，又是建立在根据差别运用一般原则的基础上，在特定的境遇中这种差别是恰当的和正当的。

案例 12-3

一对年轻夫妇抱着低烧两周的婴儿前往某社区卫生服务中心就诊。然而，当轮到他们就诊时，另一位带着孩子的家长却抢先就诊，而且这位家长与全科医生看似熟人，他们又说又笑。全科医生详细检查后说："你的孩子虽瘦，但没什么疾病，以后给孩子加强些营养就行了。"家长说："谢谢！有事需要我帮忙尽管打电话啊！"说完，带着孩子离去。此时，全科医生才让抱着婴儿的父母进去，全科医生边听父母的诉说边简单做了一下检查，然后开了一张化验单，让这对年轻夫妇带着婴儿去验血，接着全科医生又叫别的患儿进入诊室。待婴儿的爸爸取回化验结果交给全科医生后，全科医生没有看化验单就将开好的处方交给婴儿的爸爸，并说："婴儿是发烧待查，先吃些药试试。"婴儿的父母颇感困惑，迟疑了一会儿，还是抱着婴儿赶往另一家儿科医院诊治。

上述案例中的年轻夫妇之所以抱着婴儿赶往另一家儿科医院，就诊治过程而言，是因为全科医生虽让婴儿化验，但化验结果未看就开好了处方，并且这个处方是在诊断未明的情况下试着开的，由此而引起婴儿父母对全科医生责任感的怀疑。并且，案例中的全科医生未尊重病人平等就医的权利，生人与熟人不一样。虽然医生可以根据患者病情的轻重缓急安排诊疗顺序，但后挤进去的家长带去的孩子并没有明显的疾病，并且检查得比较仔细；此种情形相较于焦急等待的婴儿父母来说，不但有产生延误婴儿就诊的可能，而且整个检查过程草草了事，这从心理上使婴儿父母产生不平衡感，由此必然产生一定的困惑。

平等是医学公正原则的重要内容之一。第29届世界医学大会通过的《东京宣言》强调：各国医务人员都要"一视同仁地保护和恢复躯体和精神的健康"。这就是说，医务人员对待服务对象要一视同仁，必须要不分民族、种族、性别、职业、地位、财产状况以及信仰等，都应一视同仁，以礼相待，决不可厚此薄彼，亲疏不一。很明显，案例中的全科医生违背了公正平等这一医学伦理准则。当然，那些不平等对待患者的医务人员在道德上应当受到良心的责备和社会舆论的谴责。

4. 最优化原则 最优化原则是人道、公正原则在医疗实践活动中的具体化，也是祖国医学以一贯之的思想基础。所谓最优化原则是指在诊治方案的选择和实施中,要求医务人员树立整体系统观念,辨证施治,以最小的代价获取最大效果的决策,因此,最优化原则也叫效用原则。在生物医学模式转向生物心理社会医学模式和倡导大卫生观的时代,最优化的医学伦理原则显得更加重要。

作为最普遍也是最基本的医学伦理准则之一,最优化原则贯穿于医务人员医疗行为中的诊断、治疗、护理、康复各环节以及执行过程的态度、情感和意志等诸方面。因此,最优化原则的基本要求是技术性的,更是伦理的,其具体内容包括以下几个方面:

(1)疗效最好:指诊疗效果从当时医学科学发展的水平来说是最佳的,或在当时当地是最好的。那种不负责任的随意性的诊疗是不道德的,而一味追求高技术、高代价诊疗手段也不能认为是最佳的。疗效最好是最优化原则首先要考虑的原则,它是其他方面内容的逻辑体现,是医务人员技术、经验、临床思维和职业道德水平的总结果。

(2)安全无害:指尽可能地减轻对患者的伤害。任何诊疗技术都存在利弊两重性,难免伴随对病人一定的伤害。为了减少这类伤害,医学伦理学最优化原则要求在疗效相当的情况下,医务人员应选择最安全、最小伤害的治疗方法。对必须使用、但又有一定伤害或危险的治疗方法,医务人员必须以高度的责任心,持审慎的态度,最大限度地使可能的伤害减少到最低限度,确保患者的健康安全。

(3)痛苦最小:指在保证诊疗效果的前提下,采用的治疗手段应尽可能注意减轻患者的痛苦。对患者而言,痛苦是客观存在的,包括疾病本身的痛苦,也包括患者因治疗中的副作用所致的痛苦。痛苦不仅是肉体上的,还有精神上的。痛苦可以减轻,有时也可以避免,这是需要医务人员技术和责任心两方面作保证的,并且,减轻患者疾病的痛苦始终是医务人员诊疗的责任。

(4)耗费最少:医疗费用无疑是影响患者治疗的重要因素。在保证诊疗效果的前提下,医务人员在选择诊断手段、治疗方法和选用药物时,应当多方面权衡,努力减轻患者和家属的经济负担。尽量避免因过高的医疗开支而增加患者精神上的痛苦,避免从经济上,尤其是将经济状况差的患者重新置于绝望的境地。

案例 12-4

患者,男性,12 岁,因右下腹疼痛伴发烧 1 天,诊断为急性阑尾炎入院。体温 39.1℃,咽

稍充血,扁桃体Ⅰ度肿大,心肺正常、腹平软,右下腹压痛、反跳痛明显,诊为急性阑尾炎而手术。术中见阑尾正常,而回盲部肠系膜淋巴结肿大。手术追问病史,患者入院前 3 天有"感冒"咽痛史,最后诊断为肠系膜淋巴结炎,经用青链霉素治疗 1 周愈。

从表面上看,上述案例中的医生之所以误诊,是因为犯了按图索骥的错误。但是,从深层次看,案例中误诊的发生与未遵循整体优化的医学伦理原则密切相关。古希腊医者希波克拉底指出:"了解什么样的人得了病,比了解一个人得了什么病理重要。"患者是医疗实践服务的对象,也是疾病的载体。因此,相同的疾病在不同的人身上,必然具有不同的表现和特征。作为医务人员,不仅要熟谙医学理论,而且要将这些理论能准确地用之于各具特色的患者。按图索骥式的诊治模式,本身就是对患者"人"的忽视。由于忽视了病症的载体,误诊也就难以避免。据报道,100 例具有典型特征的急性阑尾炎症状者中,12.5% 不是急性阑尾炎;而不具有典型急性阑尾炎症状者中,却有 68% 是急性阑尾炎。本案例中的医生按图索骥,虽发现患者具有急性阑尾炎典型症状,不料患者却属于 12.5% 之列,以致造成过错。由于本案例医生术前不详细询问病史,以致失去了诊断肠系膜淋巴结炎的必要依据。

本案例给我们的伦理启迪是:医务人员必须立足整体、统筹全局,从整体优化的角度处理医疗实践问题。医务人员必须充分认识到患者是疾病的载体,是医务人员之所以成为医务人员的服务对象,从而确立以人为本的伦理意识,将服务对象作为一个整体考虑,既要了解患者生物属性的特征,又要了解患者社会心理方面的特征,既要掌握患者的现在,又要掌握患者的过去。只有这样,才能全面地了解患者,才能实现普遍的医学理论个体化。

(陆召军)

第 2 节　全科医疗中常见的伦理学问题

案例 12-5

患者,男性,35 岁,注册会计师,因左膝关节半月板损伤住某医院骨科准备手术,与因外伤致截瘫的王某同住一病室。李某的手术比

较顺利，但与他同屋的王某却在李某的术后第二天臀部出现疖肿。又过两天，王某的疖肿化脓，细菌培养为凝固酶阳性金黄色葡萄球菌。当李某的手术切口拆线时，伤口出现感染，于是李某提出是主管医生给王某换药后不洗手，就检查他的伤口造成的，并认为是医疗事故。主管医生认为手术切口感染是并发症，并非罕见，且术前已向家属作了交代，不属于医疗事故。双方因此而发生医疗纠纷并很快反映到医院医务科。医务科出面调查调解，并对手术切口感染进行细菌培养，结果也培养出凝固酶阳性金黄色葡萄球菌。于是，医务科答应减免李某的一部分医疗费用，并保证伤口愈合后出院，这起医疗纠纷才予以平息。

上述案例中，首先应明确医学问题与伦理问题的具体所指。两位同住一病房的患者先后受到了细菌感染，这是个医学问题；医务科对李某的手术切口感染进行了细菌培养，证实两位患者同为金黄色葡萄球菌感染，但未作细菌的基因分型（一般医院此项检查有困难），因此从流行病学上既不能认定是交叉感染，又不能完全排除其可能性，这也是医学问题。而围绕细菌感染这一医学问题，患者李某与主管医生之间产生的是否属于医疗事故的争议，以及医务科对争议的调解处理，维护了医患双方的利益，平息了这起争议，皆属于伦理问题。当然由于主管医生没有严格地遵守消毒隔离制度，而且简单地将交叉感染视为医学问题，并有推诿责任之嫌疑，因此，主管医生应承担主要责任。

这一案例告诉我们，伦理问题在现实生活中并不是孤立的、纯粹伦理性的一种存在，它总是同其他社会行为、社会问题相伴发生、相互结合在一起的，表现在人们的经济行为、政治行为、法律行为、医疗行为以及各种职业行为之中。因此，同一个问题、同一个行为，往往包含着复杂的内容，具有多元的意义。而判断伦理行为与非伦理行为的依据则是该行为是否对他人和集体具有利害关系、能否对其进行善恶评价。因此，对于从事全科医疗服务的医务人员而言，不仅仅需要具备精湛的全科医学知识，还应确立牢固的伦理意识，从而使全科医疗时时、处处充满着伦理关怀。

全科医疗是立足于社区的卫生服务，对社区居民承担着负责式的健康照顾，这是全科医疗独立于专科医疗的十分重要而独有的特征，也是社区卫生服务的活力所在。全科医疗这种以社区为基础的照顾的特征具体表现为：①社区的概念体现于地域和人群，即以一定的地域为基础，以该人群的卫生需求为导向，全科医疗服务的内容与形式都应适合当地人群的需求，并充分利用社区资源，为社区居民提供服务；②社区为导向的基层医疗将全科医疗中个体和群体健康照顾紧密结合、互相促进。全科医生在诊疗服务中，既要利用其对社区背景的熟悉去把握个别患者的相关问题，又要对从个体患者身上反映出来的共性问题有足够的敏感性，这样既可提高基层医疗的实力与针对性，又能够强化流行病学在全科医疗科研中的作用，从而改善全科医生的综合素质和全科医疗的整体水平。

以社区为基础的照顾要求全科医生在社区卫生服务中，必须具有伦理观念和伦理决策的意识，认识与掌握处理社区卫生服务中的一些伦理问题的原则和规范，此外，全科医生还要有面对医疗行为的伦理风险的意识与能力。

一、全科医疗中的医患关系问题

医患关系是医疗实践活动中最基本、最活跃的人际关系，医患关系的含义有狭义与广义之分。狭义的医患关系是指医疗过程中医生与患者之间所形成的一种特定的关系。广义的医患关系是指以医生为主的群体与以患者为主的群体在诊疗过程中建立的相互关系。著名的医史学家亨利·西格里斯曾精辟地论述了这种关系："医学的目的是使人调整以适应他的环境，作为一个有用的社会成员。每一个医学行动都始终涉及两类当事人：医生和患者，或者更广泛地说，医学团体和社会，医学无非是这两群人之间的多方面关系。"

医疗行为是在医生与患者的关系中进行的，当患者前去就医时，患者就与医生建立起一种专业关系。医生在维护患者的尊严的同时，其主要目标就是减轻患者的痛苦，治愈患者的疾病，并增进他们的健康，为此所采取的各种治疗与护理措施都要通过医者与患者之间的联系来实现。一个强有力的、丰富多彩而又密切的医患关系是整个医学的核心部分，也是医学的基本需要。它是将患者视为整体的人的关键，也是现代生物心理社会医学模式的出发点。全科医疗实践中的年轻医生们常常被告诫："对医患间亲密关系的重要性的强调永远不会过分。"因为在许许多多的病例中，诊断和治疗直接依赖于医患间的良好关系,而治疗的失败也常常源于未能建立起这种关系。

一般说来,良好、和谐的医患关系离不开医学人文精神的关怀。全科医学以人为中心的健康照顾原则内在地要求全科医生在社区卫生服务中必须确立起崇高的医学人文信仰,这种信仰以尊重生命、关爱生命、呵护生命、善待生命的信念来唤起医务人员对生命的敬畏之情,燃起内心道德上寄托的神圣火焰。反之,没有医学人文信仰最可怕的后果是医学道德的沦丧。随之而来的是医患关系将陷落在没有诚信、没有规则的环境中,社会将为此付出沉重的代价。本来治疗疾病、战胜疾病、预防疾病,就需要医患双方的相互理解、共同协作,又由于全科医生面对社区卫生服务对象的广泛性,这一切都要求全科医生必须坚定医学人文信念,夯实医学人文信仰,为社区和谐医患关系的实现构建安身立命之本。

> **案例 12-6**
>
> 患者,男性,56 岁,某小区居民。因左小腿丹毒复发到某社区卫生服务中心就诊,全科医生给他开了价格较贵的新抗生素,患者要求改用过去常用有效而便宜的青霉素。全科医生与患者为此而发生争执。最后,全科医生不耐烦地说:"是你说了算还是我说了算?难道我还会害你!"此时,患者无奈,只好拿着新抗生素,百思不解地离开服务中心。

本案例中,全科医生与患者因用药而发生争执,给本应和谐的医患关系蒙上了一层阴影。

全科医生在治疗中有处方权,患者也有知情选择权,医患双方为此而发生争议时,医生应耐心解释,争取让患者接受。如本案例中的全科医生可解释长期服用某一抗生素容易产生耐药性,但是,该全科医生不仅没有说明使用新抗生素的原因,反而运用职权,语言尖刻地让患者无法接受,无视患者的自主原则和知情同意权,这是不尊重患者人格的表现。在市场经济的条件下,有些全科医生出于经济利益的考虑,使用价格昂贵的进口药或新药,对传统有效而便宜的药物不屑一顾,该案例中的全科医生不能排除这种嫌疑。而这一切都不利于和谐医患关系的建立。

全科医疗服务中,和谐的医患关系本身就是一副良药,它能使患者、社区居民心情愉快,增强信心,能更好地发挥潜能,从而提高防病治病的效果。这就要

求全科医生在社区卫生服务中,必须遵循医学伦理原则,在一言一行中给患者提供温馨的人性化服务。

二、全科医疗中诊断和治疗的伦理问题

全科医疗是一种整合生物医学、行为科学和社会科学的医学学科,全科医疗服务是一种高素质的医疗服务。它是以人的健康为中心,综合了生物-心理-社会科学的立体思维,全面对待人的躯体、精神疾患和社会适应不良的困惑,并照顾家庭和社区的环境。因此,全科医疗具有丰富的科学性、完善性和伦理性。

在社区卫生服务中,全科医生从事的疾病诊断治疗是其开展工作的重要组成部分之一。而全科医生的专业技术水平和道德素养,直接关系到能否以正确的诊断和恰当的治疗为患者解除病痛,促进患者早日康复,也直接关系到全科医疗服务的质量。因此,全科医生不仅应掌握渊博的全科医学知识,具备精湛的医疗技术,还应充分认识临床诊疗的特点,自觉遵守临床诊疗的道德规范和具体要求,合理选择治疗手段,尽可能避免临床诊疗手段带来的不良影响,最大限度地维护患者的健康利益。

具体而言,全科医生在临床诊断治疗中,①要尊重患者,包括尊重患者的权利和个性,将患者看成是自己的朋友,带着强烈丰富的人文情感去理解关心患者,处理问题应置身于患者的苦难情境,重视人胜于重视疾病,重视伦理胜于病理,切实做到以患者为中心,全面体现社区卫生服务人格化、个性化的健康照顾。②要坚持医学原则,不做不必要的辅助检查,更不能随意夸大辅助检查结果对临床诊断的决定性意义。③要为患者提供综合性的诊断治疗服务,强调人是一个整体,人体的内部环境和外界环境始终处于动态平衡的状态,重视机体与环境、生理与心理以及各个器官脏器的互相联系及影响,重视疾病的连带性和整体调适,为患者提供完整的诊疗服务。④在对患者做出诊断、治疗和服务方案后,要尊重患者的知情同意权,为患者提供其做出医疗决定所必需的足够信息,并在此基础上由患者做出承诺。当然,患者必须有自由选择和同意的合法权利,而且对决定有充分的理解、认识能力。否则,必须取得患者的家属或其监护人的知情同意。⑤在药物治疗中,要审慎用药,掌握药物的适应证,发挥药物的治疗作用,防止用药不当或用药错

误给病人造成危害。避免长期大剂量使用广谱抗生素、激素、止痛药和名贵药等滥用药物现象。医疗实践活动中,滥用药物的直接后果表现为药物依赖性和药源性疾病。因此,滥用药物是违背医学道德的。

案例 12-7

患者,女性,29 岁。因张口困难、吞咽乏力、语言不清,并伴有畏寒感而入院就诊。经耳鼻喉科医生检查,未见咽喉部异常,疑为神经官能症。注射蒸馏水行暗示治疗后,患者自觉症状轻微些。然而,次日症状却再度加重,于是转神经科会诊。检查表明,患者神经系统未见异常,发现患者有背肌痉挛的症状,了解到患者有敏感性格,发病前曾经历过不愉快的事,根据对患者做暗示治疗有效事实,拟诊断为歇斯底里。继续暗示治疗两天后,患者面部发绀、角弓反张,医生才考虑到破伤风,但已失去抢救的机会。

表面上看,上述案例的失误在于医疗技术的缺陷。但是从深层次考虑,仍然属于伦理层面的问题,忽略了具体情境中的道德因素,未能从实践—精神角度把道德看做是人们把握世界的一种方式,不去着意培育和完善道德的操作性思维方式。以致在诊疗过程中仅有技术性因素而缺乏道德因素,这种不完善的诊疗模式难免导致诊疗的失误。

医学伦理学中的最优化原则内在地包含着,在医疗实践中必须坚持最大善果和最小恶果两方面具体要求。最大善果,指在若干非负值的医疗方案或服务措施中选择最大正值的医疗方案或措施的伦理价值取向,在若干善果中取得最优的结果,即诸善择其大。最小恶果,指在若干负值的医疗方案或服务措施中,全面权衡利弊得失后,选择最小负值的医疗方案或服务措施,即诸恶择其小。在医疗实践中,患者自诉的主观特征、病症的潜隐性、复杂性和变动性以及医疗技术、医学水平的限制等,常常使医务人员不能达到绝对自由的程度,必然使医疗实践带有难确定性的特征。面对诸种不确定性的选择方案,要求医务人员必须坚持最优化原则,坚持考虑最大善果和最小恶果的思维模式。表现在临床诊断中,要求医务人员必须优先考虑危害最大、概率最大的疾病。上述案例中医务人员的最大失误,就在于诊断过程中没有贯彻上述原则,不是考虑危害最大的破伤风,而是把危害最小的歇斯底里放在了诊断的首位,以致痛失抢救的良机。

本案例所反映的缺陷,不是个别医务人员的缺陷,而是在整个生物医学模式及生物医学模式下所建立的医学人才知识和能力结构的缺陷。要减少这类过失的发生,就必须变生物医学模式为生物-社会-心理医学模式;使医务人员在强化生物医学的各种知识的同时,融入伦理学、心理学等人文学科知识,建立合理的知识能力结构,并运用医学、伦理学、心理学等多学科结合所形成的综合能力去分析、处理医疗实践问题,正确把握医疗行为。

三、家庭卫生服务中的伦理问题

家庭是社会的细胞,是个人健康与疾病发生、发展的最重要的场所,明确家庭与健康的关系是全科医疗的中心内容。随着社会的变迁,现代社会的家庭结构、功能及人们的家庭观念正在发生着深刻的变化,家庭规模变小、空巢家庭增多以及家庭亲情关系的变化都对家庭卫生服务提出了新的要求。因此,家庭对于个人健康、对于疾病与康复治疗的影响日益受到医学的关注,将家庭引入医疗保健服务已成为全科医疗的重要理念。

在全科医疗实践活动中,家庭既是全科医生的服务对象,又是其诊疗工作的重要场所和可利用的重要卫生资源。全科医生在工作中,要经常深入到居民家庭提供各种卫生服务,概括说来,这种"以家庭为单位的照顾"主要涉及三方面的内容:①通过家访,为居民建立家庭健康档案或随访疾病预后情况等,全面地掌握本社区居民的健康状况;②开展家庭病床服务,为患者提供全程、一体化、综合性的卫生服务,如在患者家中开展注射、输液等服务;③开展家庭咨询与家庭治疗,全科医生要善于了解并评价家庭结构、功能和周期,发现其中可能对家庭成员健康构成威胁的潜在因素,并通过适当的咨询干预,使之及时化解,改善家庭功能。

全科医生在提供家庭健康照护全过程中,应当系统学习有关家庭的心理学、社会学、伦理学、治疗学等知识,研究家庭结构、功能、关系、环境对疾病和健康的影响,能够做到从对患者的治疗服务延伸到对家庭其他成员的关怀帮助、心理支持和教育指导。此外,这种以家庭为单位的健康照顾还要求全科医生要自觉信守知情与保密的道德要求,由于全科医生深入到家庭,建立家庭健康档案,必然会涉及家庭及成员的包括隐私在内的生活的各个方面。为了维护健康,全科医生与患者及其家庭都要进行着不断的信息交流、知情与同意、信任与忠实，是这种活动持续开展的基础。因此，全科医生在提供家庭保健时，注意保护个人隐私和家庭隐私，既是全科医生的主观操守，也是其重要的德行之一。

> **案例 12-8**
>
> 患者，男性，32 岁，高中物理教师。患者因最近对实验室和家里清洁的要求越来越高而去某社区卫生服务中心，他告诉全科医生有几次因学生在实验之后未把实验室收拾干净而对学生大吵大闹。当心理治疗进行一段时间之后，患者又告诉全科医生有几次不可控制的冲动想杀死妻子，但这种想法出现以后他又很害怕，担心自己失去控制而有罪恶感。全科医生认为这是由于强迫性观念的困扰，他不可能杀死其妻子，但也担心患者对其妻子可能会造成伤害。对此，全科医生犹豫是否应将患者的病情告诉其妻子，又担心告诉之后会被患者知道而终止治疗，以至失去患者的信任而使患者不再对任何医生吐露真情。

家庭是个人健康和疾病发生、发展的重要场所，同时，家庭中的任何人患病都会影响到整个家庭，家庭的支持对疾病的治疗和康复有着很大的影响。因此，全科医疗必须根据患者的个性和人格提供个体化服务，重视患者的背景，关注家庭与成员的关系，以家庭为背景合理的处理病人的健康问题和家庭的失衡问题，从而依托家庭的配合对患者提供良好的照顾。

在家庭卫生服务中，全科医生有为患者保守医密的义务，但当这种医密对他人、社会有伤害的可能时，全科医生则有解密的义务，这也是履行其对他人、社会的责任。上述案例中，全科医生担心患者对其妻子可能会造成伤害，因而可以告诉患者妻子一些真相（不一定说患者想要伤害她，可说患者有可能伤害她），但是务必让她保密，不能让患者知道此事，否则对患者的治疗将前功尽弃。全科医生还应教会患者的妻子配合对患者治疗的方法。全科医生采取以上措施，既可以维持患者家庭原有的平衡状态，又能够促使患者早日康复。

四、社区重点人群保健中的伦理问题

在社区卫生服务中，妇女、儿童、老年人、慢性患者、残疾人是数量较多的特殊群体，也是社区保健的重点服务对象，做好这部分人的社区保健工作，有利于提高整个社区人群的健康水平。

根据机体生理、心理发育规律，儿童期一般指自胎儿期至青春发育期前（女 12 岁，男 13 岁左右），儿童时期经历着长期的生理、心理发育过程并具有诸多规律性和周期性。妇女在当今社会生活中承担的角色日益重要，由于自身的生理、心理特点，对社区卫生服务具有特殊的要求。因此，社区卫生人员在开展社区妇幼保健中，要建立和健全妇幼保健网，实行妇幼保健的系统化管理，按时访察，针对妇女、儿童不同阶段的健康状况和卫生问题，以及不同的卫生服务需求，开展有关妇女儿童预防保健知识的宣传教育和健康咨询；开展青春期性教育咨询、婚前检查与咨询、孕产期保健、新生儿保健、计划生育与计划免疫；建立非正式支持组织作为社区专业保健机构与社区群众的中介，促进社区妇女有效参与社区卫生保健的工作。

目前，我国已进入老龄社会，预计在 2015 年以前 60 岁以上老龄人口将达 2 亿之众，此后还要以 10～13 年增加 1 亿老年人的速度继续增加，到本世纪 30 年代老年人口将占总人口的 1/4 以上，人数达四亿多。因此，我国面临着严重的老年人保健问题。老年保健是指以老年人为对象而实施的有益老年人健康生活的一系列关怀和照顾。老年人随着年龄的增大，机体生理功能衰弱，患病率升高，很多患者活动受限，反应迟钝，记忆力衰退，注意力、判断力下降，有的表现出精神行为障碍。这就要求社区老年卫生保健必须根据老年人的生理、心理特点，建立健全老年社区保健网，还可以专设社区老年护理、康复院，定期体检，建立健全老年健康档案，为老年人提供从健康教育、心理咨询到住院、门诊治疗、日常生活护理等一系列系统的、连续性的卫生保健服务；并通过社区非正式支持组织的力量，为老年人提供必要的社会支持，促进其身心健康。慢性病作为社区卫生常见的问题之一，严重影响着人们的身体功能状态及生活质量。因此，全科医生必须做好慢性病随访记录：根据社区居民慢性病发病情况，建立主要慢性病随访监测记录，为实施慢性病干预措施提供依据，内容包括症状、体征、实验室检查、并发症、转诊、指导用药等；协助慢性患者控制疾病的症状和进程，实现最佳功能状态，帮助患者达到躯体上、精神上和生活上的完满状态——健康。

五、临终关怀的道德要求

随着时代的发展，文明的进步，人们越来越重视生活的质量。人口老龄化趋势使得人们对于临终前的生命质量亦提出了要求，临终关怀事业已经成为人们瞩目的焦点。在我国，天津医科大学教授崔以泰于1990年建立了第一家临终关怀病房。1998年，由李嘉诚先生捐助汕头大学医学院附属第一医院建立了全国第一家宁养院，从而开始了国内临终关怀服务的推展工作。至今，全国已有20家重点医院建立了宁养院。可以说，推展临终关怀，实行宁养服务是一个国家、一个民族文明程度的表现。

临终关怀是指由社会各层面（护士、医生、社会工作者、志愿人员以至于政府和慈善团体人士）组成的机构，为现代医学治愈无望的患者及其家属提供的生理、心理和社会的全面支持与照护，使临终患者的生命得到尊重，症状得到控制，心理得到安慰，生命质量得到提高，也使患者家属的身心健康得到照顾。因此，如何在生命的最后阶段，保持人的尊严和从容平静安详地走完人生最后的旅程，这是现代临终关怀所面对的问题。

临终关怀组织的理念，强调生命的存在并非只有机体活动，还有高尚的精神生活，人在此阶段应受到尊重和关怀，不能因生命活动力的殆尽而降低。应视临终患者为全然的人，给予常人应有的关怀和尊敬，甚至更多。即是说，临终关怀不以延长生命时间为重，而以提高患者生命质量、为患者及其家属提供温暖照顾为宗旨。社区卫生服务中，临终关怀的主要目标是让患者带着尊严、自由和自尊，尽量减少痛苦，心里不再畏惧死亡，在亲朋好友的关怀照顾下平静地离开人间。临终关怀的护理不仅要照顾到患者，而且还要从整体上照顾患者的亲属及家庭。

由于临终关怀全面适应了当代生物-心理-社会医学模式的要求，也反映了医疗卫生事业多层次、多渠道的发展及全社会参与的趋势，因此，全科医生应发挥自身和社区优势，把临终关怀视为生命周期照顾的一部分。通过给患者及其家属提供特殊的护理和支持性治疗，以减轻他们在躯体、情感、社会和精神方面的痛苦，维护临终患者的尊严，使其舒适安宁地从生的此岸走向死的彼岸。全科医生应使患者逐渐认识并接受死亡，针对其心理变化

的不同时期开展不同的心理疏导工作，减轻患者的精神痛苦，帮助患者以相对比较平静的心情对待人生自然法则；临终关怀以照护而非治疗为原则，强调的是生命的质而非生命的量，因此，全科医生应努力控制患者的症状，为患者解除、减轻躯体疼痛造成的痛苦，重视止痛术的研究，保持患者的体位舒适、身体洁净，为患者创造安静温馨的怡人环境；临终关怀的对象不仅是濒死患者，还包括其家属。患者安静地、有尊严地死去，是临终关怀的结果，但不是终点。古语曰：死者何辜，生者何堪？对所爱的人的死去，家属由震惊而哀恸、绝望，对已故者的感觉由悲转怒，进而出现抑郁等强烈过度的哀伤。因此，全科医生应以同情体谅之心，抚慰家属，稳定家属的悲伤情绪，尽可能地减轻家属的精神痛苦。

（时统君　臧益秀）

第3节　全科医疗中常见的法律问题

案例 12-9

2005年9月14日上午，某县卫生局接到群众举报，称城乡结合部的某村社区卫生服务站开展剖宫产手术，县卫生局指派县卫生监督所成立调查组前往调查。调查发现，9月13日晚，该服务站接诊了一名孕40周的产妇，当晚10时30分左右在该服务站对该产妇进行了剖宫产手术，参加手术人员一人是县人民医院妇产科医生，一人是县人民医院麻醉科医生，还有一人为该服务站工作人员。该社区服务站医疗机构执业许可证上标明经许可的诊疗科目为全科医疗科。

社区服务站辩称，该手术活动属抢救行为，并且当事双方签有手术议定书。县卫生监督所则称，抢救行为的抗辩不能成立，该手术行为属于违法行为。县卫生监督所阐述理由如下：手术议定书是术前术后唯一的1份医疗文书，其中没有任何危重症状的描述；笔录中体现从接诊到手术时间间隔较长，至少1小时；手术地点离县医院急救中心和中心医院分别为2公里和1公里；手术当天该孕妇在县瑞慈医院B超检查显示孕妇及胎儿一切正常；

当晚麻醉医师正在家里睡觉,起床后赶到该服务站至少需用半小时;术前术后均没有向县医院领导和卫生行政主管部门报告;经进一步调查发现,上述3人曾于2005年2月24日给青口镇徐朱孟村某产妇在该社区卫生服务站做了剖宫产手术,产下一男婴,徐朱孟村在县城以南6公里,到该社区服务站沿途要经过县第二人民医院、县人民医院急救中心、县中医院、县人民医院城北分院等医疗机构,说明该服务站平时就开展剖宫产手术等活动;在该社区服务站门前橱窗做了大量可进行宫外孕、剖宫产手术的广告。并提供了当事人与产妇丈夫签订的手术议定书、现场拍得的照片、与参加手术活动3人的询问笔录以及与产妇丈夫的询问笔录等证据。

经卫生监督员合议认为,该社区卫生服务站不具备剖宫产手术资质、无母婴保健技术服务执业许可证,擅自扩大执业范围,参加手术的该服务站的一名医生无医师执业证书、无母婴保健技术考核合格证书,当事人所谓的急救行为理由不充分,违反了《医疗机构管理条例》第二十七条和《中华人民共和国母婴保健法实施办法》第三十五条第三款的规定,依据《医疗机构管理条例实施细则》第八十条第一款第(一)项和《中华人民共和国母婴保健法实施办法》第四十条的规定,建议对该社区卫生服务站给予警告、责令改正其违法行为和罚款2 000元的行政处罚,对参加手术的无医师执业证书的医生另案处理。《行政处罚决定书》于12月5日送达当事人。

2006年6月18日,当事人超过法定的复议和起诉期限未申请复议和起诉,县卫生局依法申请人民法院强制执行,当事人履行罚款结案。

思考:

1. 社区卫生服务机构的服务功能与执业范围。

2. 全科医疗科以及全科医师的执业范围。

3. 某村社区卫生服务站关于手术议定书的抗辩能够成立吗?

一、社区卫生服务机构的
服务功能与执业范围

卫生部和国家中医药管理局2006年6月29日颁布的《城市社区卫生服务机构管理办法(试行)》(卫妇社发〔2006〕239号,自2006年8月1日起施行)(以下简称《城市社区管理办法》)对城市社区卫生服务机构的服务功能与执业范围做出了规定:社区卫生服务机构服务对象为辖区内的常住居民、暂住居民及其他有关人员,社区卫生服务机构须根据政府卫生行政部门规定,履行提供社区公共卫生服务和基本医疗服务的职能。

公共卫生服务包括:卫生信息管理。根据国家规定收集、报告辖区有关卫生信息,开展社区卫生诊断,建立和管理居民健康档案,向辖区街道办事处及有关单位和部门提出改进社区公共卫生状况的建议;健康教育。普及卫生保健常识,实施重点人群及重点场所健康教育,帮助居民逐步形成利于维护和增进健康的行为方式;传染病、地方病、寄生虫病预防控制。负责疫情报告和监测,协助开展结核病、性病、艾滋病、其他常见传染病以及地方病、寄生虫病的预防控制,实施预防接种,配合开展爱国卫生工作;慢性病预防控制。开展高危人群和重点慢性病筛查,实施高危人群和重点慢性病病例管理;精神卫生服务。实施精神病社区管理,为社区居民提供心理健康指导;妇女保健。提供婚前保健、孕前保健、孕产期保健、更年期保健,开展妇女常见病预防和筛查;儿童保健。开展新生儿保健、婴幼儿及学龄前儿童保健,协助对辖区内托幼机构进行卫生保健指导;老年保健。指导老年人进行疾病预防和自我保健,进行家庭访视,提供针对性的健康指导;残疾康复指导和康复训练;计划生育技术咨询指导,发放避孕药具;协助处置辖区内的突发公共卫生事件;政府卫生行政部门规定的其他公共卫生服务。

基本医疗服务包括:一般常见病、多发病诊疗、护理和诊断明确的慢性病治疗;社区现场应急救护;家庭出诊、家庭护理、家庭病床等家庭医疗服务;转诊服务;康复医疗服务;政府卫生行政部门批准的其他适宜医疗服务。

社区卫生服务机构应根据中医药的特色和优势,提供与上述公共卫生和基本医疗服务内容相关的中医药服务。

具体而言,社区卫生服务中心登记的诊疗科目应为预防保健科、全科医疗科、中医科(含民族医学)、康复医学科、医学检验科、医学影像科,有条件的可登记口腔医学科、临终关怀科,原则上不登记其他诊疗科目,确需登记的,需经区(市、县)级政府卫生行政部门审核批准,同时报上一级政府卫生行政部门备案。社区卫生服务站登记的诊疗科目应为预防保健科、全科医疗科,有条件的可登记中医科(含民族医学),不登记其他诊疗科目。

农村社区卫生服务机构可以参照城市社区卫生服务机构的服务功能与执业范围。

二、全科医疗科的执业范围

《医疗机构管理条例》第二十七条规定:"医疗机构必须按照核准登记的诊疗科目开展诊疗活动",全科医疗科也应当按照法律规定的执业范围开展诊疗活动,全科医疗具有"六位一体"的功能,主要在社区提供诊疗服务,执业范围有其特殊性。

《卫生部关于全科医疗科诊疗范围的批复》(卫政法发〔2006〕498号)规定,根据《医疗机构诊疗科目名录》(卫医发〔1994〕27号),全科医疗科为一级诊疗科目,其具体诊疗范围应参照《城市社区卫生服务机构管理办法(试行)》(卫妇社发〔2006〕239号)第七条规定的"社区卫生服务机构提供的基本医疗服务"的范围(见前述)。

医疗机构核准登记的诊疗科目仅为全科医疗科,却设置了外科、妇产科、口腔科等诊疗科目,属于超范围执业,应当由县级以上人民政府卫生行政部门予以警告,责令其改正,并可以根据情节处以3000元以下的罚款,情节严重的,吊销其《医疗机构执业许可证》。

案例12-9中,该社区服务站医疗机构执业许可证上标明经许可的诊疗科目为全科医疗科,但却开展了剖宫产手术,属于超范围执业。

三、全科医师的执业范围

医师的执业范围有狭义和广义之分,狭义的执业范围是指同一类别内的一级诊疗科目,广义的执业范围包括执业类别和狭义的执业范围。医师应当在广义的执业范围内开展执业活动。

《执业医师法》第十四条规定,医师经注册后,可以在医疗、预防、保健机构中按照注册的执业地点、执业类别、执业范围执业,从事相应的医疗、预防、保健业务。未经医师注册取得执业证书,不得从事医师执业活动。

全科医师应当按照注册的执业类别、执业范围以及专业从事医师执业活动。1999年7月16日颁布的《医师执业注册暂行办法》(卫生部令第5号)规定,执业类别是指临床、中医(包括中医、民族医和中

西医结合)、口腔、公共卫生。根据卫生部、中医药局于2001年6月20日颁布的《关于医师执业注册中执业范围的暂行规定》(卫医发〔2001〕169号)以及中医药局于2006年9月4日颁布的《关于修订中医类别医师执业范围的通知》(国中医药发〔2006〕52号),临床类别、中医类别执业医师可以注册相应类别的全科医学专业作为执业范围。医师进行执业注册的类别必须以取得医师资格的类别为依据。医师依法取得两个或两个类别以上医师资格的,除以下两种情况之外,只能选择一个类别及其中一个相应的专业作为执业范围进行注册,从事执业活动。医师不得从事执业注册范围以外其他专业的执业活动。特殊情况是指,在县及县级以下医疗机构(主要是乡镇卫生院和社区卫生服务机构)执业的临床医师,从事基层医疗卫生服务工作,确因工作需要,经县级卫生行政部门考核批准,报社区的市级卫生行政部门备案,可申请同一类别至多三个专业作为执业范围进行注册;在乡镇卫生院和社区卫生服务机构中执业的临床医师因工作需要,经过国家医师资格考试取得公共卫生类医师资格,可申请公共卫生类别专业作为执业范围进行注册;在乡镇卫生院和社区卫生服务机构中执业的公共卫生医师因工作需要,经过国家医师资格考试取得临床类医师资格,可申请临床类别相关专业作为执业范围进行注册。同时,《医疗机构管理条例实施细则》第八十一条第二款规定,医疗机构使用卫生技术人员从事本专业以外的诊疗活动的,按使用非卫生技术人员处理。

《城市社区管理办法》规定,临床类别、中医类别执业医师注册相应类别的全科医学专业为执业范围,可从事社区预防保健以及一般常见病、多发病的临床诊疗,不得从事专科手术、助产、介入治疗等风险较高、不适宜在社区卫生服务机构开展的专科诊疗,不得跨类别从事口腔科诊疗。

医师注册后有下列情况之一的,不属于超范围执业:对患者实施紧急医疗救护的;临床医师依据《住院医师规范化培训规定》和《全科医师规范化培训试行办法》等,进行临床转科的;依据国家有关规定,经医疗、预防、保健机构批准的卫生支农、会诊、进修、学术交流、承担政府交办的任务和卫生行政部门批准的义诊等;省级以上卫生行政部门规定的其他情形。

四、手术同意书的法律性质和效力

卫生部、国家中医管理局颁布的《病历书写基

本规范（试行）》（自 2002 年 9 月 1 日起施行，卫医发[2002]190 号）第二十四条规定，手术同意书是指手术前，经治医师向患者告知拟施手术的相关情况，并由患者签署同意手术的医学文书。内容包括术前诊断、手术名称、术中或术后可能出现的并发症、手术风险、患者签名、医师签名等。有的医疗机构使用手术告知书、手术协议书、手术知情同意书、手术自愿书等名称。

手术同意书属于病历资料的一部分，具有合同的性质，同时也是患方实现知情同意权、医疗机构及其医务人员履行告知义务的证明文件。手术同意书具有合同的效力，但根据《中华人民共和国合同法》（自 1999 年 10 月 1 日起实施，中华人民共和国主席令第十五号）第五十三条"合同中的下列免责条款无效：（一）造成对方人身伤害的；（二）因故意或者重大过失造成对方财产损失的"规定，即使手术同意书中有关于医疗机构及其医务人员不承担风险的约定，该约定属于无效条款，不能作为医疗机构及其医务人员侵害患者人身权的免责事由，不能免除医疗机构及其医务人员的法律责任。

五、执业医师的执业地点

> **案例 12-10**
>
> 某卫生厅接到某市卫生局的报告，反映当地某镇人民医院发生一起一位取得医师执业证书的妇产科医师，在医院内的职工宿舍家中擅自为一亲戚男性患者进行阴囊外科手术治疗，造成其死亡的事件（死者家属不同意尸检，并私了）。当地卫生局接到举报后，依法调查处理，并依据《中华人民共和国执业医师法》第 39 条的规定，以当事人未经批准擅自开办医疗机构行医为由，给予没收药品、器械；罚款人民币 6 万元；吊销医师执业证书的行政处罚。
>
> **思考：**
>
> 医师执业的执业地点。

执业医师的执业地点是指医师执业的医疗、预防、保健机构及其登记注册的地址。执业医师应当在法定执业地点开展执业活动。医师变更执业地点等注册事项的，应当到准予注册的卫生行政部门依法办理变更注册手续。

以下两种情况属于例外：①经医疗、预防、保健机构批准的卫生支农、会诊、进修、学术交流、承担政府交办的任务和卫生行政部门批准的义诊等；②对急危患者，医师应当采取紧急措施及时进行诊治。

对于案例 12-10，根据《执业医师法》和《医疗机构管理条例》的规定，医师应当在注册的医疗机构内执业，任何单位和个人，未取得《医疗机构执业许可证》，不得开展诊疗活动。医师在家中擅自诊疗患者的行为违反了法律的规定，属于未取得《医疗机构执业许可证》擅自执业的行为，应当根据情节轻重，按照《执业医师法》和《医疗机构管理条例》予以相应处罚。

六、尊重患者的隐私权

> **案例 12-11**
>
> 9 月 15 日，22 岁未婚先孕的阿静在男友陪同下来到某医科大学第一附属医院做人工流产，在妇产科医生孙某的安排下，阿静按要求做好准备，躺在检查床上等待检查。这时，医生叫进二十多名身穿白大褂的男女围在床前，阿静非常紧张，要求医生让他们出去。医生说，没关系，他们都是实习生。医生让阿静躺好，一边触摸阿静的身体，一边向实习生介绍各部位名称、症状等，检查讲解过程约五六分钟。
>
> **思考：**
>
> 对患者隐私权的尊重与保护。

隐私权，是自然人享有的支配其与公共利益无关的私人信息、私人活动和私有领域的人格权。通常认为，隐私权包括以下四项权利：隐私隐瞒权；隐私利用权；隐私维护权；隐私支配权。在我国，尊重患者、保护患者的隐私是医师的法定义务，《执业医师法》第二十二条第三项规定："医师在执业活动中履行下列义务：……关心、爱护、尊重患者，保护患者的隐私"。最高人民法院关于贯彻执行《中华人民共和国民法通则》若干问题的意见（试行）（1988 年 1 月 26 日颁布）第 140 条第 1 款规定："以书面、口头等形式宣扬他人的隐私，或者捏造事实公然丑化他人人格，以及用侮辱、诽谤等方式损害他人名誉，造成一定影响的，应当认定为侵害公民名誉权的行为。"

在案例 12-11 中，医院及其医务人员侵犯了患者的人格尊严和隐私权。医生检查患者身体原则上不构成侵犯隐私权，因为患者去医院看病，接受相应的检查甚至很多专家会诊有时是必需的。但未经患者同意，为非诊疗目的，向相关医务人员以外的人披露、利用患者的隐私，则侵犯了患者的隐私权。在诊疗活动中，有些卫生技术人员不重视对患者隐私权的尊重与保护，容易引起纠纷。例如，在公开、半公开的场合擅自公开就诊人的检查、诊疗私人信息；未经允许，在多数人面前实施暴露就诊人身体隐私部位的公开检查、诊疗活动等。

社区卫生服务机构以及全科医生，与社区居民的关系最为紧密，尤其是随着社区首诊制度、个人、家庭健康档案制度的逐渐推行，获取社区居民的隐私信息不可避免，培养、提高尊重患者的隐私权的法律意识，对于社区卫生服务机构以及全科医生来说，尤为重要。

七、诊疗护理规范、常规

诊疗护理规范、常规分为狭义和广义两种。狭义的诊疗护理规范、常规是指卫生行政部门以及全国性行业学（协）会针对本行业的特点，制定的各种程序、标准、制度等规范的总称，如《临床输血技术规范》、《医院感染管理规范》、《医院感染论断标准》、《医院消毒卫生标准》、《医院消毒供应验收标准》、《医疗机构和治疗仪器应用规范》等，广义的诊疗护理规范、常规不仅包括狭义的诊疗护理规范、常规，还包括医疗机构制定的本机构医务人员进行医疗、护理、检验、医技诊断治疗及医用物品供应等各项工作所应遵循的工作方法、步骤。值得注意的是，诊疗护理规范、常规不仅包括以成文形式出现的，也包括虽然不成文，但在实践中为医疗机构及其卫生技术人员所遵循的诊疗护理惯例或者通行的做法。

八、《民法通则》与《医疗事故处理条例》的适用

《最高人民法院关于参照〈医疗事故处理条例〉审理医疗纠纷民事案件的通知》（2003 年 1 月 6 日颁布，法〔2003〕20 号）第 1 条第 1 款规定："条例施行后发生的医疗事故引起的医疗赔偿纠纷，诉到法院的，参照条例的有关规定办理；因医疗事故以外的原因引起的其他医疗赔偿纠纷，适用民法通则的规定。"该款规定了两方面的内容，一方面，对于由医疗行为导致人身损害的医疗赔偿纠纷，如果构成医疗事故，则适用《医疗事故处理条例》，如果不构成医疗事故，则不承担医疗事故的侵权责任；另一方面，对于非医疗行为引起的医疗赔偿纠纷，则适用《民法通则》的规定。

（杨海涛　蔡红星）

第 13 章 社区卫生服务管理

学习目标

1. 掌握社区卫生服务管理的含义、基本管理方法

2. 熟悉社区卫生服务的组织管理、资源管理和社区卫生服务质量管理

3. 了解管理学基本知识

第 1 节　概　　述

一、社区卫生服务的定义、定位和基本的功能、任务

1997 年 1 月 15 日公布的《中共中央、国务院关于卫生改革与发展的决定》第一次明确提出了积极发展社区卫生服务和"加快发展全科医学，培养全科医生"的要求。1999 年卫生部等十部委联合下发的文件《关于发展城市社区卫生服务的若干意见》定义社区卫生服务（community heath service）：是城市卫生工作的重要组成部分，是实现人人享有初级卫生保健目标的基础环节。是在政府领导、社区参与、上级卫生机构指导下，以基层卫生机构为主体，全科医师为骨干，合理使用社区资源和适宜技术，以人的健康为中心、家庭为单位、社区为范围、需求为导向，以妇女、儿童、老年人、慢性患者、残疾人等为重点，以解决社区主要卫生问题、满足基本卫生服务需求为目的，融预防、医疗、保健、康复、健康教育、计划生育技术服务等为一体的，有效、经济、方便、综合、连续的基层卫生服务。

2006 年《国务院关于发展城市社区卫生服务的指导意见》明确指出：社区卫生服务是城市卫生工作的重要组成部分，是实现人人享有初级卫生保健目标的基础环节。大力发展社区卫生服务，构建以社区卫生服务为基础、社区卫生服务机构与医院和预防保健机构分工合理、协作密切的新型城市卫生服务体系，对于坚持预防为主、防治结合的方针，优化城市卫生服务结构，方便群众就医，减轻费用负担，建立和谐医患关系，具有重要意义。

2009 年，《中共中央国务院关于深化医药卫生体制改革的意见》对我国新的一轮卫生改革进行了全面部署，对发展社区卫生服务提出的任务是："全面加强公共卫生服务体系建设。建立健全疾病预防控制、健康教育、妇幼保健、精神卫生、应急救治、采供血、卫生监督和计划生育等专业公共卫生服务网络，完善以基层医疗卫生服务网络为基础的医疗服务体系的公共卫生服务功能，促进城乡居民逐步享有均等化的基本公共卫生服务。""加快建设以社区卫生服务中心为主体的城市社区卫生服务网络，完善服务功能，以维护社区居民健康为中心，提供疾病预防控制等公共卫生服务、一般常见病及多发病的初级诊疗服务、慢性病管理和康复服务。转变社区卫生服务模式，不断提高服务水平，坚持主动服务、上门服务，逐步承担起居民健康'守门人'的职责。""……引导一般诊疗下沉到基层，逐步实现社区首诊、分级医疗和双向转诊。""转变基层医疗卫生机构运行机制和服务模式，完善补偿机制。……为群众提供便捷、低成本的基本医疗卫生服务。"

要实现国家以全科医生为骨干发展社区卫生服务的上述工作要求，社区卫生服务机构的医务人员和管理人员就必须掌握一定的管理理论、知识和技能，运用现代管理科学的基本原理和原则，对社区卫生服务的资源进行合理配置、有效利用和科学管理，不断完善社区卫生服务质量，从而推动社区卫生服务持续健康发展。

二、管理的定义及职能

（一）管理的定义

管理（management）从字面上看，有"管辖"、"处理"、"管人"、"理事"等意，即对一定范围内的人员及事物进行安排与处理。但是这种字面的解释是不可能严格地表达出管理本身所具有的完整含义的。较为确切、完整的定义应该是：管理是指一定组织中的管理者，通过实施计划、组织、领导、控制和创新等职能来协调他人的活动，使别人同自己

一起实现既定目标的活动过程。管理包含以下的基本内涵：

（1）管理的载体是组织：管理必须是两人以上的集体活动，管理不能脱离组织而存在，组织中必定存在管理。

（2）管理的本质是分配、协调活动或过程：协调，包括基础（结构）要素之间、个人目标与组织目标之间、各部门及各项工作之间、各管理职能之间的协调以及管理职能自身的协调，并取决于每个人是否清楚了解自己应该如何工作。

（3）管理的对象是包括人力资源在内的一切可以调用的资源，通常包括人力、物力、财力、顾客、信息等资源：其中，人力资源是最重要的。任何资源的分配、协调最终都是以人为中心的，故管理要以人为本，以人为中心。资源管理处于不断变动与整合的动态过程中，要合理、有效地保证人流、物流、资金流和信息流的通畅进行，由此构成管理的主要内容。

（4）管理的职能是信息获取、决策、计划、组织（含人员配备）、领导、控制和创新。

（5）管理的目的是为了"更有效"地实现组织的既定目标，即追求最佳效率和效果。而该目标仅凭单个人的力量是无法实现的。

（二）管理的职能

新的管理理论和管理实践认为：计划、组织、领导、控制和创新这五种职能是一切管理活动中最基本的职能。

1. 计划　这是管理的首要职能，它是对未来事件做出预测，以制定出行动方案。计划工作是为事物未来的发展规定方向和进程，重点要解决好两个基本问题：一是目标的确定问题。如果目标选择不对，计划再周密具体也枉费心机，这是计划的关键；二是进程的时序，即先做什么，后做什么，可以同时做什么，均不能错位，这是计划的准则。计划的内容一般包括"5W2H"，参见表13-1。

表 13-1　计划的基本内容与要素

序号	计划内容及其所要回答的问题	要素	具体内涵及要求
1	该计划在什么情况下有效	前提	预测、假设，工作基础条件
2	WHAT——做什么（任务）？	目标	工作内容，最终成果要求
3	WHY——为什么做？	目的	理由，意义，重要性
4	WHO——谁做，结果如何？	责任	人选及其责任，评价办法，激励措施
5	WHEN——何时做？	时间表	起止时间，进度安排
6	WHERE——何地做，涉及哪些部门？	范围	地点、场所，组织层次或地理范围；涉及哪个环节、哪个过程
7	HOW——如何做？	战略	主要的策略与战术，路径，基本方式、方法、手段
8	HOW MUCH——需投入多少资源？	预算	费用，代价
9	实际与前提不相符怎么办？	应变措施	意外情况发生的应对预案

在管理科学中，应探索制定计划的一系列科学程序和方法，为管理提供科学的计划决策。管理的计划职能就是要选择组织的整体目标和各部门的目标，决定实现这种目标的行动方案，从而为管理活动提供基本依据。

科学地制订计划固然重要，但若将其束之高阁就失去意义了。因此必须坚持计划执行的严肃性，定期检查实施情况，年底进行盘点验收，核对计划目标和任务是否按时按量按标准完成了并与相应的奖惩措施挂钩。实施计划时一般采取目标管理的方法，应将计划目标逐级逐项分解直至将任务和职责全面落实到具体部门、具体人。

2. 组织　组织是指完成计划所需的组织结构、规章制度、人财物的配备等。它有两个基本要求：一是按目标要求设置机构、明确岗位、配备人员、规定权限、赋予职责，并建立一个统一的组织系统；二是按实现目标的计划和进程，合理地组织人力、物力和财力，并保证它们在数量和质量上相互匹配，以取得最佳的经济和社会效益。组织的维系还需要靠组织文化来凝聚组织力量。

3. 领导　计划与组织工作做好了，也不一定能保证组织目标的实现，因为组织目标的实现要依靠组织全体成员的努力。配备在组织机构各种岗位上的人员，由于在个人目标、需求、偏好、性格、素质、价值观、工作职责和掌握信息量等方面存在很大差异，在相互合作中必然会产生各种矛盾和冲突。因此，就需要有权威的领导者进行协调、引导，指导人们的行为，通过沟通增强人们的相互理解，统一人们的思想和行动,采取激励办法使每个成员自觉地为实现组织目标共同努力。

4. 控制 控制是防止组织活动偏离计划目标,促使其按照计划规定的要求展开工作的过程。控制职能是按照既定的目标、计划和标准,对组织活动各方面的实际情况进行检查和考察,发现差距,分析原因,采取措施,予以纠正,使工作能按原计划进行。或根据客观情况的变化,对计划作适当的调整,使其更符合于实际。控制必须具备三个基本条件:一是有明确的执行标准,如工作指标、数量、定额、质量标准、规章制度、政策等;二是及时获得发生偏差的信息,如工作检查、评价、报表、简报、原始记录、口头汇报等;三是纠正偏差的有效措施。缺少任何一个条件,管理活动便会失去控制。

5. 创新 由于科学技术迅猛发展,社会经济活动空前活跃,市场信息瞬息万变,社会关系也日益复杂,每位管理者每天都会遇到新情况、新问题。如果因循守旧、墨守成规,就无法应付新形势的挑战,也就无法完成肩负的任务。

应强调指出,管理是在动态环境中实施的动态活动过程,仅有维持是不够的,还必须不断调整管理系统活动的内容和目标,以适应环境变化的要求,这就是经常被人们忽视的管理的创新职能。创新职能与上述各项管理职能不同,它本身并没有特殊的表现形式,总是在与其他管理职能的结合中表现自身的存在与价值。从某种意义讲,完全一样的管理是没有的,总要因地因时制宜地展开;不结合自己的实际情况,完全照抄照搬别人的经验或自己以往的成功经验常是行不通的,移植别人的管理方法也需要有所创新。

三、社区卫生服务管理的含义

从管理角度来讲,社区卫生服务管理是综合运用管理学理论、方法和技术,对开展社区卫生服务的人、财、物、时间、信息等资源进行科学的管理。其目的是通过计划、组织、领导和控制等职能的活动,合理使用卫生资源,提供适宜的技术服务,努力实现优质服务,并且要在有限的卫生资源条件下创造出最大的效益,最大限度地提高社区居民的健康水平。社区卫生服务管理内容涉及卫生政策、卫生组织、计划与评价、卫生资源管理、服务体系建设等工作。应加强社区卫生服务的标准化、规范化、科学化管理,并依法对社区卫生服务机构和执业行为严格进行监督管理。

四、社区卫生服务管理的对象

社区卫生服务管理的对象主要包括社区卫生服务的人力、财力、物力、时间和信息等卫生资源。

(一) 人力

人是管理的第一要素。因为系统的一切活动都要靠人来完成。其数量与质量的保证,是管理工作的根本保障。社区卫生服务的人力是指从事社区卫生服务活动的工作者,包括卫生管理人员和医、护、技、药等卫生技术人员。人力管理,又称之为人力资源管理,主要包括人力的开发、配置、招募、使用、培养、考核与评价等。

(二) 财力

财力指社区卫生服务组织在一定时期内实际掌握和支配的物质资料的价值表现。管理要求对资金的利用率达到最优。社区卫生服务机构虽然不以盈利为目的,但也参与社会经济活动,也有固定资金和流动资金的运动,因此也要对"财"进行管理。其目的是提高资金的利用效果和效率。社区卫生财力管理,包括研究社区卫生服务活动的经济规律;制定有利于社区卫生服务发展的经济政策;建立有效的筹资、集资渠道;合理分配和使用卫生经费;形成较为完善的社区卫生服务经费补偿机制;进行社区卫生服务成本核算,强化经营管理,取得良好效果。

(三) 物力

物力指房屋、医疗卫生设施、设备、材料、仪器、药品、能源和自然资料等,是社区卫生服务发展的物质基础。物资管理就是对社区卫生服务过程中所需各种物资材料,进行计划采购、保管、供应、分配和使用全过程的科学管理。是开展社区卫生服务工作的重要的物资保证和环境条件。社区卫生服务机构的设施装备应与其服务功能相匹配,以满足其提供公共卫生和基本医疗等综合性服务的需要。

(四) 信息

信息是一种重要资源,是指按一定的规则组织在一起的数据的集合,这些数据是经过加工处理,并按一定的规律组织在一起的。信息贯穿着整个社区卫生服务的管理过程,是社区卫生服务现代化管理的基础。由于信息的不断反馈,使整个运动周而复始,连续不断地前进。社区卫生服务信息管理包括信息需求分析、收集、加工、存储、检索、传递、利用、反馈等。应注意开发信息资源,建立管理信息系统等。通过制定完善的信息管理制度,采用现代化信息技术,保证信息周转过程的高效运转,使社区卫生服务信息系统成为紧密联系、高度协调、相互配合的有机整体活动。使信息成为管理的耳目,预测与决策的基础,高效管理的工具。信息管理要强调定量化、高效率和科学性。

五、社区卫生服务的基本管理方法

社区卫生服务管理方法,就是为使被管理系统的功效不断得到提高所采取的手段、措施和途径等。经常采用的管理方法有:

(一)行政的方法

利用一套严格的组织机构,通过行政命令直接对管理对象发生影响,这种行政命令对执行者具有强制力。管理的主动与被动方是上下级关系,下级服从上级是行政领导方法的基本原则。

(二)法律的方法

法律是由国家制定统一的、相对稳定的行为规范,人人必须遵守。在社会主义制度下,法律反映的是全体人民的意志,因此,"在法律面前人人平等"是利用法律进行管理的基本原则。社区卫生服务所涉及的相关政策、法律、法规,就是管理的重要依据。

(三)经济的方法

经济的方法即利用经济杠杆进行管理,被管理者的行为与他的经济利益密切相关。通常利用经济立法和劳动报酬制度把这种关系固定下来。付出劳动的质和量与获得的报酬是否相一致,是否合理,直接决定着这种管理方法的效率。它的实质就是把经济利益转化为对管理单位、对个人的激励,充分发挥物质利益的动力作用。

(四)宣传教育的方法

宣传教育的方法是通过语言、文学、形象等启发被管理者的觉悟,使其自觉地根据总的管理目标来调节自己的行为。这种方法的效率直接决定于宣传教育内容的真理性、领导者的权威和艺术、被管理者的思想状况。它的目的在于提高医护人员的政治思想觉悟,即确立科学的世界观和正确的人生观,树立高尚的职业道德品质;调动人们工作的积极性。

(五)咨询顾问的方法

这是管理者根据工作的需要向咨询顾问机构或咨询顾问人员提出问题,请求解答。沟通信息的程度视解答方案对管理者是否有利而定。社区卫生服务问题往往涉及社区的政治、经济、文化、环境等多种因素,任何高明的决策者的知识和才能总是有限的,需要社区卫生服务管理者善于组织、集中多学科专家,形成"智囊团",在面对纷繁复杂问题的决策时,能提供多种决策备选方案,从而促进了决策的科学化。

在管理实践中,上述五种基本管理方法需要互相补充、有机配合、综合运用,只有充分发挥协同作用,才能取得满意的效果。

第2节 社区卫生服务组织管理

一、基本概念

(一)社区卫生服务组织的含义

社区卫生服务组织是为了有效地完成社区卫生服务任务,实现提高社区居民健康水平的目标,按照卫生事业发展的要求、规模、设置程序和一定的责任、权力及其职能分工而形成的系统集合。社区卫生服务组织是由社区卫生技术人员和卫生管理人员所组成,是一个系统化的结构。社区卫生服务组织具有以下含义:

1. 社区卫生服务组织本身是一个实体 既是有形的组织体系,又是无形的作为组织内部关系网络或力量协作系统的组织结构,而无形的组织结构和有形的组织体系之间是一种手段和目的的关系。

2. 社区卫生服务组织有确定的目标 任何组织都是为了实现特定的目标而存在的,都有一个明确的目的,社区卫生服务组织的总目标就是发展社区卫生服务事业,保障社区居民健康水平。为了实现这一总目标,建立社区卫生服务组织是所采用的一种手段和工具。

3. 社区卫生服务组织有不同层次的分工与合作 社区卫生服务组织管理体系,必然有一个由许多要素、部门、成员,按照一定的联络形式排列组合而成的框架体系,它决定了正式的组织关系,包括管理层级数和控制跨度;决定了如何由个体组成部门,再由部门形成组织。近而形成了不同层次的分工与合作。

4. 社区卫生服务组织是一个整体系统 社区卫生服务组织是一个系统,是整体,在组织内部,其纵向各层次之间的联系和横向各分工部门的联系形成一个封闭的回路,在组织外部,不同卫生组织之间构成外在联系,表现为组织系统的开放性。

(二)社区卫生服务组织管理的基本含义

社区卫生服务组织管理是指社区卫生服务组织按照管理的原理、遵循管理的原则设计社区卫生服务组织的管理体制和运行机制,合理运用组织职能和管理功能,在社区卫生服务组织体系框架内开展的各项管理活动。社区卫生服务组织管理是社区卫生服务管理体系中的一个系统,并具有以下含义:

(1)是一个开放系统,受着社区内外多方面因素的影响和制约,如社区的经济条件、居民的需求层次、医学科学技术的发展水平和医疗保障制度等。因此,社区卫生服务组织管理不可能有一个固定模式。如在不同地区、不同需求层次和不同条件与环境下形成理想的社区卫生服务组织管理模式,就需要不断地加以探索、调整和变革,也就是不断地与外部环境发生联系,从而不断地改革和发展。

(2)是一个社会技术系统,既包括结构和技术方面,也包括社会和管理方面。社区卫生服务的适宜技术是构成社会技术系统的重要组成部分。

(3)是一个综合系统,是实现科学管理的工具。社区卫生服务组织的主要作用是通过权力和责任的协调与分配,调动各层次的积极性,统一社区全体成员的思想意志,实现社区卫生服务组织的共同目标。

二、社区卫生服务组织管理的特征

社区卫生服务组织管理具有下列明显的特征:

1. 必须具有目标 任何组织都是为实现某些特定目标而存在的,无论这种目标是明确的还是隐含的,目标是组织存在的前提和基础。社区卫生服务组织管理的目标是为社区居民提供基本医疗卫生保健,满足他们基本的医疗卫生服务需求,提高他们的健康水平。但组织并不是从事任何一项工作所必需的,如果一项工作或某个目标利用个人的力量就可以完成,就没有必要通过建立一个组织来实现。只有当个人的力量难以完成此项工作或实现此项目标时,建立相应的组织才是可取的。由于任何组织都是为了某一目的而存在的,没有共同的目标就形不成组织,也就无所谓组织管理了。所以,社区卫生服务管理者要经常向社区卫生服务组织成员灌输共同理想、共同愿景和共同目标这一信念,从而维系社区卫生服务组织的生存与发展。

2. 必须进行分工与合作 没有分工与合作的群体也就不是组织,分工与合作是组织管理重要功能。社区卫生服务工作的最大特点就是分工合作,就是团队精神。分工与合作关系是组织目标所决定的。社区卫生和全科医疗需要提供预防、医疗、保健、康复、健康教育和计划生育技术指导六位一体的服务,这种一体化的服务,不是一个人就能完成的,需要进行机构、部门、专业和人员的分工与合作。只有把分工与合作结合起来,才能提高效率,为社区居民提供综合、连续、系统、全面的卫生服务。

3. 组织要有不同层次的权力与责任制度 分工以后,为了使社区卫生服务人员能履行其相应的职责,就要赋予他们完成该项工作所必需的权力;同时,为了保证各部门之间、各专业之间、各项工作之间的协调,就要对各项工作的责任和权力进行协调。只有这样,才能保证各项工作的顺利进行,最终保证组织目标的实现。

三、社区卫生服务组织的功能

1. 社区卫生服务组织是实现社区卫生工作总目标的平台和载体 社区卫生服务事业的管理,保障社区居民健康水平目标的实现,必须以社区卫生服务组织作为基本的平台和载体。该组织详细规定了实现总目标的分目标、分阶段目标以至个人目标,以此为依据形成了各个相应的职能部门、职权体系、指挥和监督体系;保证了个人目标、部门目标、组织整体目标的逐级实现。

2. 社区卫生服务组织代表着社区卫生服务工作的实体 在社区卫生服务管理活动中所出现的与其他行业的联系、系统内不同组织之间的联系等一切对外联络,社区卫生服务组织都是以自身组织为实体,在对外联系中,组织负责人都是以自身组织代表的身份出现,是自身组织的代言人。

3. 社区卫生服务组织是社区经济发展中不可缺少的要素 保证社区居民健康,提高居民健康水平是社区卫生服务组织的总目标。社会的发展,生产力是决定性因素,劳动者健康水平的高低直接影响到生产力要素的发挥。

4. 社区卫生服务组织提供了社区居民健康必需的各种服务 社区卫生服务组织汇集了社区卫生服务人力资源、财力资源、物力资源,提供了预防、医疗、保健、康复、健康教育、计划生育技术指导等各种服务。随着社区居民生活水平的不断提高,居民的卫生服务需求将不断增加,服务项目和服务内容也将不断扩展,社区卫生服务组织也将不断做出调整。

四、社区卫生服务组织管理的目的

社区卫生服务组织管理的目的是构建功能合理、责任明确、运转高效的城市卫生服务体系,形成较为完善的社区服务网络,有效地开展社区卫生服务,完成社区卫生服务的任务和目标。

1. 构建城市卫生服务体系 我国的卫生体系包括卫生服务体系、医疗保障体系和卫生执法监督体系。其中卫生服务包括医疗服务体系、预防保健服务体系和社区卫生服务体系。由此可见,社区卫生服务组织是构成城市卫生服务体系的重要前提和基础。积极发展社区卫生服务是改革城市卫生服务体系的重要内容,是构建城市卫生服务体系的重要组织保证。

2. 建立功能合理的医疗服务体系 社区卫生服务组织作为国家卫生服务体系的基础,处于疾病预防控制上游的优势地位,主要从事预防、保健、健康教育、计划生育和常见病、多发病、诊断明确的慢性病的治疗和康复等一线的基层服务;综合医院和专科医院主要从事疾病诊治,其中大型医院主要从事急危重症、疑难病症的诊疗,并结合临床开展教育、科研工作。社区卫生服务组织的建立健全,对于形成结构合理、层次分明、定位准确、功能完善的新型医疗服务体系起到了积极的作用。

3. 形成较为完善的社区服务体系 社区是社会活动的基础,社会服务是社区居民生活、学习、生产劳动的根本保证。社区经济、社区文化、社区教育和社区卫生是促进社区发展的四大支柱,是社区精神文明建设的重要标志。社区卫生服务组织的建立有助于形成较为完善的社区服务体系。

4. 有效地开展社区卫生服务 社区卫生服务组织主要依托基层卫生机构,形成社区卫生服务中心、社区卫生服务站为主体,其他医疗卫生机构为补充,以上级卫生机构为指导,与上级医疗机构实行双向转诊,条块结合,以块为主,使各项基本卫生服务逐步得到融合的基层卫生服务网络。社区卫生服务组织是开展社区卫生服务活动的组织保证,社区卫生服务覆盖广泛、方便群众,能使广大群众获得基本卫生服务,也有利于满足群众日益增长的多样化卫生服务需求。社区卫生服务构成了国家卫生服务体系链条中的防治结合的关键部位,强调预防为主、防治结合,有利于将预防保健落实到社区、家庭和个人,提高人群健康水平。

5. 实现社区卫生服务的目标 社区卫生服务组织主要由全科医师、护士等有关专业卫生技术和管理人员组成,要设计出合理的组织结构,配备相应人员,分工授权并进行协调,以便发挥社区卫生服务组织的功能,有效地开展社区卫生服务,实现组织目标,

五、社区卫生服务的组织机构
建设管理

2006 年 6 月,卫生部和国家中医药管理局制订了《城市社区卫生服务机构管理办法(试行)》,该《办法》明确:社区卫生服务机构是指在城市范围内设置的、经区(市、县)级政府卫生行政部门登记注册并取得《医疗机构执业许可证》的社区卫生服务中心和社区卫生服务站。社区卫生服务机构以社区、家庭和居民为服务对象,以妇女、儿童、老年人、慢性病人、残疾人、贫困居民等为服务重点,开展健康教育、预防、保健、康复、计划生育技术服务和一般常见病、多发病的诊疗服务,具有社会公益性质,属于非营利性医疗机构。卫生部负责全国社区卫生服务机构的监督管理。区(市、县)级以上地方政府卫生行政部门负责本行政区域内社区卫生服务机构的监督管理。

2006 年 8 月,中央编办、卫生部、财政部、民政部颁发的《城市社区卫生服务机构设置和编制标准指导意见》中指出:社区卫生服务机构的设置和编制的核定,要符合事业单位改革和医疗卫生体制改

革的方向以及区域卫生规划的要求;要立足于调整现有卫生资源,辅之以改扩建和新建,避免重复建设;要统筹考虑地区之间的经济发展差异,保障城市居民享受到最基本的社区卫生服务。政府举办的社区卫生服务机构为公益性事业单位,按其公益性质核定的社区卫生服务机构编制为财政补助事业编制。机构设置,要有利于方便群众就医;人员编制的核定,要符合精干、高效的要求,保证社区卫生服务机构最基本的工作需要。

(一)社区卫生服务机构的设置范围

政府原则上按照街道办事处范围或3万~10万居民规划设置社区卫生服务中心,根据需要可设置若干社区卫生服务站。新建社区,可由所在街道办事处范围的社区卫生服务中心就近增设社区卫生服务站。

(二)社区卫生服务中心的举办形式

社区卫生服务中心主要通过对现有一级、部分二级医院和国有企事业单位所属医疗机构等进行转型或改造设立,也可由综合性医院举办。街道办事处范围内的一级医院和街道卫生院,可按照标准,直接改造为社区卫生服务中心。人员较多、规模较大的二级医院,可按标准,选择符合条件的人员,在医院内组建社区卫生服务中心,实行人事、业务、财务的单独管理。社会力量举办的卫生医疗机构,符合资质条件和区域卫生规划的,也可以认定为社区卫生服务中心,提供社区卫生服务。街道办事处范围内没有上述医疗单位的,在做好规划的基础上,政府应当建设社区卫生服务中心,或引进卫生资源举办社区卫生服务中心。

社区卫生服务中心为独立法人机构,实行独立核算,社区卫生服务中心对其下设的社区卫生服务站实行一体化管理。其他社区卫生服务站接受社区卫生服务中心的业务管理。

(三)社区卫生服务站的举办形式

社区卫生服务站举办主体可多元化。社区卫生服务站可由社区卫生服务中心举办,或由综合性医院、专科医院举办,也可按照平等、竞争、择优的原则,根据国家有关标准,通过招标选择社会力量举办。

社区卫生服务机构的建设要坚持社区参与的原则。社区卫生服务机构的设立、运行应引入竞争机制。社区卫生服务机构的建设要合理配置和利用现有资源,使有限的卫生资源发挥最大的社会效益和经济效益;要提高社区居民对卫生服务的可及性,满足居民日益增长的基本卫生服务需求;要充分体现全科医疗的连续性、协调性、综合性、整体性服务的特征;要利于基层卫生事业的发展,适应卫生改革的要求。图13-1和图13-2是我国目前常见的社区卫生服务中心、站的举办模式。

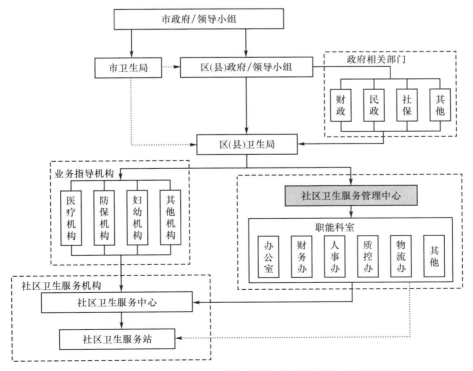

图13-1 社区卫生服务组织管理结构(设有管理中心)示意图

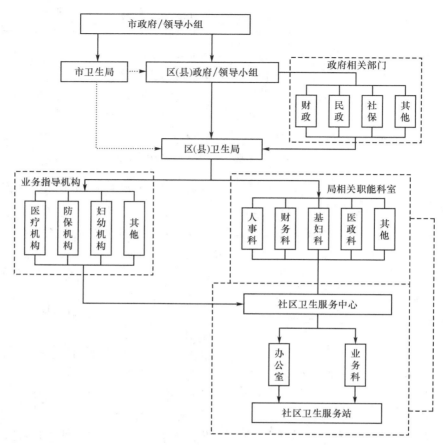

图 13-2　社区卫生服务组织管理结构(未设管理中心)示意图

第 3 节　社区卫生服务资源管理

一、人力资源管理

(一)全科医生的人力资源配置

全科医生是发展社区卫生服务的骨干力量。在发达国家,政府多大力扶植家庭医生/全科医生队伍的建设,使其占到医生总人数的 1/3～1/2。正是得力于这支强大的工作在社区的主力军才使发达国家的主要慢性疾病的发病率得到控制,死亡率不断下降,国家卫生费用过快上涨的局面亦得到有效遏制。每千人口拥有 1 个以上的家庭医生/全科医生的国家有:古巴(2.7 人)、比利时(2.1)、芬兰(1.7)、法国(1.6)、奥地利(1.4)、以色列(1.3)、德国(1.1)、挪威(1.1)、澳大利亚(1.1);接近 1 个的有加拿大(0.98)、意大利(0.9)、卢森堡(0.9)等国。美国的基层医生队伍的构成不同于其他发达国家,2006 年虽然每千人口只有家庭医生 0.32人,但拥有的基层医生人数并不少,达到 1.05 人,

其构成是:家庭医疗 12.3%,普内科 15.0%,妇产科 5.5%,普儿科 7.5%。英国每千人口有 0.6 个全科医生(2002 年),配置数虽然不算高,但其配置的护士人数是医生人数的 5.57 倍,有效分担了许多基层保健的工作。

家庭医生/全科医生人数占国家医生总数比重大的国家有:芬兰(51.5%)、加拿大(51.4%)、比利时(50%)、法国(49%)、古巴(45%)、澳大利亚(44%)等国(本组比率部分是作者根据 WHO、世界经合组织、政府部门公布的有关数据计算得出的,仅供参考)。古巴的人均卫生费用不高却使卫生保健水平居于世界前列,成为世界的一面旗帜。高度依靠全科医生队伍,保证居民的基本卫生服务是其成功的基石,其配置的千人口全科医生数之多居世界第一。古巴强化全科医生队伍建设的经验值得我们认真学习。

在我国,即使按照所要求的每千城市人口配置0.2 名全科医生计算,现阶段城市地区至少需要 10万名全科医生,而目前实际已取得全科医学主治医师资格者仅有 1 万余人。若推行社区首诊制,必须保证居民的服务安全,不能耽误了患者,因此,缺乏

足够数量的高素质的全科医生已成为制约社区卫生服务发展的瓶颈,必须强化全科医生的培养和使用工作。要借鉴国外强力激励医护人员到社区工作的经验,尽力改善全科医生的收入水平,使之明显超过当地居民平均收入水平,以吸引高素质人才,发展、稳定这支队伍。

(二)社区卫生服务团队组建

按照2006年6月卫生部和国家中医药管理局制定的城市社区卫生服务中心、站基本标准文件要求,社区卫生服务站至少有1名中级以上任职资格的全科执业医师;至少有1名能够提供中医药服务的执业医师;每名执业医师至少配备1名注册护士。社区卫生服务站是一种基本的独立的工作团队。以取得主治医师职称的全科医生为骨干组建社区卫生服务团队时,在人员配备上应该考虑:①医务人员的专业知识结构互补;②医护以及其他相关专业技术人员比例适当;③年龄性别互补。不同年龄和不同性别的医护人员组成的团队,便于不同时间对不同性别和不同服务特征的人群开展社区卫生服务。

(三)教育培训

社区卫生服务工作涉及多方面的知识和技能。加强基层医务人员的知识更新,特别是临床实践能力的培养,对提高卫生服务的质量有十分重要的意义。全科医学培训的类别有:医学院校本科阶段的全科医学知识与课程教育、专科(住院)医师规范化培训、岗位培训、骨干医师培训、管理人员培训、继续医学教育培训等。培训工作要分别适合于本科教育、毕业后教育、成人教育和继续医学教育(继续专业发展)等。不同的教育培训有着不同的要求,举办形式也是根据实际情况采用多种形式进行的,脱产、半脱产、业余、网络学习等都可以应用于社区卫生服务的人才培训之中。

为了适应社区卫生服务发展的需要,尽快通过各种培训及培养方式培养出合格的基层卫生人员,一定要落实人事部、卫生部、教育部、财政部、国家中医药管理局《关于加强城市社区卫生人才队伍建设的指导意见》的有关要求,必须保证相应的培训经费和培训时间等的落实。

(四)规章制度制定及考核

制定相应的人事管理规章制度和考核评价标准,是人力资源管理的重要工作。因此,在社区卫生服务中,建立各种岗位职责、制定相关的规章制度和考核评价标准及激励机制,可以提高社区卫生服务工作者的责任感和服务绩效。还应建立足够强度的鼓励机制,吸引高素质全科医生到社区长期工作。

二、信 息 管 理

获取充足、准确的信息是实现管理职能、做好各项工作的基本前提,医学类信息则是预防、诊断、治疗工作的依据,因此信息管理是社区卫生服务管理的重要内容之一。社区卫生服务的信息资源是十分丰富的,对它的有效管理和利用具有很重要的意义。社区卫生服务的成果和居民身体状况都要靠所收集来的信息加以评价。

病人信息,如健康档案和病历记录是非常重要的基本信息,连续性服务必须建立在完整的医疗信息管理的基础之上。然而有些社区卫生服务机构并不重视这些信息的收集和保管,如此下去是做不好预防和慢性病管理工作的。医政管理、医疗保险以及卫生服务机构的日常管理均需要加强有关信息的收集、分析、储存、管理。可喜的是,现在许多社区卫生服务中心已建立了用计算机管理的信息系统,有的实现了多站点网络连接,达到了现代信息管理水平。信息的时效性很强,科学合理的信息管理要求提高加强信息的共享程度,需要及时上报、下传;但部分信息需要保密,则应设置访问、使用权限。

我们已处于信息化社会,在知识爆炸的时代每个工作者必须不断学习,一方面是与时俱进不断更新知识、技能,另一方面要学会知识管理。我们通过不同的渠道可以获得大量的数据,将数据分类、整理加工、分析、综合就可变为有用的信息,许多信息经提炼、加工、系统化后形成了知识。一个学习型的组织要善于学习、创造和管理知识,依靠这样的宝贵财富才会取得较大的工作成果。

信息流应该是双向的。基层医生不但要输出信息还应获取信息。鉴于基层医生的业务素质基础普遍较弱,更应帮助他们及时获得大量新知识、新信息来提高服务能力。社区卫生服务机构应为医护人员提供互联网信息检索条件。网络资源可以提供培训机会,可以帮助更新知识,若配有文献检索数据库更可以辅助医生进行诊断和选择治疗方案以及进行科学研究工作等。如,全科医生多是从主诉、症状、体征入手进行诊断工作的,进入选定的医学全文数据库后,可依次分别输入3~5种重要的症状、体征名,可以从前一种症状检索到的信息中再输入后一种症状继续进行检索,经数种症状逐步输入叠加检索后一次比一次剩余的文献少,再结合年龄、性别、病程及辅助检查的结果等参数,便使检索结果逐步趋近可供诊断或鉴别诊断的病种,尤其对于少见但可能会威胁病人生命的疾病来说意义很大,借此可以辅助提高基层医生的诊疗水平。

三、药品管理

(一)进药原则

药品配备要强调针对性,应建立在对本社区病种调查的基础上;应充分考虑有效、易得和价廉的特点,以适应社区大多数民众的需求;药品种类的选择应该点、面结合,尽量避免重复或雷同;以社会效益放在第一位,保证药品质量的安全可靠。

国家已公布了我国《国家基本药物目录(基层医疗卫生机构配备使用部分)》(2009 版)自 2009 年 9 月 21 日起施行。公布的化学药品和生物制品有 205 个品种、中成药 102 个品种,共计 307 个药物品种。国家基本药物目录是基层医疗机构配备使用药品的依据。具体管理工作应遵照卫生部、国家发展改革委等九部委制定的《国家基本药物目录管理办法(暂行)》执行。

(二)管理制度

社区卫生服务中药品管理要严格执行国家有关药品管理的法律法规。注意进药的渠道、药品的品种、质量、价格、消耗登记、失效期登记、特殊药品登记等,并且为使药品管理有序化,应当日结月清,每月盘库,填写药品盘库清单。

四、财务财产管理

财务财产管理是社区卫生服务经济管理的重要内容。要严格执行财务管理规章制度,特别是在社区卫生服务中,经常是一人独立操作,更应严格执行核对,在无第三者在场的情况下,应当让患者本人在发票单上签字。社区卫生服务站不应当留有现金过夜。收费要严格执行当地物价部门规定的收费标准。

社区卫生服务的财产分有固定物品和消耗物品,对固定物品要有专人管理、负责登记、注册;损坏报损要有详细登记;消耗物品要有详细使用记录。要加强成本核算,为使社区卫生服务符合成本/效益

原则,应当最大限度地降低消耗物品的损耗。

五、环境布局及设备配置

(一)原则

房屋布局合理,充分体现保护患者隐私、无障碍设计要求,并符合国家卫生学标准;环境能使人产生舒适感和温馨感;设备功能完好、安全、有效,满足基本卫生服务的要求。

(二)空间布局

一进门即面临接诊台,该处应具备接待患者、挂号、电话咨询等功能,并紧邻候诊室。如有条件,对候诊空间及其座椅应有足够的安排,使患者等候时可以获得安全与放松的心情,并利用候诊时间获得相关的健康教育和交流。对于诊室应给予优先考虑,尽量保证医生和患者能够一对一地交谈,缩短医患座位的距离,并将角度调整至 90°以便于医患交流;室内诊查床和其他检查设备的摆放要有利于医生的操作。治疗室的消毒区、治疗区和污染区要严格分开;对医疗废弃物的处理应符合消毒隔离标准,不得与居民生活垃圾混放。

(三)形象塑造

社区卫生服务机构名称标牌应醒目、新颖,利用文字和象征性的图像,充分展示社区卫生服务以人为中心的观念和吸引居民参与维护健康的意识;室内环境应尽量家庭化与美化,如适当布置鲜花、壁饰和窗饰;并结合服务人群特点添置必要的书报文艺刊物、儿童卡通图片、玩具等,有利于拉近医患距离。

(四)信息提供

在门前及室内树立宣传展板和广告牌,充分宣传自己的服务宗旨、服务内容、时间和工作人员情况,使居民刚一登门便能了解服务机构的基本情况,对服务者迅速产生熟悉和安全感;在候诊室应悬挂服务规范及患者有关权利义务的说明、重要的健康教育资料以及就医指导信息等;同时安排健康教育音像材料的播放。这些既有利于患者随时随地获取信息,又可使某些情绪异常者获得调节与放松;进而动员服务对象最大限度地共同参与社区的健康维护。

(五)房屋及设备配置

社区卫生服务中心的建筑面积不少于 1000 平

方米,城市社区卫生服务站的建筑面积不少于150平方米。

现以社区卫生服务站为例来说明设备配置要求。卫生部《城市社区卫生服务站基本标准》规定配置的设备有:

(1)基本设备:诊断床、听诊器、血压计、体温计、心电图机、观片灯、体重身高计、血糖仪、出诊箱、治疗推车、急救箱、供氧设备、电冰箱、脉枕、针灸器具、火罐、必要的消毒灭菌设施、药品柜、档案柜、电脑及打印设备、电话等通讯设备、健康教育影像设备。

(2)有与开展的社区卫生服务工作相应的其他设备。

第4节 社区卫生服务质量管理

一、基本概念

(一)质量和社区卫生服务质量

质量(quality)就是品质,反映产品或服务满足规定和隐含需要的能力的特性总和。卫生服务质量主要是指卫生事业及相关事业满足人们明确或隐含健康需要能力的特征和特性的总和。服务质量通常包括两个构成要素:一是服务的技术性质量(即服务的结果是什么,强调服务过程的产出,即顾客从服务中所得到的东西,属于服务内容,是服务质量的核心要素);二是服务的功能性质量(即如何提供服务,强调服务过程中顾客的感知状态,属于服务方式,与服务过程和服务提供方的职能相关)。

社区卫生服务质量是指社区卫生服务机构向社区居民提供的医疗服务效果的优劣。这种优劣反映在社区卫生服务是否全面、准确、及时、安全,治病方法或方案是否合理、有效、适宜,对患者和家庭的护理是否周密、细致、贴切,尤其是预防保健务的有无和是否符合规范,这些都是社区卫生服务质量的重要标志。

目前,国际上对社区卫生服务质量的内涵较为一致的看法包括:

(1)疾病的预防和控制,尤其是将社区内主要的传染性疾病和慢性非传染性疾病列入社区卫生服务的内容,并将其控制效果作为评价服务质量的最重要标准之一。

(2)服务对象在家庭、工作场所及社会功能的改善和维持方面,均达到了期望的状态。

(3)服务对象的症状、不适与焦虑得到了明显的缓解。

(4)有效地预防了社区居民中的早死,并且控制了导致早死的主要因素。

(5)用于防治疾病的成本得到了有效的控制。

(6)服务对象的人际关系得到改善。

(7)服务对象提供的服务既合格又舒适。

(8)服务对象的隐私得以保证。

(二)质量管理的概念

质量管理(quality management)是在质量方面指挥和控制组织的协调性活动,质量管理的职责由最高管理者承担,也要求组织内的全体人员承担义务并参与。

社区卫生服务的质量管理是指社区卫生服务机构按照社区居民的服务需求制定服务质量方针、目标和职责,在质量体系中采取质量策划、质量控制、质量保证和质量改进等措施,对所有影响质量的因素和环节进行计划、组织、引导、实施、协调、控制、改进,以保证和提高服务质量达到规范要求和居民满意的全部管理活动。

许多的理论研究和实践均表明,要有效地保证和提高社区卫生服务质量,必须有效地管理以下几方面的要素:①高层领导的重视和承诺。②足够的人、财、物、信息资源投入。③建立有明确的目标和远景。④管理者重视卫生服务的成本效益问题。⑤使用现代管理理论、技术与方法。⑥建立医生患者间的公开对话机制。⑦重视服务对象的满意度。⑧医患双方及社区的充分参与。

(三)全面质量管理方法

全面质量管理(total quality management,TQM)是以组织为中心,以全员参与为基础,以产品能满足顾客需求为目的之全方位、全过程的系统质量管理方法。全面质量管理对质量形成的全过程均实行质量控制,把过程的全部事物与活动都纳入系统管理;是以质量为中心、全员参与为基础的管理方法,为此要求加强全员培训工作;体现出质量管理的全面性、科学性、预防性和服务性。全面质量管理的思想强调质量第一、用户第一,一切以预防为主,用数据说话,按PDCA循环办事。

PDCA循环又称作戴明质量环(deming's circle)是指计划(plan),执行(do),检查(check)和处理(action)循环上升的管理程序、过程。它体现了质量管理的基本思路,也反映出管理理论的精髓。PDCA 循环的主要特点是:①管理循环是综合性的循环,四个阶段紧密衔接,连成一体。②大环套小环,小环保大环,推动大循环。③不断循环上升,每循环一周上一个新台阶。

在社区卫生服务质量管理中经常运用的质量管理方法还有国际标准化组织 ISO9001:2000 质量认证。我国 2005 年 1 月 1 日起已实施 GB/T19580-2004《卓越绩效评价准则》国家质量认证与质量奖评选标准。

(四)社区卫生服务质量管理的基本原则

归纳在目前普遍应用的质量管理模式与质量管理方法中需要坚持的基本原则有:

(1)以患者为中心的原则。

(2)质量控制以预防为主的原则。

(3)系统性与综合性管理原则。

(4)规范化、标准化与数据化原则。

(5)科学性与实用性相统一的原则。

(6)连续性与动态管理原则。

(7)以自我质量管理为基础实施全面质量管理的原则。

二、社区卫生服务质量管理的内容

社区卫生服务质量管理包括对实现服务质量全过程的管理,对参与质量活动的全体人员的管理,以及对业务、技术、服务、行政等全部卫生服务工作与活动的管理。社区卫生服务的质量管理主要在日常的服务工作中进行,其主要工作内容有:

1. 制定医疗服务质量方针 社区卫生服务机构应首先依据其经营目标和在卫生服务系统中的定位制定质量方针(quality policy)。质量方针是由组织的最高管理者正式发布的该组织总的宗旨和方向。质量方针与组织的总方针相一致,并为制定质量目标提供框架。质量管理原则是制定质量方针的基础。质量目标要符合患者的期望和要求。

2. 质量策划 质量策划(quality planning)是质量管理的一部分,致力于制定质量目标并规定必要的运行过程和相关资源以实现质量目标。质量策划是一项活动,其工作内容是:①对质量特性进行识别、分类和比较,以确定适宜的质量特性。②制定质量目标和质量要求。③选择适宜的质量体系和质量管理方法。④确定并向服务机构内外公布对服务质量的承诺。⑤基于现有的工作基础,编制质量计划。

3. 明确质量管理职责、权限和相互关系 将质量计划目标分解落实到各工作环节和岗位中,责任到人。开展宣传教育活动,使所有涉及服务质量的管理人员、执行人员和质检人员都要明确各自的质量管理职责、权限和相互关系,都理解质量管理计划目标和有关要求,并清楚自己应如何去做。有关要求和工作内容应在书面的本单位的质量管理体系的组织结构图、管理要素与各部门职能关系表和岗位职责中体现出来。

4. 对社区卫生服务的质量资源进行管理 按照质量要求配置并合理使用资源。保证房屋建筑面积、就医环境和工作环境、基本的仪器设备和卫生人力资源的投入和有效利用。

5. 评价、监控服务质量 服务过程是质量实时控制的主要环节。坚持经常性的质量评价、检查,跟踪质量计划目标实施情况,及时发现问题及时解决,监控服务全程质量,保证兑现质量承诺。

6. 持续质量改进 不懈地进行医疗服务质量的改进与提高是质量管理的重要工作。对于特定的质量问题,可以成立质量改进小组进行专项研究,提出改进方案。

7. 建章立制并完善相应的质量管理文件 根据国家和上级卫生行政主管部门的有关要求,结合卫生服务机构的实际情况,建立并不断完善行之有效的医疗质量与安全管理制度是卫生服务机构运行管理必须实施的基本管理工作。我国的医院质量管理中已形成了一系列有效的医疗质量和医疗安全的核心制度,如首诊负责制度、三级医师查房制度、疑难病例讨论制度、会诊制度、危重患者抢救制度、手术分级制度、术前讨论制度、死亡病例讨论制度、分级护理制度、三查十对制度(三查:摆药时查,服药、注射、处置前查,服药、注射、处置后查;十对:对床号、姓名、性别、年龄、药名、剂量、浓度、时间、用法和有效期)、病历书写基本规范与管理制度、交接班制度、临床用血审核制度等,制度建设中要完善相应的质量管理文件,及报告与审批制度。要强调有效防范、控制医疗风险,及时发现医疗质量和安全隐患,及时加以纠正。

质量管理文件包括服务与管理标准、规章和服务规范等,用以指导和规范卫生服务,成为服务机构质量管理体系正常运行的依据。目前,在开展社区卫生服务工作中要强调规范化管理,应依据国家和行业制定的有关工作规定要求、条例、管理办法、标准、规范、指南等文件,并可参考有关医学协会/协会制定的临床诊疗规范、技术规范等,制定自己单位的相应管理文件。要注意开发制定有关社区卫生服务实际需要的临床工作程序与流程、操作规程、管理规定等,如家庭病床服务管理规范、社区护理管理办法等。

8. 准入与监管 具备行医资格是保证医疗质量的前提,社区卫生服务机构的诊疗科目、人员和技术必须执行相关的准入要求。卫生行政部门担负相关的监管职能,要杜绝非专业技术人员从事专业技术工作,卫生专业技术人员超专业范围执业等情况;医院须建立临床科室开展新技术项目前必须获得医院审批的制度;医院应要求临床科室在开展新技术、新项目前制定保证患者安全的紧急预案。

9. 要考虑适宜的质量成本 在一定程度上,投入的成本高,服务的效果会好一些。但由于过高的质量成本对于许多居民来说无法承受,而服务机构也要考虑自身的生存和发展而不可能一味地过度降低服务价格。因此,要考虑适宜的质量成本,在做到满足患者需要的前提下,不盲目追求高技术和过高的质量要求。

10. 努力消除临床诊疗服务差异,避免过度的服务利用 不同国家、地区的不同的医疗服务机构,在诊断、治疗、干预措施中均存在着大量的不合理的难以解释的差异,其中大部分是不必要的服务。不必要的服务和过度的服务利用不但浪费卫生资源,而且更会招致医源性疾病,甚至会威胁患者的健康和生命。为此,努力消除临床诊疗服务差异,避免过度的服务利用已成为质量控制的重点工作。

11. 开展质量管理工作的教育培训 全面质量管理要求全员参与质量管理。进行质量管理就要求对工作在各个环节的工作人员开展经常性的有关质量管理的培训和教育,有些重要的专业性比较强的岗位还必须获得培训合格证后持证上岗。提高卫生工作人员的业务素质是改进服务质量,提高服务机构运行效益的根本保证,故需将自己的单位建设成学习型组织,深入开展继续医学教育和继续专业发展活动。

三、社区卫生服务质量管理体系

质量管理体系(quality management system)是在质量方面指挥和控制组织的管理体系,是建立质量方针和目标并实现这些目标的体系。社区卫生服务质量管理体系是指社区卫生服务机构为了实现自身既定的服务安全和质量目标,在组织上、制度上和物质技术条件上对其组织机构、工作程序、服务流程、安全重点和管理资源进行优化配置,以保障所提供的卫生服务安全并质量达到预期要求的系统。该系统主要包括组织体系(组织机构及其管理职责)、方法与标准体系、资源管理与保障体系等。

(一)社区卫生服务质量管理体系

社区服务机构的三级质量管理体系的组成是:社区卫生服务中心的质量管理组织、全科医疗等科室或社区卫生服务站的质量管理小组、个人的自主管理(自我质量审计)。质量管理组织负责制定各级质量管理岗位的工作制度和岗位职责并行使质量检查、评审、控制等质量管理职能。此外,每年还应对医院质量管理工作制度和各级人员岗位职责及时进行修订和补充。对于社区卫生服务的质量管理组织的建设还需注意以下几点:

1. 必须重视质量管理组织的建设 各级卫生服务结构均应重视质量管理,要加强并不断完善质量管理组织体系的建设;较大的社区卫生服务机构的质量管理部门,主要负责院级(中心)的质量管理,其质控范围应到每一科室。

2. 以科室或服务站点的质量管理为重点 应由各科或服务站自行成立的质控小组负责,其组长为各科或服务站的行政主任,组员由副主任、总护士长和质控人员组成,其质控范围要涉及每一个工作岗位、每一位员工。

3. 积极鼓励 QC 小组活动 QC(quality circle)小组活动是为加强质量的现场管理工作,在质量管理教育培训活动中,由群众直接参与而发展起来的一种群众性组织活动,体现了以自我管理为基础的质量管理理念。

4. 借助居民质量监督组织 提倡成立居民质量监督组织来帮助社区卫生服务机构改进服务质量,他们可以从使用者的角度反应各质量管理的成果和不足。

(二)三级质量管理的框架体系

1966 年,多纳贝丁(Donabedian)在研究医疗服务质量时,将医疗服务的运作分为三个层面:结构质量(structure)-过程质量(process)-结果质量(outcome)。引入我国后称为"三级质量结构",三个部分分别称作基础质量、环节质量、终末质量。

由此构成了质量评估和社区卫生服务质量管理的基本框架。

1. 基础质量 基础质量是由符合质量要求，满足卫生服务工作需要的各保证要素构成，即能够保证社区卫生服务基本质量和有效运行所需要投入的物质基础和必备条件，基础质量的前馈控制是以人为单元，以素质教育、管理制度、岗位职责的落实为重点。这保证要素主要包括：

（1）人力资源：人是卫生服务质量要素中的首要因素。要关注各类医务人员的资历、数量、结构比例、服务能力与技术水平等。

（2）医疗技术：直接影响服务机构的服务范围和专业水准，社区卫生服务虽不追求高精尖的医疗技术，但医务人员的知识理论要及时更新，与时俱进，要有过硬的适宜服务技术本领，要能保证居民的健康安全，赢得他们的信任。

（3）资金：资金保证水平高低直接影响服务的物质基础的建设，社区公共卫生服务主要靠政府保证金来维持。

（4）物流：保证各药品及其他服务用品的供应数量与质量。

（5）硬件建设：要有充足的房屋、物资及各种仪器设备、通讯设施等支撑性条件。

（6）时间：急诊急救的绿色通道建设要求分秒必争，营业时间、等候时间的安排等要处处站在患者角度来考虑；服务要讲究效率。

（7）环境：温馨舒适的就医环境，整洁卫生的服务机构及其诊室的条件，良好的健康教育氛围是卫生服务机构环境建设的基本要求；组织文化建设旨在创造良好的内部发展环境。

（8）信息系统：卫生服务机构的服务管理和知识管理离不开现代信息管理系统的建设；图书室、网络数字图书馆是开展循证医学的保证条件。

（9）医疗保障制度：是患者获得医疗照顾的保障，也是维系医患关系的基础。

（10）规章制度：规范化、标准化的科学管理要求完善规章制度建设，严守法规，照章办事，职责清晰，责任到人。

2. 环节质量 环节质量是质量控制的重点部位，要求制定医疗服务的各种标准与规范，过程评价为服务质量控制提供质量干预的依据。患者得到什么样的服务，过程管理起着主导作用。高达90%的医疗纠纷往往不是技术问题，而是服务问题。要重点评价服务是否到位及其足够程度，服务不足，还是过度服务？要分析各种社区卫生医疗服务的分布、配套、流程、使用率等。过程评价常用的评价指标包括合理性、适宜性、及时性、误诊率、漏诊率，达到服务规范要求的符合率、合格率，治疗差错发生情况等。

环节质量的实时控制是以病例为单元，以诊疗规范、技术常规的执行为重点。服务工作质量评价涉及的指标，如三级查房完整率、交接班合格率、会诊及时率、危重患者护理合格率、健康教育的覆盖率、防保服务的计划免疫覆盖率、产前检查率等。

3. 终末质量 终末质量是评价患者接受卫生服务后所获得的健康效果及其相关指标。终末质量的反馈控制是以病种或科室为单元，以质量控制指标的统计分析及质量缺陷整改为重点。具体常用的评价指标有：主要事件发生率、生存率、死亡率、不良反应发生率、复发率、再住院率、生存质量、满意度、行为变化、卫生经济学评价指标。分析各种社区卫生服务的成效指标有：医疗治愈率、患者满意度、戒烟成功率、计划生育的已婚育龄妇女避孕及绝育比率，卫生经济学的结果评价指标，如成本效益指标等。

社区卫生服务的提供过程是一个连续的有机整体，为了控制与防止各个环节的服务缺陷，在任何一个服务环节上都要注意提高服务质量。基础质量和环节质量对终末质量起着预防和控制作用，因此，加强前两级的质量管理是整个社区卫生服务质量管理的关键。

（崔树起　彭迎春）

第 14 章 全科医学基本技能训练

📖 **学习目标**

1. 掌握人际沟通、家庭访视、健康档案建立、健康与疾病危险因素评价、社区健康教育、社区高血压病例管理等基本技能

2. 了解全科医生工作特点和服务模式

实习1 人际沟通技巧训练

1. 实习目的

（1）通过接诊慢性病患者，训练全科医生的 BATHE 的问诊方式，培养其人际沟通能力和应急处理能力。

（2）为患者或家属提供咨询，训练学生对事物的判断力以及分析问题、解决问题的能力。

2. 实习地点 社区卫生服务中心（站）或患者家中。

3. 参考学时 3学时。

4. 实习内容与步骤

（1）提前预约就诊患者或联系访视家庭。

（2）准备接诊和咨询提纲，以及所需用物。

（3）接诊和咨询实施。

（4）完成相关记录，并写出实习报告。

（5）附案例2个。

5. 实习讨论

（1）全科医生的 BATHE 的问诊方式与《诊断学基础》的问诊有何不同？各有何特点？

（2）全科医生接诊体现什么特点？关键性技巧是什么？

（3）全科医生在咨询中应注意什么问题？如何注意？

案例 14-1

某社区卫生服务中心全科诊疗室，一位 COPD 老年男性患者长期接受社区医生的健康照顾。

医生：早晨好！

患者：早晨好！

医生：您最近怎样？

患者：最近不舒服，咳嗽、喘憋有所加重。

医生：着凉了吗？

患者：前天寒流时外出未多穿衣服，可能有着凉，有点流鼻涕。

医生：发热吗？有没有胸痛？

患者：没有。

医生：晚上睡得怎样？

患者：除了有点憋，还可以。

医生：痰多吗？什么颜色？

患者：与平时差不多，白色黏痰（医生为患者做了体检）。

医生：我建议您拍张胸片。

患者：不用了吧。老毛病了，开点药就成。

医生：好吧（为患者开了处方，送患者出门。2天以后，同一诊室，同一患者复诊）。

医生：您好些了吗？

患者：不行。喘得越来越重了（医生再次为患者做胸部查体）。

医生：您要马上拍胸片，做心电图（心电图报告窦性心动过速，QRS 低电压，胸片报告左侧气胸，肺被压缩 40%）。

医生：您现在发生气胸了，应马上到医院治疗，我叫救护车送您去（医生护送患者到上级医院就诊）。

点评： 医生的思路是正确的，但与患者的沟通不足，导致诊断延误两天。患者首次就诊时，医生建议患者做胸部 X 线检查，说明医生想到了 COPD 常见并发症是感染或气胸或肺大疱，胸部查体也可能有异常发现。胸部 X 线检查是明确或排除上述并发症的最常用有效的手段。医生在首次建议被患者拒绝时，应就检查的必要性向患者讲明，与之进行充分的沟通。但医生没有这样做，在被患者拒绝后就轻易放弃，导致诊断延误。这是慢性病患者中最

常见的麻痹大意现象，医生应针对患者此心理进行充分交流，说服患者接受自己的建议。

案例 14-2

某社区卫生服务中心全科诊疗室，一位中年妇女前来咨询

医生：早晨好！

咨询者：早晨好！

医生：请坐。

咨询者：谢谢！大夫您说乙肝是啥样的病？

医生：是由乙肝病毒引起的，以肝脏炎症和坏死病变为主的传染病。

咨询者：是传染病呀！那患乙肝的人还能到处走吗？要不要隔离？

医生：当然要隔离。你家里发生什么事了吗？需要帮助吗？

咨询者：前几天我闺女单位组织查体，我闺女把他男朋友的化验单带回来了。我邻居在医院做护士，就请她看了化验单，他说我闺女的化验单正常，那个男孩的乙肝表面抗原阳性，是乙肝。

医生：你担心什么呢？

咨询者：我怕传染，我要告诉我闺女不准跟他男朋友接触了，他是乙肝(站起来欲向外走)！

医生：请等一等。您把详细的情况说一下好吗？他的肝功正常吗？

咨询者：肝功是正常的。

医生：如果肝功能正常，血清 HBsAg 阳性持续超过 6 个月以上者，称为慢性乙肝病毒携带者。我国是乙肝病毒的高度流行区，乙肝病毒表面抗原携带率在 8%～20%，因此我国至少有 1/10 的人血清乙肝病毒表面抗原阳性。

咨询者：乙肝病毒表面抗原阳性的人会传染别的人吗？

医生：慢性乙肝病毒携带者是主要的乙肝传染源。传染性大小与病毒在体内复制指标如 HBeAg(e 抗原)、HBVDNA(乙肝病毒 DNA)和 HBVDNAP(乙肝病毒 DNA 聚合酶)是否阳性有关。

咨询者：怎么才能知道传染性的大小呢？

医生：可到传染病医院或有条件的上级医院做进一步检查，根据检测结果再作决定。

咨询者：谢谢医生。您这一说我明白了，这就回去告诉我闺女。

医生：再见！

点评：该医生与患者沟通做得很好。及时捕捉到了就诊者的目的。当询问者主观认为"乙肝病毒携带者"等于"乙肝患者"时，医生及时发现了此问题，把有关"乙肝病毒携带者"的信息详细告知了咨询者，并提出正确建议，避免了由于咨询者主观臆断而导致错误的行为。

(臧益秀　杨艳平)

实习2　家庭访视

1. 实习目的

(1) 掌握按照四种常见访视类型，针对性提出健康管理计划，为居家或患者提供合适、有效的健康指导。

(2) 熟悉家庭访视目的、程序和技巧。

(3) 了解家访过程中应对和防范危险情况的原则，提高对健康评估、健康教育、健康管理、人际沟通等基本服务能力。

2. 实习地点　某居民家中。

3. 参考学时　3 学时。

4. 实习内容与步骤

(1) 家庭访视安排　每 5 人分为 1 小组，由社区实训基地教师带引，进入居民家庭实施入户访视。

(2) 家庭访视内容

1) 家庭类型评估：核心家庭、主干家庭、单亲家庭或重组家庭。

2) 家庭周期评估：八个周期。

3) 家庭功能评估：绘制家庭圈和家系图；采用家庭功能评估问卷(family APGAR)综合评估家庭功能。

(3) 家庭访视步骤

1) 准备阶段：从社区居民健康档案中抽取一份家庭档案，查阅户主姓名及联系方式，电话预约被访视对象(即访视的家庭成员)，主要确认家庭需要访视的原因、是否接受家访等，并了解到达路线。

2) 前往探视阶段：从出发至到达家庭过程中，

观察评估家庭的邻里和社区情况。

3）进入家庭阶段：努力与家庭建立良好的人际关系，取得家庭成员的信任，并观察家庭内的基本情况。

4）探视阶段：通过言语交流、现场观察和问卷调查等，进行家庭类型评估、家庭周期评估、家庭功能评估和家庭成员居家环境安全评估等。

5）结束阶段：在本次访视结束后，快速审视并分析结果，预计是否需要下一次家访，并做好预约准备。

6）记录和总结：填写家访记录并进行工作总结。

5. 实习讨论

（1）教师张薇刚退休，现与早她两年退休的丈夫相依为伴。试问该家庭将面临什么问题？

（2）居民吴某，为了让儿子接受更好的教育，夫妇节衣缩食，筹措费用送儿子出国读研究生。现家中剩下夫妇两人。问该家庭处于生活周期的什么阶段？此周期的重点应该关注什么问题？

6. 家庭访视报告

（1）家系图描绘。

（2）健康问题目录与描述（包括个人与家庭）。

（3）健康管理计划与措施。

（何　坪）

实习3　健康档案的建立

1. 实习目的

（1）掌握个人健康档案、家庭健康档案的基本内容。

（2）熟悉社区居民健康档案的使用与管理。

（3）了解健康档案建立原则。

2. 实习地点　实验室或社区卫生服务中心（站）或患者家中。

3. 参考学时　3学时。

4. 实习内容与步骤

（1）内容

1）建立一份个人和家庭健康档案。

2）了解社区居民健康档案的使用与管理。

（2）实习形式

1）社区卫生服务机构接诊病人或家庭出诊；或者以自身及家庭为例建立健康档案。

2）参观社区卫生服务机构居民健康档案管理

系统。

（3）步骤

1）准备阶段：从社区居民随机中抽取一户，查阅户主姓名及联系方式，预约联系对象，说明来意，确认是否愿意接受访问等。

2）信息收集：社区卫生服务机构的全科诊室内或到达访视家庭，收集并记录家庭成员基本情况、健康状况、疾病史、生活方式等。条件有限的可以学生自身及其家庭为例建立健康档案。

3）总结和建档：填写家访记录并进行工作总结，建立家庭健康档案和个人健康档案。

5. 实习讨论

（1）全科医疗中个人健康问题记录多采取以问题为中心的医疗记录（problem-oriented medical record, POMR）。问题描述将问题表中的每一问题依序号逐一以"S-O-A-P"的形式进行描述，在进行 SOAP 记录时注意什么？与目前使用的病历有何异同？

（2）根据本节实习内容，在建立健康档案时需要注意什么？计算机管理居民健康档案有何利弊？

6. 实习报告　详见本书第7章全科医疗健康档案中个人和家庭健康档案格式。

（张开金）

实习4　健康危险因素评价及健康干预计划制定

1. 实习目的

（1）掌握健康危险因素评价的基本方法。

（2）熟悉个体健康危险因素评价的方法和步骤制定切实可行的健康干预计划。

2. 实习地点　社区卫生服务机构中的全科诊疗室或教室。

3. 参考学时　3学时

4. 实习内容和步骤

（1）收集发病率或死亡率资料

1）资料来源：可以通过死因登记报告、疾病监测等途径获得。

2）目的：评估要阐明危险因素与疾病发病率及死亡率间的关系。

3）选择社区常见疾病及有关危险因素作为研究对象。

4）主要内容：当地各性别、年龄别前 10～15

位死因、死亡率,计算平均死亡率。详见表14-1第(1)、(2)项是某地40～44岁组男性前11位死因和死亡概率。

(2) 收集评价对象的健康危险因素资料

1) 资料来源:常采用问卷调查或自填问卷方式收集危险因素资料,通过询问疾病史、体格检查和实验室检查可提供重要的资料。

2) 主要内容:详见表14-1第(3)、(4)项,如表中该男性的收缩压为16.0kPa,舒张压为9.3kPa。

(3) 将危险因素转换成危险分数是进行评价的关键步骤。

1) 方法:主要利用多元回归和经验评估方法。

2) 意义:当个体危险因素相当于人群平均水平时,危险分数为1.0,即个体发生某病死亡的概率相当于当地死亡率的平均水平。危险分数大于1.0,即个体发生某病死亡的概率大于当地死亡率的平均水平,危险分数越高,则死亡率越大。反之则小。可以根据现有研制出的危险分数转换表查表获得。如表14-1第(5)项中该男性的收缩压16.0kPa,查表获得其危险分数为0.4。

(4) 计算组合危险分数

1) 意义:若与死因有关的危险因素只有1项时,组合危险分数等于该死因的危险分数;若有多项时,则考虑到每一项危险因素的作用。计算组合危险分数时将危险分数大于1.0的各项分别减去1.0后的剩余数值作为相加项求和;小于或等于1.0的各项危险分数值作为相乘项求积,将相加项和相乘项的结果再相加,就得到该死亡原因的组合危险分数。

2) 计算公式如下:

$$Pz=(P1-1)+(P2-1)+\cdots+(Pn-1)+Q1*Q2\cdots*Qm$$

Pz:组合危险分数

Pi:大于等于1的各项危险分数

Qi:小于1的各项危险分数

假如某43岁男性冠心病的危险因素有8项,其中大于1.0的有1.7、1.5和1.2三项;小于或等于1.0的有1.0、0.7、0.5、1.0、0.9五项。具体计算如下:相加项:1.7～1.0+1.2～1.0+1.5～1.0=1.4;相乘项:1.0×0.7×0.5×1.0×0.9=0.315。组合危险分数=1.4+0.315=1.715,即冠心病的组合危险分数。

(5) 存在死亡危险:存在死亡危险=平均死亡率×组合危险分数。如某人的组合危险系数为1.7,当地冠心病10年平均死亡率为1877/10万,则此人冠心病的死亡危险=1877×1.7=3190/10万,即此人今后10年冠心病死亡的概率为3190/10万。

(6) 计算评价年龄:是根据年龄与死亡概率之间的函数关系,按个体所存在的危险因素计算的预期死亡概率求出的年龄。具体方法是计算各种死亡的存在危险,相加得出总的存在死亡的危险,查阅表14-2的评价年龄表,就可得出评价年龄。如某40岁男性总的存在死亡危险假设为7762/10万,查表,该数值介于7570和8380之间。该男性实际年龄的最末一位数字是0,据此在中间部分相应的列中查出7570的评价年龄为44岁,8380的评价年龄为45岁,两者平均为44.5岁,即为此人的评价年龄。

(7) 计算增长年龄:又称可达到年龄,是采取降低危险因素的措施后计算得到的死亡概率算出的一个相应年龄。根据计算得到新的存在死亡危险,查阅评价年龄表即可得到增长年龄。如上述男性的总的存在死亡危险为7762/10万,假设通过降低危险因素存在死亡危险降为5103/10万,查表得增长年龄为39.5岁。

(8) 计算危险降低程度:表示评价对象根据医生建议改变了现有的危险因素后死亡危险可能降低的绝对量或占改变前总的存在死亡危险值的比例。如某男性假设通过改变冠心病危险因素,在死亡危险由3190/10万降低到1033/10万,则冠心病死亡危险降低的绝对量=3190-1033=2157,其占改变前总的存在死亡危险值的比例=2175/7261×100%=30%。

(9) 制定健康干预计划:只要明确了个人患慢性病的危险性及疾病危险因素分布,健康管理服务即可通过个人健康改善的行动计划及指南对不同危险因素实施个性化的健康指导。由于每个人具有不同危险因素组合,因此会针对个人自身危险因素筛选出个人健康管理处方,使每个人都能更有效地针对自己的危险因素采取相应的健康干预措施。

5. 实习讨论 根据表14-1已给出的数据,完成(6)、(7)、(10)、(11)、(12)项目的内容,并查阅表14-2计算该男性的评价年龄和增长年龄,并根据结果提出切实可行的健康计划。

表 14-1　某地某 41 岁男性健康危险因素评价表

死亡原因 (1)	死亡概率 (1/10万) (2)	疾病诱发因素 (3)	指标值 (4)	危险分数 (5)	组合危险分数 (6)	存在死亡危险 (7)	根据医生建议改变危险因素 (8)	新危险分数 (9)	新组合危险分数 (10)	新存在死亡危险 (11)	降低量(%) (12)
冠心病	1887	收缩压(kPa)	16.0	0.4			—	0.4			
		舒张压(kPa)	9.3	0.4			—	0.4			
		胆固醇(mg/dl)	192	0.5			—	0.5			
		糖尿病史	无	1.0			—	1.0			
		体力活动	坐着工作	2.5			定期锻炼	1.0			
		家族史	无	0.9			—	0.9			
		吸烟	<10支/天	1.1			戒烟	0.7			
		体重	超重40%	1.4			降到平均体重	1.0			
车祸	284	饮酒	偶尔社交	1.0			—	1.0			
		驾车里程	1万km/年	1.5			—	1.5			
		安全带使用	90%	0.8			—	0.8			
自杀	264	抑郁	没有	1.0			—	1.0			
		家族史	无	1.0			—	1.0			
肝硬化	222	饮酒	偶尔社交	1.0			—	1.0			
脑血管病	222	收缩压(kPa)	16.0	0.4			—	0.4			
		舒张压(kPa)	9.3	0.4			—	0.4			
		胆固醇(mg/dl)	180	0.5			—	0.5			
		糖尿病史	无	1.0			—	1.0			
		吸烟	吸香烟	1.2			戒烟	1.0			
肺癌	202	吸烟	<10支/天	0.8			戒烟	0.6			
慢性风湿性心脏病	167	心脏杂音	无	1.0			—	1.0			
		风湿热	无	1.0			—	1.0			
		症状体征	无	0.1			—	0.1			
肺炎	111	饮酒	偶尔社交	1.0			—	1.0			
		肺气肿	无	1.0			—	1.0			
		吸烟	<10支/天	1.0			戒烟	1.0			
肠癌	111	肠息肉	无	1.0			—	1.0			
		肛门出血	无	1.0			—	1.0			
		肠炎	无	1.0			—	1.0			
		直肠镜检查	无	1.0			1次/年	0.3			
高血压心脏病	56	收缩压(kPa)	16.0	0.4			—	0.4			
		舒张压(kPa)	9.3	0.4			—	0.4			
		体重	超重40%	1.4			降到平均体重	1.0			
肺结核	56	X线检查	未做	1.0			检查结果阴性	0.2			
		经济社会地位	中等	1.0			—	1.0			
其他	1978	—	—	1.0			—	1.0		1978	
合计											

表 14-2　健康评价年龄表（部分）

男性存在死亡危险	0 / 5	1 / 6	2 / 7	3 / 8	4 / 9	女性存在死亡危险	男性存在死亡危险	0 / 5	1 / 6	2 / 7	3 / 8	4 / 9	女性存在死亡危险
......							5 560	40	41	42	43	44	3 020
2 120	30	31	32	33	34	1 220	6 160	41	42	43	44	45	3 280
2 310	31	32	33	34	35	1 330	6 830	42	43	44	45	46	3 560
2 520	32	33	34	35	36	1 460	7 570	43	44	45	46	47	3 870
2 760	33	34	35	36	37	1 600	8 380	44	45	46	47	48	4 220
3 030	34	35	36	37	38	1 760	9 260	45	46	47	48	49	4 600

续表

男性存在死亡危险	实际年龄最末一位					女性存在死亡危险	男性存在死亡危险	实际年龄最末一位					女性存在死亡危险
	0	1	2	3	4			0	1	2	3	4	
	5	6	7	8	9			5	6	7	8	9	
3 330	35	36	37	38	39	1 930	10 190	46	47	48	49	50	5 000
3 670	36	37	38	39	40	2 120	11 160	47	48	49	50	51	5 420
4 060	37	38	39	40	41	2 330	12 170	48	49	50	51	52	5 860
4 510	38	39	40	41	42	2 550	13 230	49	50	51	52	53	6 330
5 010	39	40	41	42	43	2 780	……						

（李芳健　王家骥）

实习5　社区健康教育案例讨论

1. 实习目的

（1）掌握社区健康教育和健康促进计划的设计、实施内容和步骤。

（2）熟悉健康教育和健康促进的评价方法。

2. 实习地点　社区卫生服务机构中的全科诊疗室或教室。

3. 参考学时　3学时。

4. 实习内容和步骤

（1）背景资料的阅读和分析。

（2）小组讨论，制定高血压健康教育计划。

（3）组织并实施健康教育计划。

（4）健康教育效果评价。

案例 14-3

背景资料：某市一社区卫生服务站所辖社区共有服务人口2688人，其中男性1280人，占47.6%，女性1408人，占52.4%。年龄60岁及以上者497人，占18.5%，35～60岁者1277人，占47.5%，35岁以下者914人，占34.0%。居民中54%为在职人员，人均月收入少于500元占23.5%，500～2000元占72%，大于2000元占4.5%；高中及以上文化程度居民占50.5%，每天食盐摄入量大于8者占64.7%，喜食肥肉者占8.6%，吸烟者占27.3%，每周锻炼次数3次以下者占70.3%。

1. 背景资料的阅读和分析

（1）阅读和分析背景资料，确定高血压的诊断标准和高危人群的标准；发现背景资料中尚缺乏的有关信息。

（2）对社区人口补充调查，弥补背景资料中的信息缺陷；对社区人口进行体检和血压测量，确定高血压患者和高危人群的具体数量及人口学特征。

通过以上步骤确定高血压病在该社区流行病学特征、社区患高血压病的主要行为和环境危险因素。

WHO 高血压诊断标准：按 WHO 诊断标准（1993），以血压达到 140/90mmHg（收缩压或舒张压其中一项达到）为确诊高血压的依据。

高危人群标准：具有下列一项危险因素者为高危人群。父母双方或一方有高血压病史者；体重指数≥25 kg/m² 或超重肥胖者[体重≥1.1×身高（cm）−105 者]；摄盐量≥8 g/d 者；喜饮高度白酒者（每次 60°以上白酒≥100ml 且饮酒 ≥4 次/周）；血压值偏高：SBP17.33～18.53 kPa 和/或 DBP 11.33～11.87kPa 者；吸烟量≥20 支/天，超过 1 周者；经常接触噪声、紧张度高、情绪不稳定者。

2. 制定社区高血压健康教育计划

（1）明确教育目的：对被教育对象进行广泛深入的健康教育，使他们获得高血压病防治的相关知识和技能，提高高血压患者的自我保健意识和能力，建立高血压病可以控制的信念，确定自我保健的内容和措施及提高高血压患者遵医用药的依从性，使高危人群和一般人群减缓或不进入高血压患者的行列；使高血压患者减缓进入晚期或不出现致残致死的并发症，或身心功能得到尽可能的康复。

（2）确定目标人群和教育项目：将社区全体居民分为高血压患者、高血压病高危人群和一般人群；根据社区患高血压病的主要行为和环境危险因素确定健康教育项目，以高血压控制、控烟、合理饮食、体育锻炼等为重点项目加以实施。

（3）确定健康教育内容：在社区中开展高血压健康教育，要区分对象、讲求实效，否则事倍功半，难以持久坚持。因此，教育内容要有的放矢，不能强求一律。

1）高血压患者的健康教育：高血压患者社区健康教育的重点，除讲解高血压相关病理知识、危险因素外，还要进行治疗、护理与保健指导，主要包括以下内容：

A. 饮食指导：严格限制钠盐的摄入，每人每天食用盐摄入量 5g 以下为宜；食物应低盐、低脂、低胆固醇、高纤维素和维生素，多食含钾、镁、钙丰富的食品，如：绿色蔬菜、新鲜水果、鱼、豆制品、牛奶、木耳等；戒烟限酒，烟中的尼古丁等有害物质可刺激心脏，心跳加快，血管收缩，血压增高，而大量饮酒也可以引起血压增高。

B. 用药指导：服用降压药的总体原则是要遵医嘱。使用降压药时，应从单一小剂量开始，然后根据血压水平适量减量或增加联合用药，不能随意减量或突然停药，也不能随意加服药物。服药过程中要监测血压，测血压前避免刺激，在安静状态下，休息 5 分钟再测量，如发现血压异常，应及时与医生取得联系，在医生的指导下再行处理。教育患者坚持长期服药。对血压较高者，血压应逐步降低，避免药物使血压骤降引起重要脏器供血不足，发生不良反应；教会患者自己测量血压，以便及时了解血压控制情况，做到适当增减药物。

C. 运动指导：体力活动是独立的降压因素，具有巩固药物降压效果的作用。适量的运动不仅可以增强体质，也可以控制体重，降低体重指数，体重指数每增加一个单位，高血压发病的相对危险性就增加 10%。养成每天适量运动至关重要，可以根据自己的情况，有针对性的运动，如：太极拳、慢跑、气功等，不要做动作过猛的低头弯腰、体位变化幅度过大的用力屏气动作，以免发生意外，要循序渐进、不断调整，对年老患者最好在医生的指导下进行锻炼。可根据运动前后脉搏变化及自我感觉来调整运动量，运动时心率一般控制在 102～126 次/min 或运动后心率增加不超过运动前的 50% 为宜。

D. 生活方式指导：心理因素、个人因素和环境压力常使患者采取不利于健康的生活方式，后者与高血压及心血管疾病的危险性增高有关。故帮助高血压患者认识正确对待环境压力对控制血压的重要性，在日常生活中保持良好心态，切忌生气暴怒、焦虑忧郁和悲观恐惧。养成良好的生活习惯，起居有规律，保证充足睡眠，劳逸结合，避免过劳。

2）高危人群的健康教育：对高危人群的健康教育重在矫正不良行为习惯，逐渐养成健康的生活方式；通过加强教育，采用有效的监督、控制措施，开展行为干预如控烟、限盐、平衡膳食、适度运动等；改变不良生活环境，减少和避免高血压患病风险；同时要进一步做好血脂、血清胆固醇、体重指数

等方面的筛查和监测。

3）大众化健康教育：全社区人员的健康教育重在树立全面的健康观念，养成良好的卫生习惯，防患于未然；让人们了解高血压病的病因、发病机制、病理、临床表现、辅助检查、并发症及治疗等，同时宣传高血压的各种危险因素，指出改变不良生活习惯和行为，选择健康的生活方式，才能达到预防疾病，促进健康，提高自我保健意识和防护能力的目的。

4）领导者和决策者健康教育：向领导者和决策者（如社区政府）等提供必要信息，让其了解高血压预防的重要性，预防工作的社会效益、经济效益、可行方法等，促进领导决策，利于使高血压预防成为全社会行动，获得政策、环境、舆论和经费支持。

（4）确定健康教育的方式和方法：健康教育方式的选择，要区分对象、讲求实效，要坚持面对面的个体化指导和利用媒体广泛宣传相结合，知识普及与防护技能、指导相结合，形式多样化、方式创新化与持久性和连续性相结合。

1）群体教育：将高危人群和高血压患者集中在一起，采用讲课和座谈会的方式进行教育，可以 1 次/周，每次 1 小时左右，向患者讲解高血压的相关因素、危险因素、诱发因素、疗效和预后等知识。

2）个体教育：对每位患者进行每月至少 1 次的个别教育，让其了解病情，坚持规律服药，不随意减量和停药，经常监测血压，按病情需要调整药物，注意高血压对心脑肾的影响，减少并发症的发生。

3）随机教育：根据患者个体的健康问题及时进行有针对性指导，讲解疾病知识，进行心理疏导，对老年患者，指导其学会自我心理调适，自我心理平衡，自我创造良好的心境。

4）社区教育：形式多样化，如社区内制作宣传栏、黑板报，编写有关高血压防治知识的手册发给居民，还可定期或不定期进行集中讲课接受咨询。

5）影像宣传及电话咨询：可在小区广播、影视频道或局域网播放高血压健康知识讲座的影像节目，向重点对象赠送高血压健康知识讲座光盘，以增强宣传的形象化；此外可开设高血压防治咨询电话，及时解答疑虑，发现患者康复过程中出现的问题予以纠正和正确指导。

3. 社区高血压健康教育计划的实施　制定健康教育计划以后，认真组织好计划的实施，确保健康教育的质量。主要包括以下几个方面。

（1）组织协调工作：一方面要协调文教、卫生、初级保健、爱卫会、体育、工青妇、工商、社区街道居

委会、驻社区单位等多部门通力合作与管理,另一方面要建立相应的网络,如社区高血压病防治组织网络,利用网络开展高血压健康教育。

(2) 人员培训:根据健康教育目的和内容要求,培训有关领导、卫生工作人员、教师、志愿者、社区干部、居民和学生等。

(3) 教育计划的实施:根据计划方法和内容,对不同的人群进行相应的健康教育。在健康教育计划的实施过程中,要注意质量控制,如对工作进程、活动内容、活动开展状况等进行监测。

4. 社区高血压健康教育效果的评价 对于一项健康教育计划评价,主要包括形成评价、过程评价、效应评价和结果评价几个方面。在社区高血压健康教育评价中,以效应评价最常用。

(1) 知识指标:反应高血压及相关知识的掌握情况,比较健康教育前、后有关高血压及相关知识回答正确率,如卫生知识均分、合格率、知晓率等。

$$卫生知识均分 = \frac{受调查者知识得分之和}{被调查者总人数}$$

$$卫生知识合格率(\%) =$$
$$\frac{卫生知识达到合格标准人数}{被调查者总人数} \times 100\%$$

$$卫生知识知晓率(正确率)(\%) =$$
$$\frac{知晓(正确回答)某卫生知识的人数}{被调查者总人数} \times 100\%$$

$$卫生知识总知晓率(正确率)(\%) =$$
$$\frac{被调查者合计知晓(正确回答)卫生知识题数}{被调查者人数 \times 每人回答问题数} \times 100\%$$

(2) 态度指标:比较健康教育前、后有关高血压相关信念的认同率,如信念持有率。

$$信念持有率(\%) = \frac{持有某种信念的人数}{被调查者总人数} \times 100\%$$

(3) 行为指标:包括膳食指标、食盐摄入量、吸烟和体育锻炼等,比较健康教育前、后有关高血压相关行为的改良率。如行为发生率、行为改变率等。

$$行为发生率(\%) = \frac{有特定行为的人数}{被调查者总人数} \times 100\%$$

$$行为改变率(\%) =$$
$$\frac{在一定时期内改变某特定行为的人数}{观察期开始时有该行为的人数} \times 100\%$$

(4) 血压指标:比较健康教育前、后定期测量血压及血压控制稳定情况。

(5) 实习讨论及报告:根据本班学生存在的不良行为生活方式制订一份健康教育计划。

(牛玉杰)

实习6　社区高血压的病例管理

1. 实习目的

(1) 掌握高血压病例管理的基本方法和流程。

(2) 熟悉高血压病例评估、分类和处理。

2. 实习地点　社区卫生服务机构中的全科诊疗室或教室。

3. 参考学时　3 学时。

4. 实习内容

(1) 高血压病例管理流程:2008 年卫生部妇幼保健与社区卫生司印发的《社区高血压病例管理规范》将高血压的病例管理分为评估、分类和处理三个程序(注:本实验也可参考卫生部疾控局《2009年基层中国高血压防治指南》)。

1) 评估:社区高血压病例管理的评估包括测量血压、判断有无危险体征及(或)其他特殊情况(如妊娠、不能处理的其他疾病等)存在,评估目的在于早期发现急、危、重病人,尤其是早期发现高血压并发症患者。对于危重患者经处理后及时转诊,对不符合转诊条件的患者继续进行病史、体格检查等评估。

2) 分类:根据社区卫生服务机构的特点,对无转诊条件的高血压病例,依据血压控制情况将其分为两大类:血压控制满意类和血压控制不满类。并根据既往是否被确诊为高血压患者的再分为两个小类。

3) 处理:原则是对于无高血压居民,建议其定期测量血压,每年不少于 1 次;对于可能有高血压的居民,建议三天后复查,必要时到上级医院进一步确诊;对于已确诊的高血压病例纳入规范化管理。

(2) 高血压的双向转诊:评估出现以下情况应向上级医院转诊。

1) 紧急转诊:血压收缩压≥210mmHg 和(或)舒张压≥120mmHg,和(或)有明确高血压脑病、急性左心衰竭的患者;有合并病症的患者,如急性冠状动脉综合征(ACS)或心力衰竭、可疑动脉夹层的患者等。在吸氧、监护情况下急救以急救车立即转至上级医院。血压收缩压≥180mmHg 和(或)≥110mmHg,根据有无并发症采取处理以急救车立即或观察 2 小时无好转后转至上级医院。紧急转诊后1 周进行随访,了解上级医院诊断与处理情况。

2) 一般转诊:规律服药血压控制不满意者;血压波动较大处理困难者;出现新的靶器官损害者;出现不能解释或处理的不良反应者。

而对于诊断明确、治疗方案确定、血压及伴随临床情况已控制稳定的应该转回社区医院,由全科医生进行治疗和管理。

(3) 高血压患者随访:对所有高血压患者应制定个体化随访和干预方案,监测患者的血压控制情况、危险因素、并发症和治疗效果等,开展健康教育让患者了解自身病情和存在的危险因素,了解控制血压的重要性和终生治疗的必要性,指导其掌握自我管理的技巧,改变不良生活方式。在条件允许情况下对发生心脑血管意外等高血压并发症致功能障碍的患者进行康复和护理,提高其生命质量。

> **案例 14-4**
>
> 患者,男性,53 岁,因近一段时间血压控制不好前来全科医生处就诊。该患者 2 年前被诊断为高血压,但一直未规范治疗,间断服用复方降压片。患者平时吸烟,每天 1 包,平时很少运动,口味偏咸,父亲有高血压史,测量血压165/100 mmHg,身高 172cm,体重 78kg,……。
>
> **问题:**
>
> (1) 医生还应补充哪些问诊内容?该患者还需做哪些检查?
>
> (2) 如果该患者的其他问诊和检查均未发现异常,请就以上信息给该患者制定健康教育内容和随访及干预方案。

(胡传来)

实习7 Internet 网络及局域网在循证医学中的应用

1. 实习目的

(1) 掌握通过 internet 网络及局域网络,进行循证医学的文献检索。

(2) 熟悉文献检索方法与技巧。

2. 实习地点 计算机机房。

3. 参考学时 3 学时。

4. 实习内容 在熟练应用计算机、Internet 及局域网的情况下,运用以下循证医学数据库进行文献检索,检索相关系统评价和 Meta-分析的结果。

(1) Cochrane 图书馆(Cochrane Library,CL):CL 是临床疗效研究证据的基本来源,也是目前临床疗效研究证据的最好来源。网址 http://www.thecochranelibrary.com。CL 的内容主要包括:

1) Cochrane 系统评价数据库(cochrane database of systematic reviews,CDSR)

2) 有效评价文摘数据库(database of abstracts of effects,DARE)

3) Cochrane 中心注册对照实验(cochrane central register of controlled trials,CENTRAL)

4) Cochrane 方法学评价数据库(cochrane database of methodology reviews)

5) Cochrane 方法学注册(cochrane methodology register)

6) 卫生技术评价数据库(health technology assessment database,HTAD)

7) NHS 卫生经济评价数据库(NHS economic evaluation database,NHS EED)

8) Cochrane 协作网与系统评价组介绍

(2) 循证医学评价(evidence based medicine reviews,EBMR):EBMR 是一个由 Ovid 科技公司制作与更新的付费数据库,该数据库 CL 中的 CSRD 和 DARE 及 ACP Jouranl Club(ACP)三个数据库为一体,并与 Medline 和 Ovid 收录的杂志全文相连接。网址:http://www.gethelp.library.upenn.edu/workshops/biomed/ebmr/。

(3) 评价与传播中心数据库(centre for reviews and dissemination database,CRDD):CRDD 包括了 DARE、NEED 和 HTAD 三个数据库,英国约克大学 Cochrane 协作网等合作制作与更新。网址:http://nhscrd.york.ac.uk/。

(4) 临床证据(clinical evidence):英国医学杂志(British Medical Journal,BMJ)出版,以在线和文字形式发行。主要针对临床具体问题提供实用证据或明确有无证据。网址:http://www.bmj.com。

5. 实习步骤

(1) 准备阶段:熟练运用 Cochrane 图书馆;循证医学评价;评价与传播中心数据库;临床证据四个数据库。

(2) 实习阶段:在数据库中检索"静脉滴注链激酶治疗心肌梗死的效果以及副作用"

(3) 结束阶段:综合分析检索结果,预计是否需要再次检索,并做好再次检索的准备工作。

(4) 记录和总结:记录结果并进行实习总结。

6. 实习讨论

(1) 系统综述静脉滴注链激酶治疗心肌梗死的效果及不良反应。

(2) 糖尿病的治疗方法有哪些,你认为哪种疗法疗效更好,为什么?

(田庆丰)

参考文献

博瑞森.2006.有沟通就有可能.北京:中国商业出版社

陈君石,黄建始.2007.健康管理师.北京:中国协和医科大学出版社

陈亚新,王大建,冯照祥等.2002.当代医学伦理学.北京:科学出版社

崔树起.2006.社区卫生服务管理.第2版.北京:人民卫生出版社

崔树起.2007.全科医学概论.第2版.北京:人民卫生出版社

冯泽永.2006.医学伦理学.北京:科学出版社

傅华.2004.预防医学.第4版.北京:人民卫生出版社

龚幼龙.2000.社会医学.北京:人民卫生出版社

顾湲.1996.国外全科医学教育培训体系.中国高等医学教育,(5),42~45

顾湲.2001.全科/家庭医学概论.北京:科学出版社

顾湲.2002.全科医学概论.北京:人民卫生出版社

何坪.2003.全科医学概论.郑州:郑州大学出版社

黄敬亨.2002.健康教育学.第3版.上海:复旦大学出版社

教高.2006.13号:教育部关于加强高等医学院校全科医学、社区护理高等教育和学科建设的意见

李立明.2004.流行病学.第5版.北京:人民卫生出版社

李学信.2006.社区卫生服务导论.南京:东南大学出版社

梁万年,崔树起.2008.家庭医学工作指南-家庭医学对改善卫生系统的贡献.北京:中国协和医科大学出版社

梁万年,郭爱民.2008.全科医学基础.北京:人民卫生出版社

梁万年.2005.全科医学导论.北京:中国协和医科大学出版社

梁万年.2005.全科医学.北京:高等教育出版社

梁万年.2006.全科医学概论.第2版.北京:人民卫生出版社

路薇.2006.医学伦理学(4)——基本原则及范畴.诊断学理论与实践,5(3):13~16

吕次之.2002.健康教育与健康促进.第2版.北京:北京医科大学出版社

罗国杰.1996.伦理学.北京:人民出版社

米光明,林琳.2003.医学健康教育.医学健康教育.北京:中国医药科技出版社

全国人民代表大会第十届第五次会议 2007.3.16 日上午闭幕(十届全国人大五次会议);全国第十届政治协商会议第五次会议 2007.3.15(全国政协十届五次会议)

孙慕义,徐道喜,邵永生.2003.新生命伦理学.南京:东南大学出版社

谭红专.2001.现代流行病学.北京:人民卫生出版社

王素萍.2003.流行病学.北京:中国协和医科大学出版社

魏英敏.2003.新伦理学教程.北京:北京大学出版社

吴春容.1998.全科医学基础.北京:人民卫生出版社

杨秉辉.2004.全科医学概论.北京:人民卫生出版社

杨廷荣,郑建中.2001.健康教育理论与方法.杭州:浙江大学出版社

印爱平.2006.社区卫生服务与加强伦理教育.中国医学伦理学.19(4):73,74

余海.2001.全科医学导论.成都:四川科学技术出版社

周三多.2005.管理学——原理与方法.上海:复旦大学出版社

朱贻庭.2002.伦理学大辞典.上海:上海辞书出版社

Future of Family Medicine Project Leadership Committee.2004.The future of family medicine:a collaborative project of the family medicine community.*Ann Fam Med*.2(Suppl 1):S3~S32

Hancock,T. Community health assessment or healthy community assessment.1999.In M.Minkler eds:Community organization & community building for health.New Jersey,Rutgers Univeristy Press,139~156

WHO.Health Systems:Improving Performance.2000.The world health report

WHO.Reducing Risks,2002.Promoting Healthy Life.The world health report

附　录

附录1　××社区卫生服务中心社区诊断报告

为了加快社区卫生服务机构的建设步伐，努力推动以社区为基础的健康照顾，掌握社区居民健康状况及其有害健康的危险因素，查明社区人群主要健康和社区卫生服务的卫生问题，制定社区疾病控制和健康促进策略与措施，提高社区居民健康水平，我们社区卫生服务中心于2004年7月对本社区的情况进行了诊断。现将社区诊断报告如下：

一、相关资料来源

（1）社区基本资料：由社区居民委员会、街道办事处提供。

（2）社区的经济、环境与人口资料来源于区统计局。

（3）患病资料来源于社区各医疗卫生机构的统计资料及对居民的健康调查；本次对居民的健康调查，采用了整群抽样，以居委会为群，从社区卫生服务中心管辖的7个居委会中，用抽签法随机抽取了3个居委会，每个居委会抽查300户，共900户。

（4）居民出生及死亡资料来源于社区公安户籍管理部门；

（5）居民危险因素和不良习惯通过对社区居民的调查和健康档案资料。

二、社区的基本情况

本社区卫生服务中心位于××市，属于亚热带湿润气候，天气暖和，雨量充沛，四季分明。我中心所辖社区是一个混合型社区，位于市中心地带，辖区总面积为5.7平方公里，下辖7个居委会，一个白云村；企事业单位有72家；拥有卫生资源丰富，

辖区内各类医疗机构17个，其中三级医院1个，二级医院2个，其他为各医疗分支机构和个体诊所，医生总数1200人，护士总数1050人，住院病床210张，每千人占有医生数2.8人，每千人占有护士数2.1人。社区内有中学1所，小学2所，幼儿园及托儿所4所。2003年，全区实现GDP59.11亿元，工农业总产值35.6亿元，财政收入2.22亿元，城镇居民人均可支配收入5614元，居民户均住房面积72.36m²，全区绿地覆盖面积为38.6%，区内有以个体经商为主。

全年空气质量优良率达到92.6%；生活污水处理率达69.44%以上，工业废水排放达标率达94.35%以上；集中式饮用水源水质达标率达到99.8%；区域环境噪声均值控制在55.8分贝以下，交通干线噪声均值控制在69.9分贝以下，噪声达标区覆盖率达到64.68%；工业固废处置利用率达到90.92%以上；烟尘控制区覆盖率达标在100%。

三、社区人群一般情况及健康状况

（一）社会人口学特征

1. 人口总数、总户数、性别情况　所辖社区拥有居民19809户，常住人口69508人，其中城市户籍人口61862人，其他人口7646人（相对固定的流动人口），男34568人，占49.7%，女34940人，占50.3%，男女性别比例为0.989∶1，出生人口数763人，出生率为10.98‰，总死亡数369人，死亡率为5.31‰，人口自然增长率为5.67‰。本次共抽取了3个居委会，社区居民900户，共调查了2473人，户均人口2.74人。

2. 年龄、婚姻、文化程度构成　入户调查的社区居民年龄、婚姻和文化程度的分布情况见附表1-1。

附表1-1　入户调查的社区居民年龄、婚姻和文化程度分布情况

年龄（岁）	人数	比例（%）	婚姻状况	人数	比例（%）	文化程度	人数	比例（%）
0～	109	4.4	已婚	1700	79.38	半盲半文盲	499	23.31
7～	223	9.0	未婚	251	11.73	小学	419	19.57
15～	712	28.8	离婚	24	1.12	初中	731	34.14
35～	1038	42.0	丧偶	166	7.77	高中及中专	461	21.53
60～	391	15.8				大专以上	31	1.45
合计	2473	100.0	合计	2141	100.0	合计	2141	100.0

3. 职业、医疗费用负担形式构成 入户调查的社区居民职业、医疗费用负担形式分布情况见附表 1-2。

附表 1-2 入户调查的社区居民职业、医疗费用负担形式分布情况

职业	人数	比例(%)	医疗费用负担形式	人数	比例(%)
工人	275	11.13	自费医疗	1809	73.14
科技人员	160	6.47	公费医疗	46	1.86
商业人员	620	25.08	城镇职工医保	555	22.44
离退休	164	6.64	商业医疗保险	52	2.10
学生	471	19.05	其他	11	0.46
家务	289	11.69			
其他	493	19.94			
合计	2473	100.0	合计	2473	100.0

(二)社区居民健康状况

1. 慢性病患病情况及顺位 15 岁以上居民慢性病患病率排在前 10 位的疾病为:高血压、糖尿病、意外伤害、冠心病、肿瘤、慢性胃炎、胆结石、慢性支气管炎、中风、慢性肝炎(附表 1-3)。15 岁以上社区居民慢性病患病率排第 1 位的疾病是高血压,高血压伴糖尿病者占 8.77%,高血压病知晓率为 63.88%,高血压病治疗率为 42.9%,控制率为 9.77%。

附表 1-3 15 岁以上社区居民前 10 位慢性病患病情况($n=2141$)

病名	患病数	构成比(%)	患病率(%)	患病率排位
高血压	284	50.27	13.26	1
糖尿病	117	20.71	5.46	2
意外伤害	75	13.27	3.50	3
冠心病	32	5.66	1.49	4
肿瘤	17	3.01	0.79	5
慢性胃炎	13	2.30	0.61	6
胆结石	10	1.77	0.47	7
慢性支气管炎	9	1.59	0.42	8
中风	5	0.88	0.23	9
慢性肝炎	3	0.53	0.14	10
10 种合计	565	100.00	26.39	

2. 居民死因构成及顺位 居民死亡原因资料来源于公安户籍部门,本次收集了所辖区内全部居民的死因,2003 年总死亡人数为 369 人,总死亡率为 5.31‰,排在前 5 位的病种为:恶性肿瘤、脑血管疾病、心血管疾病、呼吸系统疾病、损伤与中毒

(附表 1-4)。前 5 位死亡原因引起的死亡占全死因的 73.44%。

附表 1-4 社区居民前 5 位死因别死亡率

病名	死亡数	构成比(%)	死亡率(‰)	死因顺位
恶性肿瘤	74	27.31	1.06	1
脑血管疾病	67	24.72	0.96	2
心血管疾病	53	19.56	0.76	3
呼吸系统疾病	50	18.45	0.72	4
损伤与中毒	27	9.96	0.39	5
前 5 位死因合计	271	100.00	3.90	——

3. 社区居民卫生服务需要、需求与利用情况 经调查的社区居民两周患病率为 137.16‰,半年慢性病患病率 106.04‰,年住院率 4.77%,就诊率 24.23%,应住院未住院率 24.06%,两周卧床率及休工(学)率分别为 4.69‰ 和 8.09‰。居民对社区卫生服务的知晓率为 72.78%,社区卫生服务机构的利用率(就诊过)为 48.55%,就诊过的居民对社区卫生服务的满意度为 88.75%

4. 影响居民健康状况的因素 本次调查的 15 岁以上社区居民相关知识的知晓率分别为:高血压危害知晓率 61.22%,肥胖危害知晓率 29.32%,吸烟危害知晓率 75.45%,酗酒危害知晓率 55.67%,危险因素暴露率详见附表 1-5。

附表 1-5 社区居民部分危险因素暴露率

健康危险因素	人数	率(%)
吸烟	823	38.44
饮酒	1142	53.34
高盐饮食	945	44.14
缺少体育运动	1549	72.35
超重	246	11.49
不定期健康检查	1789	83.56
性格内向	906	42.32

四、社区的资源与潜力

社区成立了社区慢性病综合防治领导小组,小组成员由街道办事处、社区卫生服务中心、居委会、社区内部分单位和学校相关领导组成,领导小组明确的分工,协作较好,有较强行动潜力,社区居民的参与维护健康的意识较好。社区卫生服务中心下设 4 个社区卫生服务站,归社区卫生服务中心管理,经济统一核算。从事社区卫生服务医护人员 94 人(医生 50 人,护士 44 人)。其中高级职称 9

人,中级职称 61 人,初级职称 24 人;医生的学历:本科 18 人,大专 24 人,中专 8 人。

五、管理和政策诊断

除国家印发的《关于发展城市社区卫生服务的若干意见》《关于加快发展城市社区卫生服务的意见》等文件之外,市卫生局为举办社区卫生服务机构给予优惠政策,政府配置社区卫生服务机构一些医疗设备。2006 年市卫生局,民政部门启动了社区弱势群体救助政策;2007 年政府启动了购买社区卫生服务机构的公共卫生服务政策,落实了社区卫生服务的公共卫生服务补偿政策。

六、社区的主要卫生问题及优先解决问题的顺序

(一) 社区的主要问题

(1) 疾病谱以高血压、糖尿病、意外伤害、冠心病、肿瘤、慢性胃炎、胆结石、慢性支气管炎、中风、慢性肝炎等慢性病为主。

(2) 人口学特征的老龄化为主,由于 60 岁以上人口占 15.8%,说明本社区已成为老龄化社区,今后的卫生服务对象也主要是老年人口。

(3) 危险因素以不定期健康检查、缺少体育运动、饮酒、高盐饮食、吸烟等因素为主。

(二) 优先解决问题的顺序

本社区最优先解决的问题是高血压,高血压的患病率最高,且高血压有明显的、成熟的干预方法,如果加强对高血压的管理可以取得较好的效果。对高血压的干预可以按下列方法进行:

1. 健康筛查 对社区居民进行测血压以早期发现患者,建立并严格"对 30 岁以上居民首诊测血压"的制度。

2. 健康教育 倡导定期健康检查(针对高血压应是定期测血压),加强社区居民体育运动,少饮或不饮酒,提倡清淡饮食观,劝阻吸烟,控制体重等措施。加强高血压相关知识教育,以老年人和高血压早期患者为重点,防止并发症的发生。

3. 加强对高血压患者的管理 建立高血压患者档案,对高血压患者进行分类管理,建立高血压的转诊机制与标准,坚持对高血压患者的随访制度。

(袁兆康　周小军)

附录 2　全科医学基础关键词

字母	英文	中文	字母	英文	中文
A	a genealogical table	家族谱		census	普查
	American Academy of Family Physicians, AAFP	美国家庭医师学会		clinical trial	临床试验
	accessible care	可及性照顾		cohort study	队列研究
	adaptation	适应度		community	社区
	advocacy	维护,支持		community diagnosis	社区诊断
	affection	情感度		community health care management information system	社区卫生服务管理信息系统
	allied families	联合家庭		community trial	社区试验
	American Board of Family Medicine, ABFM	美国家庭医学专科委员会		community-based care	以社区为基础的照顾
B	Bathe	B(background)背景		community-oriented primary care, COPC	以社区为基础的基层保健
		A(affect)情感		comprehensive care	综合性照顾
		T(trouble)烦恼		continuing medical education in general practice	全科/家庭医学继续教育
		H(handling)处理			
		E(Enpathy)移情		continuity of care	持续性照顾
C	care medicine	照顾医学		coordinated care	协调性照顾
	case-control study	病例对照试验			

字母	英文	中文	字母	英文	中文
	COPD	慢性阻塞性肺疾病		health risk appraisal, HRA	健康风险评估
	cross-sectional study	现况研究,横断面研究		health risk factors	健康危险因素
	cultural resources	文化资源		Health Pass	健康通行证
	cure medicine	治愈医学		home visit	家庭访视,家庭出诊
	clinical evidence	临床证据		hypothetic deductive approach	假说——演绎方法
D	descriptive study	描述性研究	I	Illness	病患
	disease	疾病		inductive method	归纳法
E	ecological bias	生态偏倚		information	信息
	ecological comparison study	生态比较研究	M	management	管理
	ecological fallacy	生态学谬误		medical management	医疗处理
	ecological study	生态学研究		medical model	医学模式
	ecological trend study	生态趋势研究		medical resources	医疗资源
	economic resources	经济资源	N	nuclear families	核心家庭
	educational resources	教育资源	P	partnership	合作度
	environmental resources	环境资源		pattern recognition	模型辨认
	evidence-based medicine, EBM	循证医学		personalized care	个体化照顾,人格化照顾
	experimental epidemiology	实验流行病学		prevention-oriented care	预防性照顾
F	family	家庭		primary health care	初级卫生保健
	family assessment	家庭评估		problem-oriented medical record, POMR	以问题为中心的医疗记录
	family crisis	家庭危机		process of exhaustion	穷尽推理
	family doctor	家庭医生	Q	quality management	质量管理
	family genogram	家系图	R	randomized controlled trials, RCT	随机对照试验
	family life cycle, living period of family	家庭生活周期		rehabilitation	康复
	family nursing	家庭护理		rehabilitation at home	家庭康复
	family prevention	家庭预防		religious resources	宗教资源
	family resources	家庭资源		family medicine residency training program	全科医学住院医师培训
	family sickbed	家庭病床		resolve	亲密度
	family structure	家庭结构		review	文献综述
	family type	家庭类型	S	sampling survey	抽样调查
	field trial	现场试验		signal behavior	出现信号问题
	financial support	经济支持		single-parent families	单亲家庭
	first contact	首诊服务		SOAP	S(subjective),O(objective),A (assessment),P(plan)
	follow-up	随访		social resources	社会资源
G	general practice/family medicine	全科/家庭医学		socialization function	社会化功能
	general practitioners, GPs	全科医生		specific de-velopmental tasks	特定的发展课题
	general/family practice	全科/家庭医疗		standardized mortality rate	标化死亡率
H	healer's/therapists	治疗者		stepfamilies	重组家庭
	health assessment	健康评估		structural support	结构支持
	health care	健康照顾		systematic review, SR	系统评价
	health education	健康教育	T	total quality management, TQM	全面质量管理
	health examination	健康检查			
	health management	健康管理			
	health promotion	健康促进			
	health record	健康档案			

续表

字母	英文	中文	字母	英文	中文
	team work	团队合作的工作方式		*World Organization of National Colleges, Academies and Academic Associations of General Practitioners/Family Physicians* (WONCA)	世界家庭医生学会
	trunk families	主干家庭			
	two-way referral	双向转诊			
W	World Health Organization (WHO)	世界卫生组织			

（李芳健）

附录3　全科医学及相关网站

序号	网站	网址
1	世界卫生组织,World Health Organization(WHO)	http://www.who.int
2	世界家庭医生组织,World Organization of Family Doctor(WONCA)	http://www.wonca.org
3	美国家庭医学专科委员会,The American Board of Family Medicine（ABFM）	http://www.theabfm.org
4	美国家庭医师学会,The American Academy of Family Physicians（AAFP）	http://www.aafp.org
5	美国医学会,American Medical Association,AMA	http://www.ama—assn.org
6	英国皇家全科医师学院,The Royal College of General Practitioners	http://www.rcgp.org.uk
7	澳大利亚皇家全科医师学院,Royal Australian College of General Practitioners	http://www.racgp.org.au
8	中华医学会	http://www.cma.org.cn
9	中国医师协会	http://www.cmda.gov.cn
10	中国社区卫生协会	http://www.chs.org.cn
11	中国全科医生	http://www.chinagp.net
12	中国社区医师	http://www.sqys.com
13	广东全科医学网	http://www.gdgp.com.cn
14	北京博益美华健康管理	http://www.bjwelltech.com
15	Cochrane 协作网	http://www.cochrane.org
16	中国初级卫生保健基金会	http://www.cphcf.org.cn
17	首都医科大学公共卫生与家庭医学学院	http://www.cpums.edu.cn/gongweixueyuan/20060529/index.htm
18	广州医学院公共卫生与全科医学学院	http://210.38.57.21/gw

（王培席）

附录4　卡尔加里-剑桥观察指南

一、启动接诊

（一）初步建立友善互信的关系

1. 问候　问候患者,并获知患者的姓名。

2. 自我介绍　自我介绍和说明自身工作职责。

3. 建立信任　显示出接诊的热情和对患者的尊重　注意患者的身体是否舒适。

（二）查明患者的就诊原因

4. 使用开放式的提问方式　识别患者要解决的问题,例如,"今天你想讨论什么内容"。

5. 倾听患者开始叙述问题,让患者畅所欲言　仔细倾听。不要打断患者或引导患者做出相应的回应。

6. 筛检　检查并请患者确认就诊问题的清单-例如"您的问题是头痛和疲倦。您今天是否还有其他想讨论的问题吗"。

7. 商议下面的应诊议程　照顾到患者和医生的双方需要,拟定议程。

二、采集信息

（一）患者问题的发现与探究

8. 患者的叙述　鼓励患者用自己的话告诉你病史,问题何时发生,直到目前情况怎样（现在澄清患者就诊的原因）。

9. 提问的问题类型　采用开放式和封闭式的问题提问,从开放问题适时地过渡到封闭问题。

10. 认真倾听　允许患者完整阐述,不要打断,在回答问题的时候,或是当停顿的时候,要留给患者时间来思考。

11. 推动患者回答问题　例如,使用鼓励、静候、重复、意译、解释等语言和非语言的方法,推动患者积极回答问题。

12. 澄清　检出含糊不清或需要进一步解释的陈述予以澄清,例如"你能解释一下你感觉头很轻的意思吗"。

13. 小结　分段小结,以核实自己是否准确理解了患者的意思。请患者纠正其解说或提供进一步的信息。

14. 语言　使用简明易懂的问题与评论,避免使用或适当解释术语。

（二）了解患者的想法

15. 理念和关注点　就每个问题确定并认可患者的想法（信念原由）和关注点（忧虑）。

16. 影响　确定每个健康问题如何影响患者的生活。

17. 期望　确定患者的就医目标,就每个问题而言帮助患者实现的期望是什么。

18. 感受和想法　鼓励患者表达感受和想法。

19. 线索　利用患者口头和非语言的提示线索（身体语言、言语、面部表情、掩饰动作）了解患者的想法;适时检核并予以认可。

（三）应诊架构调控措施

20. 小结　在一系列具体询问后做一小结,确认所需要了解的内容,然后再进入下一段的应诊过程。

21. 示意"路标"　在从一部分转入另一部分

话题时要使用过渡语句。

22. 序化　按逻辑顺序进行结构式的问诊。

23. 时间控制　注意控制时间进度,与患者交流过程不要偏离主题。

三、建立关系

（一）发展友善互信的关系

24. 非言语举止　表现出适当的非语言举止,例如眼神接触、姿态和体位、动姿、面部表情、语音的使用。

25. 使用笔记　如果使用笔记本或使用电脑记录,不能干扰谈话或破坏融洽的气氛。

26. 接受　认可患者的意见和感受;接受合理、合法的观点。不作评判。

27. 移情并支持患者　表示关切、理解、相助的意愿;认可患者对抗疾病的努力和适当的自我照顾。

28. 敏感的问题　机敏地处理令人尴尬、不安的话题和身体上的疼痛,包括体格检查遇到的有关问题。

（二）患者参与

29. 共同思考　鼓励患者参与其自身问题的解决,与其共同思考、交流对有关问题的认识,例如:我现在想的是……

30. 提供合理的解释　理性地解释看似不合理的问题或体格检查的结果。

31. 检查　在进行体格检查期间,解释其操作过程,在征得患者同意后进行。

四、解释和计划

（一）提供适当数量和类型的信息

目标:提供全面和适当的信息;评估每个患者的信息需求;既不限制也不过多提供信息。

32. 分段和考量　医疗信息要分段解释以便吸收,再考量患者当时的反应来更改解释的方法,以保证患者能明白信息的内容。

33. 评估患者的起点　在给患者提供信息之前,先知道他到底对这个问题已经了解到什么程度了。

34. 询问患者　还需要哪些有帮助的信息,例如病原学方面的,预后方面的。

35. 在适当的时候给予解释 避免过早地给予有关建议、信息或进行安慰。

(二)帮助患者准确记忆和理解

目标:使信息更容易让患者记忆和理解。

36. 组织说明 分成若干部分,按一定的逻辑顺序排列。

37. 使用清晰的分类方法或标识 例如:"我想谈一谈三件重要的事情,第一……;现在,我们可以转移到……"

38. 使用重复和总结 用以强化信息。

39. 语言 使用简洁、易于理解的表述,避免用术语,否则对术语给予解释。

40. 利用视觉方式传递信息 图表、模型、书面资料和指示标志。

41. 检查患者对信息的理解程度 例如:通过询问患者,让他们用自己的话复述一遍,必要时加以澄清。

(三)取得共识:结合患者的看法

目标:提供解释和计划,涉及患者的角度看问题;发现患者的想法和感受,以此来提供信息;鼓励相互之间的交流,而不是单向地传输信息。

42. 针对患者的病情进行解释 需先引出患者的想法、考虑和期望。

43. 提供机会并鼓励患者参与 发问,力求澄清或表示怀疑;做出适当响应。

44. 使用言语和非语言的线索 例如:借助有关信息或提问、忧伤表现来获知患者的需要。

45. 明确患者的信仰、反应和感受 再次给出信息,使用术语;在必要时给予认可及处理。

(四)临床计划共同决策

目标:让患者了解临床决策过程并参与其中;要达到这样的水平,促使患者充分认同其诊疗计划、临床决策。

46. 分享自己的想法 观念、思维步骤和两难的选择。

47. 患者参与 利用建议而不是指令使患者参与其中。

48. 鼓励患者参与 得知他们的想法、观念、建议和偏好。

49. 协商 商定一个双方均可接受的临床计划。

50. 提供选择 鼓励患者做出他们希望的选择和决定。

51. 与患者核实 是否接受该计划,关注的问题是否得到解决。

五、结束应诊

52. 总结 简要小结本部分内容并阐明诊疗计划。

53. 达成协议 医生和患者共同商定下一步诊疗计划。

54. 安全问题 讨论可能的意外后果,如果计划没有得到实现该如何应对,何时及如何寻求帮助。

55. 最终审核 核实患者是否同意并满意该诊疗计划,询问是否需要哪些修改、疑问或其他需要讨论的条款。

注:本工具由英国 S. Kurtz 教授等人研制。可通过本表所列的观察指标训练、评价学生接诊和与患者交流的技能。译者:首都医科大学黄亚芳。

(http://www.skillscascade.com/handouts/CalgaryCambridgeGuide.pdf)。

CALGARY-CAMBRIDGE OBSERVATION GUIDE INITIATING THE SESSION Establishing Initial rapport

1. *Greets patient and obtains patient's name.*

2. *Introduces self and clarifies role.*

3. *Demonstrates interest and respect*: attends to patient's physical comfort.

Identifying the reason(s)for the consultation.

4. *The opening question* Identifies the problems or issues that the patient wishes to address e.g."What would you like to discuss today".

5. *Listening to the patient's opening statement* Listens attentively. without interrupting or directing patient's response.

6. *Screening* Checks and confirms list of problems-e.g."So that's headaches and tiredness. Is there anything else you'd like to discuss today as well?"

7. *Agenda setting* Negotiates agenda taking both patient's and physician's needs into account.

GATHERING INFORMATION
Exploration of problems

8.*Patient's narrative* Encourages patient to tell the story of the problem(s) from when first started to the present, in own words (clarifying reason for presenting now).

9.*Question style* Uses open and closed questioning, appropriately moving from open to closed.

10 *Listens attentively* Allowing patient to complete statements without interruption and leaving space for patient to think before answering or go on after pausing.

11. *Facilitative response* Facilitates patient's responses verbally and non-verbally e.g. use of encouragement, silence, repetition, paraphrasing, interpretation.

12. *Clarification* Checks out statements which are vague or need amplification e.g. "Could you explain what you mean by light headed".

13.*Internal summary* Periodically summarises to verify own understanding of what the patient has said. Invites patient to correct interpretation or provide further information.

14.*Language* Uses easily understood questions & comments, avoids or adequately explains jargon.

Understanding the patient's perspective

15.*Ideas and concerns* Determines and acknowledges patient's ideas (beliefs re cause) and concerns (worries) regarding each problem.

16.*Effects* Determines how each problem affectts the patient's life.

17. *Expectations* Determines patients' goals, what help patient had expected for each problem.

18.*Feelings and thoughts* Encourages expression of the patient's feelings and thoughts.

19.*Cues* Picks up verbal and non-verbal cues (body language, speech. facial expression, affect); checks out and acknowledges as appropriate.

Providing structure to the consultation

20. *Internal summary* Summarises at the end of a specific line of inquiry to confirm understanding before moving on to the next section.

21. *Sign-posting* Progresses from one section to another using transitional statements, includes rationale for next section.

22. *Sequencing* Structures interview in logical sequence.

23.*Timing* Attends to timing and keeping interview on task.

BUILDING RELATIONSHIP
Developing rapport

24.*Non-verbal behaviour* Demonstrates appropriate non-verbal behaviour e.g. eye contact posture & position. movement. facial expression. use of voice.

25.*Use of notes* If uses notes or uses computer, does in a manner that does not interfere with dialogue or rapport.

26. *Acceptance* Acknowledges patient's views and feelings; accepts legitimacy. is not judgmental.

27.*Empathy and support* Expresses concern, understanding, willingness to help; acknowledges coping efforts and appropriate self care.

28. *Sensitivity* Deals sensitively with embarrassing and disturbing topics and physical pain, including when associated with physical examination.

Involving the patient

29.*Sharing of thoughts* Shares thinking with patient to encourage involvement e. g.-What I'm thinking now is ...

30. *Provides rationale* Explains rationale for questions or physical examination that could appear to be non-sequitors.

31. *Examination* During physical examination. explains process, asks permission.

EXPLANATION AND PLANNING
Providing the correct amount and type or information

Aims: to give comprehensive and appropriate information
to assess each individual patient's information needs
to neither restrict or overload

32.*Chunks and cheeks* Gives information in assimilatable chunks, cheeks for understanding, uses patient's response as a guide to how to proceed.

33. *Assesses patient's starting point* Asks for patient's prior knowledge early on when giving information, discovers extent of patient's wish for information.

34. *Asks patients* What other information would be helpful e.g. aetiology, prognosis.

35. *Gives explanation at appropriate times* Avoids giving advice. information or reassurance prematurely.

Aiding accurate recall and understanding

Aims: to make information easier for the patient to remember and understand

36. *Organises explanation* Divides into discrete sections, develops a logical sequence.

37. *Uses explicit categorisation or signposting* e.g. "There are 3 important things I would like to discuss. 1st···.

Now, shall we move on to···."

38. *Uses repetition and summarising* To reinforce information.

39. *Language* Uses concise, easily understood statements, avoids or explains jargon.

40. *Uses visual methods of conveying information* Diagrams, models, written information and instructions.

41. *Checks patient's understanding of information given (or plans made)* e.g. by asking patient to restate in own words; clarifies as necessary.

Achieving a shared understanding: Incorporating the patient's perspective

Aims: to provide explanations and plans that relate to the patient's perspective of the problem

to discover the patient's thoughts and feelings about the information given

to encourage an interaction rather than one-way transmission

42. *Relates explanations to patient's illness framework* To previously elicited ideas, concerns and expectations.

43. *Provides opportunities and encourages patient to contribute* To ask questions. seek clarification or express doubts; responds appropriately.

44. *Picks up verbal and non-verbal cues*

e.g. patient's need to contribute information or ask questions, information overload, distress.

45. *Elicits patient's beliefs. reactions and feelings* Re information given, terms used; acknowledges and addresses where necessary.

Planning: shared decision making

Aims: to allow patients to understand the decision making process to involve patients in decision

making to the level they wish to increase patients' commitment to plans made

46. *Shares own thoughts* Ideas, thought processes and dilemmas.

47. *Involves patient* by making suggestions rather than directives.

48. *Encourages patient to contribute* Their thoughts, ideas. suggestions and preferences.

49. *Negotiates* Negotiates a mutually acceptable plan.

50. *Offers choices* Encourages patient to make choices and decisions to the level that they wish.

51. *Checks with patient* If accepts plans, if concerns have been addressed.

CLOSING THE SESSION

52. *End summary* Summarizes session briefly and clarifies plan of care.

53. *Contracting* Contracts with patient re next steps for patient and physician.

54. *Safety netting* Explains possible unexpected outcomes, what to do if plan is not working, when and how to seek help.

55. *Final checking* Checks that patient agrees and is comfortable with plan and asks if any corrections. Questions or other items to discuss.

CALGARY-CAMBRIDGE GUIDE TO THE MEDICAL INTERVIEW-COMMUNICATION PROCESS

INITIATING THE SESSION

Establishing initial rapport

1. Greets patient and obtains patient's name

2. Introduces self, role and nature of interview; obtains consent if necessary

3. Demonstrates respect and interest, attends to patient's physical comfort

Identifying the reason(s) for the consultation

4. Identifies the patient's problems or the issues that the patient wishes to address with appropriate opening question (e. g. "What problems brought you to the hospital?" or "What would you like to discuss today?" or "What questions did you hope to get answered today?")

5. Listens attentively to the patient's opening statement, without interrupting or directing patient's response

6. Confirms list and screens for further problems (e. g. "so that's headaches and tiredness; anything else ?")

7. Negotiates agenda taking both patient's and physician's needs into account

GATHERING INFORMATION
Exploration of patient's problems

8. Encourages patient to tell the story of the problem(s) from when first started to the present in own words (clarifying reason for presenting now)

9. Uses open and closed questioning technique, appropriately moving from open to closed

10. Listens attentively, allowing patient to complete statements without interruption and leaving space for patient to think before answering or go on after pausing

11. Facilitates patient's responses verbally and non verbally e. g. use of encouragement, silence, repetition, paraphrasing, interpretation

12. Picks up verbal and non verbal cues (body language, speech, facial expression, affect); checks out and acknowledges as appropriate

13. Clarifies patient's statements that are unclear or need amplification (e. g. "Could you explain what you mean by light headed")

14. Periodically summarizes to verify own understanding of what the patient has said; invites patient to correct interpretation or provide further information

15. Uses concise, easily understood questions and comments, avoids or adequately explains jargon

16. Establishes dates and sequence of events Additional skills for understanding the patient's perspective

17. Actively determines and appropriately explores:

patient's ideas(i. e. beliefs re cause)

patient's concerns (i. e. worries) regarding each problem

patient's expectations (i. e., goals, what help the patient had expected for each problem)

effects: how each problem affects the patient'S life

18. Encourages patient to express feelings

contact, facial expression

posture, position & movement

vocal cues e. g. rate, volume, tone

PROVIDING STRUCTURE
Making organisation overt

19. Summarizes at the end of a specific line of inquiry to confirm understanding before moving on to the next section

20. Progresses from one section to another using signposting, transitional statements; includes rationale for next section Attending to flow

21. Structures interview in logical sequence

22. Attends to timing and keeping interview on task

BUILDING RELATIONSHIP
Using appropriate non-verbal behaviour

23. Demonstrates appropriate non verbal behaviour

eye contact, facial expression

posture, position & movement

vocal cues e. g. rate, volume, tone

24. If reads, writes notes or uses computer, does in a manner that does not interfere with dialogue or rapport

25. Demonstrates appropriate confidence Developing rapport

26. Accepts legitimacy of patient's views and feelings; is not judgmental

27. Uses empathy to communicate understanding and appreciation of the patient's feelings or predicament; overtly acknowledges patient's views and feelings

28. Provides support: expresses concern, understanding, willingness to help; acknowledges coping efforts and appropriate self care; offers partnership

29. Deals sensitively with embarrassing and disturbing topics and physical pain, including when associated with physical examination Involving the patient

30. Shares thinking with patient to encourage patient's involvement (e. g. "What I'm thinking now is....")

31. Explains rationale for questions or parts of physical examination that could appear to be non-sequiturs

32. During physical examination, explains process, asks permission

EXPLANATION AND PLANNING

Providing the correct amount and type of information

33. Chunks and checks: gives information in manageable chunks, checks for understanding, uses patient's response as a guide to how to proceed

34. Assesses patient's starting point: asks for patient's prior knowledge early on when giving information, discovers extent of patient's wish for information

35. Asks patients what other information would be helpful e.g. aetiology, prognosis

36. Gives explanation at appropriate times: avoids giving advice, information or reassurance prematurely

Aiding accurate recall and understanding

37. Organizes explanation: divides into discrete sections, develops a logical sequence

38. Uses explicit categorisation or signposting (e. g. "There are three important things that I would like to discuss. 1st..." "Now, shall we move on to.")

39. Uses repetition and summarising to reinforce information

40. Uses concise, easily understood language, avoids or explains jargon

41. Uses visual methods of conveying information: diagrams, models, written information and instructions

42. Checks patient's understanding of information given (or plans made): e. g. by asking patient to restate in own words; clarifies as necessary Achieving a shared understanding: incorporating the patient's perspective

43. Relates explanations to patient's illness framework: to previously elicited ideas, concerns and expectations

44. Provides opportunities and encourages patient to contribute: to ask questions, seek clarification or express doubts; responds appropriately

45. Picks up verbal and non-verbal cues e. g. patient's need to contribute information or ask questions, information overload, distress

46. Elicits patient's beliefs, reactions and feelings re information given, terms used; acknowledges and addresses where necessary

Planning: shared decision making

47. Shares own thinking as appropriate: ideas, thought processes, dilemmas

48. Involves patient by making suggestions rather than directives

49. Encourages patient to contribute their thoughts: ideas, suggestions and preferences

50. Negotiates a mutually acceptable plan

51. Offers choices: encourages patient to make choices and decisions to the level that they wish

52. Checks with patient if accepts plans, if concerns have been addressed

CLOSING THE SESSION

Forward planning

53. Contracts with patient re next steps for patient and physician

54. Safety nets, explaining possible unexpected outcomes, what to do if plan is not working, when and how to seek help

Ensuring appropriate point of closure

55. Summarises session briefly and clarifies plan of care

56. Final check that patient agrees and is com-

fortable with plan and asks if any corrections, questions or other items to discuss

OPTIONS IN EXPLANATION AND PLANNING(includes content)

IF discussing investigations and procedures

57.Provides clear information on procedures, eg, what patient might experience, how patient will be informed of results

58. Relates procedures to treatment plan: value, purpose

59.Encourages questions about and discussion of potential anxieties or negative outcomes

IF discussing opinion and significance of problem

60. Offers opinion of what is going on and names if possible

61.Reveals rationale for opinion

62. Explains causation, seriousness, expected outcome, short and long term consequences

63.Elicits patient's beliefs, reactions, concerns re opinion IF negotiating mutual plan of action

64.Discusses options eg, no action, investigation, medication or surgery, non-drug treatments (physiotherapy, walking aides, fluids, counselling, preventive measures)

65. Provides information on action or treatment offered name steps involved, how it works benefits and advantages possible side effects

66.Obtains patient's view of need for action, perceived benefits, barriers, motivation

67.Accepts patient's views, advocates alternative viewpoint as necessary

68.Elicits patient's reactions and concerns about plans and treatments including acceptability

69. Takes patient's lifestyle, beliefs, cultural background and abilities into consideration

70.Encourages patient to be involved in implementing plans, to take responsibility and be self-reliant

71.Asks about patient support systems, discusses other support available

References:

Kurtz SM, Silverman JD, Draper J (1998) Teaching and Learning Communication Skills in Medicine. Radcliffe Medical Press (Oxford)

Silverman JD, Kurtz SM, Draper J (1998) Skills for Communicating with Patients.

Radcliffe Medical Press(Oxford)

(http://www. skillscascade. com/handouts/CalgaryCambridgeGuide.pdf)

附录5 中国人缺血性心血管病风险预测评估图

中国人缺血性心血管病风险预测评估图是香港家庭医生根据中国多省队列研究方程数据绘制，可用于预测一个人未来10年内发生心血管病危险水平（即发生概率），以及降血压和降血脂药物治疗10年后的效果大小。这里的心血管病包括心肌梗死、新发心绞痛、缺血性卒中、短暂性脑缺血发作、外周血管疾病、充血性心力衰竭以及与心血管病相关的死亡。

使用方法：

（1）首先根据患者的高密度脂蛋白胆固醇（HDL-C)水平分别分入<1.04mmol/L组（附图5-1），1.04～1.55mmol/L组（附图 5-2），>1.55mmol/L组（附图5-3）。

（2）再根据性别、有无糖尿病、是否吸烟以及年龄，确定使用哪张危险预测图。图中所标示的年龄是上下5年的均数，所覆盖的年龄范围是35～64岁；如果是55～65岁的患者，都应采用60岁年龄组的危险估计。

（3）根据患者血压水平（分为4级）和总胆固醇水平（分为5级：<4.1；4.1-；5.2-；6.2-；>7.2mmol/L)确定与该患者相对应的小方格颜色。若要准确地评估，检验数值应取多次测量的平均结果。当测量数值处于不同危险级别时，应将患者划分到较高的危险级别。

（4）最后根据方格颜色，按图中下面的标示确定患者10年内发病的危险度。

举例：一位49岁男性糖尿病患者，吸烟，TC：5.2mmol/L，HDL：1.0mmol/L，BP：120/90mmHg，据图估计10年内发生心血管病的可能性是10%～15%。

见书后彩色插图。

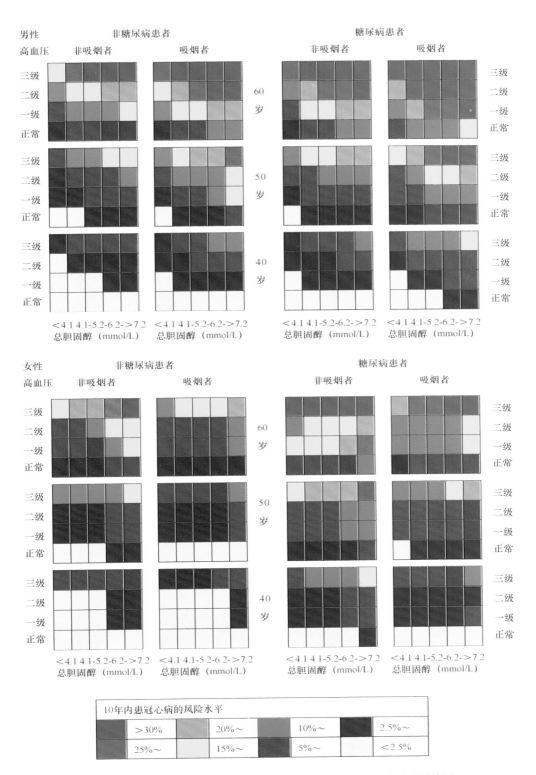

附图5-1 HDL＜1.04mmol/L的中国人缺血性心血管病风险预测评估图

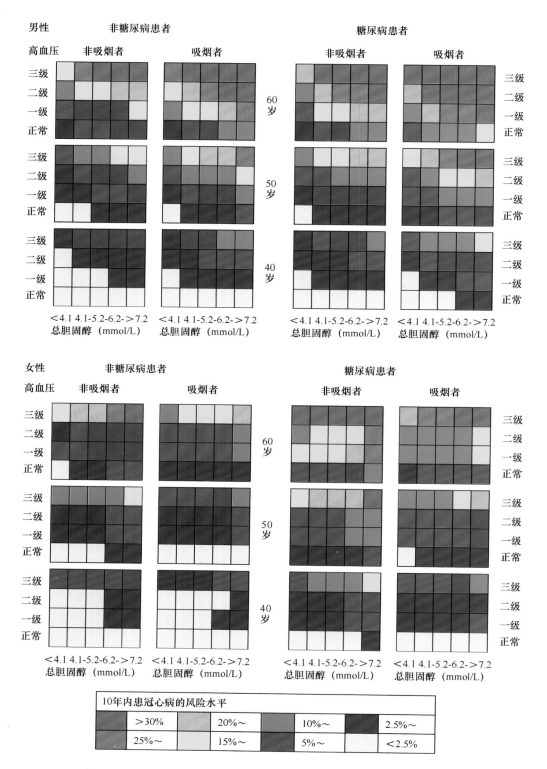

附图5-2　HDL为1.04-1.55mmol/L的中国人缺血性心血管病风险预测评估图

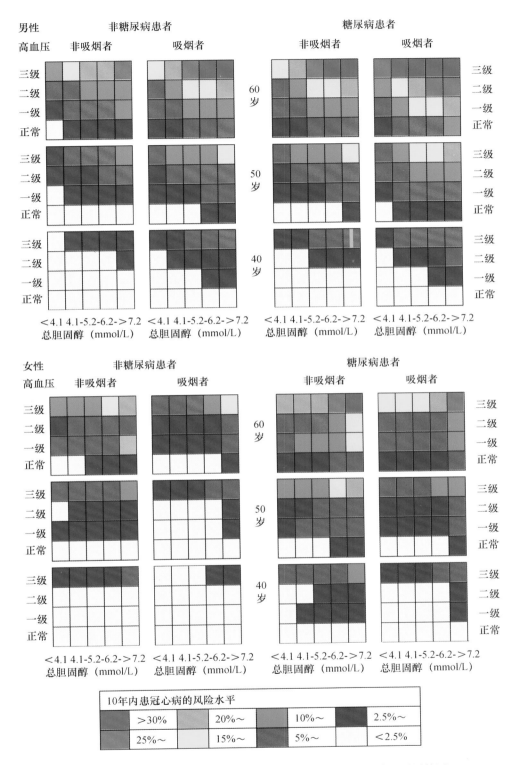

附图5-3 HDL＞1.55mmol/L的中国人缺血性心血管病风险预测评估图

注：一级高血压≥140/90mmHg；二级高血压≥160/100mmHg；三级高血压≥180/110mmHg